U0394663

该书已列入"中共北京市委党校　北京行政学院学术文库系列丛书"

拿起针筒的国家

20世纪中国性病控制社会史

NA QI ZHEN TONG DE GUOJIA

杜鹃 著

人民出版社

序
性病的社会扭曲：生病、得病与有病

潘绥铭

我给别人写序言，一贯不喜欢就书论书，更不喜欢赤裸裸地褒贬。我希望借着这本书，发挥我自己的一些想法，以便为读者们，或者提供背景资料，或者开启深思，或者仅仅博人一笑而已。

在中国，性病是一种脏病。它对于人的危害，主要的不是病，因为除了艾滋病，性病已经很少能够危及生命。性病首先是"脏"，是道德败坏，因为它被认为主要是通过各式各样的非婚性交而传播的，包括同性恋。

因此，性病是一种特殊病，是一种源于生物因素，却被社会文化按照自己的需求，强行命定为疾病的人类躯体现象。

我说得如此耸人听闻，在当前把艾滋病视为洪水猛兽的民间舆论大潮中，实在是政治不正确，乃至罪莫大焉。那好，我们就从生病、得病与有病这三个词说起，把社会对于性病的扭曲娓娓道来。

先说"生病"。这个词实际上省略了"我"这个主语，成为一个人向别人表述时的用语，例如"我生病了"。因此它是一个主体建构的产物，是主体自己从主位出发的对于自身健康状况的一种自我判定。至于自己是不是真的生病了，生了什么病，严重不严重，这些其实并不重要。例如，很多人都会对自己的伴侣说："我有点不舒服。"这很大程度上并不是真的生病，而是在表达某种情绪，尤其是觉得自己受到冷落的时候，希望以此唤醒伴侣的关注。有些小丈夫往往傻到急急地去找阿司匹林，真真是萌死人不偿命。

反之，即使自己真的出现了某些症状，甚至命悬一线，但是主体自己仍然可以表述为"我没事"。在时下玫瑰色的各类情景剧中,往往是久病的父母这样谎报平安,直教人唏嘘不已,断珠连坠。

可是,全天下的医生们都坚决不承认所谓"我生病了"的说法。医生认为那仅仅是就诊者的一种"主诉",一种感觉,甚至只不过是一种求医的理由。因此,如果你只对医生主诉说"我生病了",却说不出任何头疼脑热这类的"症状",那么绝大多数医生会认为你的病可能在脑子里。

结果,"生病"这个词,日益被客观测定的"得病"所排斥、所取代甚至被污名化为"不科学"。也就是说,只有被医生加以判定之后,你得的才能算是病,你才有资格"得病"。简单一句话:你的身体医生做主。所以,绝大多数普通人在就医之前会说"我生病了",在被诊断之后才说"我得病了"。

第三个词是"有病",现在已经变成一种拐弯骂人的话,乃至扩展到"药不能停"。我说的当然不是这个意思,而是要探究一下,医生又是凭什么来判定你是不是得病的?必定是依据时下社会里最权威的或者最通行的某种定义来作出诊断。也就是说,你有病没病,其实并不是某位医生说的,也不仅仅是医学权威说的,而是你身处其中的那个具体的历史文化时空所给定的。

您还别不信。早在1677年,显微镜刚刚发明,人类就观察到极小的精子。但是人体内最大的细胞、比精子大850倍的卵子,却直到150年后的1828年才被"发现"!为什么?就是因为那时的社会认为,女人只不过是在肚子里把精子养大成为婴儿;就连当时最伟大的科学家也不可能提出"女人也有与精子一样的生殖源"这样一种假设,因此也就没有人去检验女性的身体与分泌物。

所以说,社会是科学的土壤,或者花繁叶茂,或者荒芜千年。

....

回到性病这个主题,我们就可以给出社会学的定义了:"生病"是个体的主体建构,"得病"是科学主义的客观测定,而"有病"则是社会历史文化的外制建构。

很多读者都知道,我和我的团队(包括本书作者杜鹃)进行过至少20年的地下性产业研究,所以我就以我们的实地调查资料为基础,分三个层次来分析一下生病、得病与有病这三者之间的关系,来探索一下究竟是"人有病,天知否",还是"天有病,人知否"。

第一个层次:为什么是病或不是病?

从"得病"这个角度来说,现在越来越多的医生已经变成形形色色的检测仪器的傀儡,有没有"症状"(患者的主诉)越来越不重要。可是尽人皆知,我们的很多"病"平时其实没有什么症状,也并不影响生活。只是到医院一查,就被检验出"病"来了。

我们在现场调查中,屡屡听到"小姐"们谈起各式各样的不舒服,其中很多情况很可能就是性病。可是每当我们劝她们去求医问药的时候,却总是被她们用"没事儿"来搪塞或者回避。直到有一天,一位小姐无意中甩过来一句话:"客人又不知道";我自己才恍然大悟,痛恨自己年老却无知。

还有一次,一位"小姐"问我:"得了艾滋病马上就会死吗?"我如实答道:"不一定。"然后开讲潜伏期、发病机制等等巴拉巴拉。可是听着听着,她就那样轻蔑地斜瞟了我一眼,说:"现在不死?那你扯什么扯!"

另外一次,我们去一座矿山,跟矿工聊起艾滋病的事情。人家也没什么反应,只是平平淡淡地说:我们这里平均每天砸死一个人。然后就没有然后了。在他们看来,命都要没了,病又算什么?

尤其是,我们虽然不是医生,但是小姐们也经常向我们咨询各种"病"。其中问得最多的,既不是性病艾滋病,也不是妇科病,而是人流的各种副作用。有些是她们亲历的,有些则是道听途说,有些甚至是嫖客吓她们玩儿的。可是她们却非常较真,仅仅是因为,人流了就不能"做生意"了。见得多了我们才归纳出,做"小姐",第一位的需求当然是挣钱,所以无论什么情况或者"症状",只要不影响"做生意",那就不是病。

反之,自从20世纪90年代中国发现了艾滋病以来,一直有一些人坚定不移地相信自己被传染上了艾滋病,仅仅因为他曾经摸过"小姐"的手或者诸如此类的天方夜谭。他们坚持不懈地化验过无数次之后,仍然拒不相信没病的诊断,反而怪怨自己被忽视了。他们甚至坚忍不拔地数次聚众上访到卫生部。为什么?仅仅因为他们是男人,是中产阶级,格外惜命,如此而已,与医学没有一毛钱的关系。

正反事例相加等于社会学的经典命题:病不病,阶层分。

第二个层次:是命不是病,治病不治命。

有一次,我给几位"小姐"讲艾滋病的事。其中的一位,刚开始还注意听,然后越坐越远,最后给我扔下一句话就飘然而去:"反正也是烂命一条。"

尤其是那些"妈妈小姐"甚至"奶奶小姐",她们讲起自己的身世,就连我这样一个坚信唯物主义一辈子的堂堂社会学教授,也不得不越来越相信"人的命,天注定"。

难道不是这样吗?性病艾滋病,在医学那里是十恶不赦的死敌,可是在"小姐"们看来,那只是"挣这种钱"所应该付出的必要代价,是"命苦不要怪政府"。同样,在某些嫖客看来,性病艾滋病,那是"中了头彩",最多也不过是"宁在花下死,做鬼也风流"。因为他们相信,男人的花心也是命,是天命不可违。

结果,长期以来中国的防治性病艾滋病工作,一直是一帮子"好运当头"的中产阶级分子,在谆谆教导那些"苦命人"要"珍惜生命",却又对他们的时来运转爱莫能助。您不觉得这才是世纪大搞笑吗?

所以,有一次我跟一位著名医生聊天,不是故意地说了一句:"医院治好了她(小姐)的性病,然后她不还是做小姐?"那位泰斗顿了一下,说:"你这一句话,让我明白了什么叫作社会学。"虽然他误以为我的社会学是要救苦救难,但是他的一点就通也可说明,所谓社会学,只要不脱离生活,只要讲生活的逻辑与道理,就足够了,不需要哈佛加持。

第三个层次:有病没病,谁来定?

时至今日,恐怕没有几个中国人知道:按照美国的诊断标准,脚气也是一种性病。这是因为,在当今美国哪怕最底层的人口中,也不会因为任何其他一种不卫生的身体接触而传播性病,只有双方赤身裸体的性交才有可能。按照世界卫生组织的标准,乙肝也是性病,并且跟艾滋病的传播途径是完全一样的。可是,中国现有乙肝病毒携带者 8600 万,如果把他们都算作"性病患者",那岂不是人人自危了?所以乙肝这一国际公认的"性传播疾病"在中国并不在"性病"监测的范畴。

反过来看,以前中国把阴虱也算作性病的,因为虱子这种小动物不可能自己跑到另外一个人的身上去,只能通过阴毛接触来传播。可是,消灭这种性病的，既不是灵丹妙药，也不是道德教化，而是中国人终于可以经常洗澡了。可是，杜鹃这本书所论述的"中国消灭性病的历史伟业"，究竟有多大的成分应该归功于预防与治疗医学之外的生活改善呢？当然，这话我敢问，你可别琢磨，咱们就互相攻击对方是"历史虚无主义"就皆大欢喜啦。

总而言之，至少对于性病这种疾病来说，无论医学作出多么伟大的发现，最终决定用不用它的，决定它管用不管用的，决定它还要不要用的，经常是社会。

最后必须说，杜鹃的这本书是一本社会学的好书，你可以在波澜壮阔的宏大历史叙事中，看到那些被视而不见的、被无足轻重的支流、旋涡与异彩。那才是全历史、真社会与赤裸的人生。

目　录

自　序

　　性病——性传播疾病,是现有的疾病分类中罕有的、直接以传染途径命名的疾病。虽然现代的医学家已经放弃了以往"维纳斯病""花柳病"这样的称谓,转而强调"性病"是一种主要经由性行为、性接触传染的疾病,但事实上,它的意义甚至无须用"隐喻"之类的修辞手法来表达——它绝对意味着性方面的病态和异常。

　　本书的缘起也是受到一个关于性病指涉的小故事的启发。那是 2009 年的一次访谈中发生的事情。当时笔者参与一个课题研究,通过结构性访谈的方法,研究性病门诊病人对艾滋病自愿咨询检测(VCT)的态度和行为。这项研究提供了研究者与性病门诊医生和病人接触的宝贵机会。在一次对门诊医生的访谈中,当问及医生遇到病例之后的报病程序这一问题时,一位医生提到了一个非常有意思的现象:由于现在门诊上,由支原体感染造成的非淋菌性尿道炎①非常多见,所以他们已经不做报病处理,只对衣原体感染造成的尿道炎或宫颈炎按程序逐级报告。

　　这种处理方法让笔者非常诧异:首先,按照当时卫生部发布的《性病防治管理办法》②的相关规定,非淋菌性尿道炎是需要报病的。非淋菌性尿道炎,

---

　　①　非淋菌性尿道炎(Non-Gonococcal Urethritis,NGU)是指由淋菌以外的其他病原体,主要是沙眼衣原体、尿素分解支原体所引起的尿道炎。非淋菌性尿道炎是由性接触传染的一种尿道炎,但在尿道分泌物中查不到淋球菌。女性还有子宫颈炎等生殖道的炎症。病原体多为衣原体、支原体、滴虫、疱疹病毒、念球菌,而衣原体、支原体的感染占 80% 以上。非淋菌性尿道炎是中华人民共和国卫生部令第 15 号——《性病防治管理办法》(1991 年 8 月 12 日卫生部发布施行)中明文规定需要预防、控制、治疗、报告的八种主要性病中的一种。

　　②　中华人民共和国卫生部令第 15 号——《性病防治管理办法》,1991 年 8 月 12 日卫生部发布施行。该办法 2013 年 1 月 1 日起废止,被 2012 年 11 月 23 日卫生部公布的《性病防治管理办法》(卫生部会第 89 号)取代。现行的管理办法已将原有的"非淋菌性尿道炎"删除改为"生殖道沙眼衣原体感染"。

拿起针筒的国家

顾名思义,淋球菌以外的病原体引起的尿道炎,主要指支原体和衣原体感染。据此,支原体感染造成的尿道炎,毫无疑问是符合这一标准的。那么,为什么在门诊的实践中,支原体感染被医生首先过滤掉了呢?

这位医生对此的解释更加令笔者不解,她说:"现在很多普通人都有这种病,非常常见。"

笔者紧接着追问:"那什么人是普通人呢?"

"比如说,一般的妇女啊,都有可能。"她回答。①

"您的意思什么妇女不是一般的妇女呢?"

"就是性关系比较复杂的人啊,小姐②啊,这些人。"

她的回答让笔者顿时对性病有了新的认识:性病绝不仅仅是一种简单的、由共同的传染途径定义的一系列疾病的统称,它同时还是标定特定人群,进行区别对待的一种社会分类和控制手段。即便是我们认为相对标准的监测标准、分类体系甚至医学知识也不能排除这种社会分类的影响。这位医生的这种区别对待,首先让笔者想到的并不是怀疑我国性病监测的数据,而是将笔者引入了对性病的历史及其社会影响进行探究的道路——性病社会史的研究。

性病这种个体疾患,如何成为社会监控的对象? 它又与其他法定监测的传染病有什么不同? 对性病的监测又是从何时开始的? 政府和国家的权力机制又是如何深入到个体病患体验之中的? 社会在性病控制中发挥着什么样的作用,又被什么样的反作用所塑造? 一连串的问题将笔者引入了卷帙浩繁的文献之中,这种探索性的文献研究一发而不可收。一段 20 世纪中国性病控制的历史仿佛一个传奇,呈现在作为研究者的笔者面前:

19 世纪中叶,内忧外患的中国处在民族危亡的边缘。一直停留在天朝上国梦境中的中国,忽然被破门而入的西方侵略者的坚船利炮所惊醒。本来以先进文化自居的天朝子民们,不得不面对这猝不及防的失败,并且节节败退,背上"东亚病夫"的污名。病患、孱弱、疾病肆虐,成为挽救民族危亡的仁人志士们誓要铲除的社会疾患。性病,这种在中国存在千年,一直以存而不论的个

---

① 这位医生是妇科大夫,接触的主要是女病人,所以这里她会说是一般妇女,而排除了男人。这与这种病在性别上的易感性没有关系。

② 这是民间称法,学界一般称之为"性工作者",官方称"暗娼"或者"失足妇女"。

体医疗实践的形式存在的传染病,也开始被放置在治理的范畴之内。

在这样的背景下,20 世纪初,中国的很多城市就已经开始出现各种形式的性病预防治疗机构。殖民当局、政府、私人医生、江湖郎中开始成为这种防治服务的主要提供者。但是政府的介入、医学的手段并没有改变性病在中国的流行趋势,直到一个新的、强有力的政权的正式介入。

1949 年开始,一场对抗疾病的战役,在刚刚从硝烟中走出的中国大地上广泛展开。这种战争的隐喻一直出现在新中国各种各样的除病灭害运动中。而性病这种以往被称为"花柳病""脏病"的疾病,历史性地成为新政权最先开刀的疾病之一。1949 年 11 月,北京一夜之间关闭所有妓院,集中收容妓女并为其治疗性病,拉开了新中国性病控制的序幕。之后通过少数民族卫生工作的开展和农业发展纲要的推动,性病控制愈演愈烈,成为一场声势浩大的群众运动,并且迎来了史无前例的成就——1964 年中国向世界宣布:全国范围内基本消灭性病。

1977 年以来,性病在湖南、东南沿海和新疆等地卷土重来。此时"性病"概念的内涵和外延也随着国际医学界的发展被赋予了新的意义——成为"性传播疾病"。但是在我们的实际防治工作中,仍然限于对诸如淋病、梅毒、尖锐湿疣、生殖器疱疹等所谓经典性病的监测和控制。随着 1985 年艾滋病传入中国,这种致命的疾病与经典性病一同进入了以现代流行病学为基础的公共卫生治理视域中。这和新中国成立之初以解放妓女、群防群治、社会改造为特征的消灭性病运动有着极大的区别,其背后隐藏着截然不同的治理方式和理念。这些都值得我们系统梳理。

20 世纪中国性病控制的社会史尚乏论述,尤其是新中国成立之初的消灭性病运动的记录是非常有限的,无论是医学界的研究还是史学家的关注,都鲜有集中到这段传奇般的历史。对于研究者而言,这无疑是一种遗憾也是一个机遇。由于现有文献比较缺乏,加之形式较为单一,也为研究者制造了比较大的难度。本书希望借助档案文件、新闻报道、当事人访谈等资料,将这段历史以文本的形式呈现出来,并对其发生、发展的建构过程及其背后的机制作理论性的研究。

在疾病社会史的研究中,医家主要言其医治,史家往往言其流变,以揭示疾病背后社会生活、政治格局的变迁。而医学人类学则将"病痛"描述成一个吸收了特定含义的海绵,"这些含义把我们的每一种个人生活形态和人际情景区分开"①。而在性病的话题上,不仅病痛(illness)本身吸收了特定的含义,疾病(diesease)也吸收了特定的意义,因此就成了一个非常别致的可供讨论的主题——去探究和发现疾病、身体、医疗、国家、权力这诸多主体,在性病这个特定的领域中错综复杂的关系。知识和权力,机制与关系,这些成分的存在,使得20世纪中国的性病控制史具有独特的理论魅力,可充分发挥社会学的想象力。

---

① [美]凯博文:《苦痛和疾病的社会根源:现代中国的抑郁、神经衰弱和病痛》,郭金华译,上海三联书店2008年版,第35页。

导　　论

一、性病史研究现状

在医学史的学科史中,绝大部分篇幅都是由经典医籍考证、著名医学家传记和医案构成的,这一点中外皆然,医学史本身被作为一项"医生为医生写医生"(By doctors about doctors for doctors)①的史料汇编。

然而,在20世纪收集史料和专业研究的基础上,医史学家们更多地把医学作为文化来研究,同时进一步丰富了医学职业的知识发展史。"文艺复兴及对欧洲文明至关重要的希腊遗产都受到格外关注的同时,对人和观念的研究支配着医史论著。知识性和传记性研究总是强烈地倾向于文化史方面。"②

(一)疾病医疗史研究中的社会史趋势

随着新学科的方法和结论在历史学中得到应用,年鉴学派对整个史学理论的影响渗透到医学史界,医学史开始从文化领域中脱胎,逐渐置身于人类社会生活中。越来越多拥有不同学科背景的研究者开始关注疾病与人类社会生活相关的方方面面,着重探讨疾病在人类社会和文化演变过程中所扮演的角色。例如亨利·西格里斯特(Henry Sigrist)的《文明与疾病》(*Civilization and Disease*)中广泛地讨论了疾病与法律、宗教、哲学、心理学、文学艺术等诸多学科领域的关系;海伦·琼斯(Helen Jones)的《二十世纪英国的健康与社会》(*Health and society in 20th Centry Britain*),借助调查、二手文献资料等讨论了在英国社会中社会、文化、经济因素如何造成健康状况的差异。类似的国别史

---

① 杜志章:《关于医学社会史的理论思考》,《史学月刊》2006年第2期。

② Roderick E.Mc Grew:《医学史发展两百年史》,李剑译,《医学与哲学》1993年第12期,第49—51页。

式的对不同文化中疾病与社会关系的研究数目众多,在此不做赘述。值得注意的是,这种疾病、医疗与社会文化互动的视角也开始在传统的医学史编撰中发挥作用,我们在罗伊·波特(Roy Porter)主编的《剑桥医学史》、基普尔(Kiple.K.F)主编的《剑桥人类疾病史》中也可以看到有专门的篇幅讨论医学、社会和政府之间的关系及疾病对社会生活的影响等。

除了宏观地、综述性地讨论疾病和人类社会关系的研究以外,传染病也是人们投入巨大精力研究的疾病史主题之一。疫疬的流行往往会对社会变迁产生戏剧性的影响,例如战争胜负、人口平衡等。历史上一些重要的传染病如鼠疫、天花、梅毒、疟疾、黑死病等都得到了不少历史学家、医史学家的关注:麦克尼尔(Mac Neill)对于鼠疫对人类文明的影响作了兼具宏观和微观的解释;哈里斯(Harris Cordon)描述了蚊子、疟疾和社会生活的关系;关于梅毒的专著我们会在下面的章节中提到。

医学社会史(疾病社会史)是一个新兴的、跨学科的研究领域,关于健康、疾患、医疗等所有相关主题的历史研究都可以容纳在内,其研究方法也具有跨学科的特征。有些研究虽不直接讨论疾病对社会的影响,但是关注疾病或医学本身的建构、医学知识的产生等。福柯作为后结构主义史学的代表人物,他关于医学史的研究就跳出了疾病产生和蔓延的社会环境、疾病对社会的影响这样一个传统的分析框架,而是利用知识考古学的方法对精神病、临床医学的诞生进行了分析,在繁杂的档案中寻找某种话语诞生的过程及其背后秘而不宣的隐情。他的研究从主题上讲,尚且算是疾病医学社会史的范畴,但是从立意来讲,已经不再从传统的解释模式入手,而是从知识论的高度消解坚固"知识",消解"权力",从人类对于自身的认识(医学也是对自身认识的一种主要知识)入手,重构关于空间、话语、死亡的问题域,讨论现代医学话语系统产生的历史。福柯的研究虽然游离在医学社会史的边缘地带,但他的思辨光辉仍然值得这个年轻的学科借鉴和参考。

概言之,医学社会史是"新史学"在交叉中又向纵深发展而产生的一门社会史分支学科。"医学社会史是最贴近大众的历史,它不仅关注大众的生命健康,而且关注大众的社会生活。多学科研究方法的运用是社会史的典型特征,也是学科交叉发展的要求。医学社会史是社会史的一个分支,也是一门典型的交叉学科,因此多学科方法的运用是其本质要求。从理论上看,目前还没有形成较为完整的医学社会史理论体系,对于什么是医学社会史、其学科应如何定位等问题,学术界还存在较多的争议。尽管医学社会史还处于社会史的边缘,但基于它的重要地位和潜在价值,越来越多的研究者对其给予了特别的关注。"①

由于医学社会史是社会史的分支学科,所以其研究对象应当包括在社会史的研究对象之中。但在目前史学界关于社会史研究对象的诸多看法中,绝大多数学者并没有明确提及医学社会史(或者类似学科)所应涉及的对象,而只有少数学者的研究涉及这一领域:如台湾学者杜正胜等人认为"生命的体认"(身体、医疗、命运、生命限度的突破)和"生命的追求"(人格风范、职业追求、人生意义、人与天地万物、今生与来世)属于身体史研究的范畴。虽然"身体史"并不等同于"医学社会史",但其对身体进行历史诠释时,是以健康、疾病为切入点的。由于健康、疾病是医学的核心内容,所以杜正胜等人的观点已涉及医学社会史的研究对象。不管医学社会史研究的对象是否受到社会史学界的关注,那些与人的"生老病死"有关的社会活动和社会关系始终是客观存在的,并且应当成为社会史研究的对象,它们是社会史研究对象当中较特殊的一个部分。又由于社会史的研究对象具有历时性与共时性的特征,所以作为其组成部分的医学社会史研究对象也应如此。用许倬云先生的话讲,"社会学和史学都是以'人'作为研究对象的。两者应当辅车相依,社会学可以提供史学学理的观念,史学可以提供无数倍于现存社会的历史社会,以作比较研究的素材。史学家对发展的了解,无疑也有助于社会学研究的时间纵深"②。

基于上述发展和倾向,跨学科的研究已经成为医学史研究的必然趋势之一。

(二)关于性病史研究和中国性病史研究现状

关于性病社会史的研究可谓是汗牛充栋,其中尤以研究梅毒的专门史为最。虽然现在被当作性病看待的生殖器疱疹、尖锐湿疣甚至淋病等,其病原体

---

① 王先明:《社会史的学术关注与问题意识(研究综述)——近年来中国社会史研究评析》,《人民日报》2006年2月24日。

② 许倬云:《社会学与史学》,《求古编》,新星出版社2006年版,第465页。

出现的历史都更为久远,但它们都没有像梅毒一样造成如此广泛的影响,受到医学家、史学家和文学家们的"礼遇"和"厚待"。关于梅毒的专门研究、国别史研究以及医学研究数不胜数。其中艾伦·布兰特(Allan Brandt)的著作《美国史上的性病传播》以翔实的史料描述了 20 世纪美国的性病治疗和控制,在目前以国别为基础的梅毒史研究中可谓典范。梅毒研究不局限于简单的医疗史的范畴,一些文学家、史学家也加入其中,比如黛博拉·海顿(Deborah Hayden)的《天才、狂人与死亡之谜》就列举了贝多芬、舒曼、尼采、王尔德等知名人物可能患有梅毒,并且认为梅毒对于中枢神经的影响激发了他们对于艺术的洞察,进而产生了不朽而惊世骇俗的言行和成就。梅毒研究在涉及性病的研究中可谓独树一帜,独自占去了绝大部分的注意力,即便和它齐名的淋病也没有和它一样的锋芒。

除了梅毒研究以外,性病社会史研究在西方社会也不乏大作,罗杰·戴维森(Roger Davidson)和莱斯利·霍尔(Lesley A.Hall)主编的《性、原罪与苦难:1870 年以来欧洲社会中的性病》介绍了欧洲不同社会中对于性病的不同态度和控制手段。罗杰等人分别对苏格兰、英国、荷兰等不同国家、不同时期的性病社会史进行了研究。奥利尔等人对性病(Venereal Disease)的历史作了综述性的研究,是难得的一本将中国经验也纳入视野的著作,但是对中国的介绍也只是点到为止。总的来说,现有性病社会史的研究是以西方为主体的疾病史研究。

在中国语境下,关于性病的疾病史研究主要有三种类型:

第一类是传统的医学史视角的研究,即对性病的病名、病因、诊断、治疗加以综述。最早涉及这一领域的是 20 世纪初著名医学史学家王吉民对梅毒和淋病起源的研究。余云岫在他的《古代疾病名候疏义索引》中汇集古书疾病名与症候名,对淋病、梅毒等花柳性传染病进行了西医学的疏释,明确了一些中医认为是血淋或者血疝,而实则为性传播疾病的认识。[①] 20 世纪 50 年代末,程之范在总结前人研究的基础上重新对我国古代医学文献进行了考证和

---

① 余云岫编著:《古代疾病名候疏议》,人民卫生出版社 1953 年版,第 228、239 页。

分析,纠正了王吉民关于梅毒在汉唐时期就已经存在的认识①,认为根据现存医学文献不能找出 16 世纪以前存在梅毒的证据,需结合考古发现进一步证实;另外结合 16 世纪资本主义的兴起和国际贸易的发展,认为梅毒在我国的流行是在 16 世纪初。这种观点也为后来的梅毒史研究定下了一个基调,以至于梅毒在中国的流行始于 16 世纪初已经成为医学界对梅毒起源比较统一的认识。②

　　近年来,梁永宣对于中国古代中医典籍中的梅毒治疗所做的综述性研究,可以说是这类研究中最为系统的一个。③ 高丹枫、刘寿永也是利用现代医学的分类对古代医籍中出现的类似现代性病的症状和治疗进行辨析和汇总,梁永宣则对 16 世纪以来梅毒的称谓进行了考证④。但是这类研究的主要工作是文献研究和考证,对于性病病名变化背后的动因没有更为深入的解释,对于病名的演变、疾病的分类也是平铺直叙,鲜有分析和议论。即便如此,这类研究通过对疾病病名的梳理,也为后人进行语义学的分析提供了宝贵的素材。相比梁永宣等人集中于病名和治疗的考证,⑤⑥此类研究中陈胜昆的《中国疾病史》则更加重视梅毒的起源及其传来中国的经过。

　　第二类是从公共卫生的视角讨论中国性病控制和干预的成败得失及其推广的可能。如迈伦·科恩(Myron S. Cohen)和盖尔·汉德森(Gail E. Henderson)对于中国性病史也有相当简略但全面的介绍。尤为可贵的是他们为新中国成立后中国的消灭性病运动研究贡献了宝贵的资料,此前关于这一时期的历史很少有研究提及。科恩和汉德森等人从公共卫生和预防疾病的视角分析了性病控制在中国获得成功的经验。他们根据相当有限的材料记录了

---

①　Wang Jimin, "Origin of Syphilis and Gonorrhea in China", *China Med Journal*, 1918, 32(4).
②　程之范:《我国梅毒病的历史》,《中华皮肤科杂志》1959 年第 1 号,第 1 页。
③　梁永宣:《中国十六、十七世纪有关梅毒的记载》,"疾病的历史"研讨会,"中央研究院"历史语言研究所(生命医疗史研究室),2000 年。
④　梁永宣:《中国十六、十七世纪有关梅毒的记载》,"疾病的历史"研讨会,"中央研究院"历史语言研究所(生命医疗史研究室),2000 年。
⑤　参见高丹枫、刘永寿:《古今性病论治》,学苑出版社 1994 年版。
⑥　梁永宣:《中国十六、十七世纪有关梅毒的记载》。"疾病的历史"研讨会,"中央研究院"历史语言研究所(生命医疗史研究室),2000 年。

中国在 20 世纪中期消灭性病的过程和经验,认为这一国家主导的社会运动主要有四个特征:培训人员、大规模筛查、宣传和关闭妓院消除卖淫。尽管他们对于这一运动的结果曾经持一定的怀疑态度,但是他们于 20 世纪 70 年代末访谈中国临床医生的结果表明,医生"在临床上再没有遇到过性病的病例",性病在中国似乎真的消失了。① 作为资深的临床医生和公共卫生专家,科恩和汉德森等人对通过以政府为主体的公共卫生干预手段,建立大规模的筛查、识别、治疗体系(中国经验)来预防和控制性病乃至艾滋病抱有极大的信心和热情。他们的研究也是仅有的从公共卫生干预的视角讨论新中国成立后的性病控制的研究。

第三类是将性病及其传播置于大的社会环境和背景中的研究,将其问题化,涉及性习俗、卫生习惯、现代政治、殖民地医学等诸多领域。如高罗佩在对中国古代房中术进行考证的时候,提到了性病的传播及其社会因素,他认为:"显然梅毒是 16 世纪才传入中国。但是这一时期的医学文献却表明,在唐代和唐代以前有一些较轻的性病存在,尤其是淋病。文中精确地描述了男女生殖器官典型部位的慢性溃疡、尿道狭窄和类似淋病的症状。虽然这些小病当时还没有被认为是由性交传染,但唐代的医生却认识到,正是堕落的乱交助长了传染病的传播。"②性病在高罗佩关于中国性文化的研究中只是非常小的一部分,他提及性病更多是想解释中国性文化、性习俗与性病的相互影响,比如中国人良好的卫生习惯让他们较少地受疾病影响。

相比高罗佩对文化、习俗的文化史论述,冯客(Frank Dikötter)对中国性病史的研究则更多地注重现代政治对于这个久存于中国的社会问题的建构和影响。他的专著《性、文化与现代化:民国初期的医学与性身份建构》一书广泛涉及了民国时期随着现代化的进程,医学作为一种新的知识对于人口控制、计划生育、性病、性欲、女性气质和同性恋等问题的形塑和建构。冯客认为,对于

① Myron S. Cohen, Gail E. Henderson, Pat Aiello, Heyi Zheng, "Successful Eradication of Sexually Transmitted Diseases in the People's Republic of China", *The Journal of Infectious Diseases*, Vol. 174, Supplement 2. Individual and Population Approaches to the Epidemiology and Prevention of Sexually Transmitted Diseases and Human Immunodeficiency Virus Infection (Oct., 1996), pp.223-229.

② 高罗佩:《中国古代房内考》,上海人民出版社 1990 年版,第 241 页。

性病的控制是随着现代化的进程开始的。性病这种古已有之的疾病伴随着现代民族国家建立的过程成为一个对国民身体进行控制和塑造的社会历史事件。他分析了民国时期性病的流行情况和原因,认为尽管国内一些社会改革者对于梅毒等性病的流行带来的"种族下降"非常担忧,一些科普作家详细地讲述性病对个体、家庭和"民族"可怕的后果,但是缺少中央的权威还是成了预防性病的主要障碍。公共卫生权威因缺少财政支持而无法有效地防治性病,娼妓管理也从未真正实践,预防机构和防治所的网络一直没有建立起来,这些都是当时备受诟病的问题。

冯客对于民国时期的性病控制的阐述和解读在所有对这段历史时期进行的相关研究中可以说是最为全面和深刻的。然而他对新中国成立后中国共产党在全国范围内消灭性病的成就颇有微词,他认为中国1964年宣称的"已经完全根除性病"只是一种夸耀和同情共产党制度的外国观察者普遍接受的陈述。① 由于缺乏资料的支持,他关于新中国成立后的性病控制的带有过多揣测成分的评价有损其作品的学术价值。即便如此,冯客通过对民国报纸、医学论文尤其是大众健康教育出版物的研究,依旧以非常敏锐的目光注意到,知识界和社会改良者开始给这种因寻花问柳所染的恶疾贴上危害种族的标签。花柳病在中国虽也因其来路问题备受诟病,但透过笔记、小说等文学作品依旧可以看出中国人对于花柳病的评价远没有那么严苛,反而充斥了对那些为寻花问柳惹上恶疾的倒霉蛋的戏谑。而强敌环伺之下,中国人的身体与国家一起被当作病入膏肓、孱弱不堪的对象之时,这种古老疾病也开始和民族存亡、优生学等新的话语框架发生关系。冯客在这方面的敏锐和关注是其他史家所未及的,当然这可能只是他对于中国人种族研究兴趣的一个副产品,但同样启发我们通过多种史料的研究和分析,在情境中体会疾病这个人类社会永恒话题的动态建构。

在这种建构过程中,娼妓与性病成为另一个重要主题:贺萧通过对1915—1948年的《中华医学杂志》进行内容分析,呈现了性病在中国被医学化

---

① Frank Dikötter, "Sexually Transmitted Disease in Morden China: a Historical Survey", *Genitourinary Medicine*, 1993, 69(5), pp. 341–345, 347.

的过程,以及医学界对于性病的态度的转变。她认为性病在当时的中国的流行首先引起了传教士医生的惊讶,但是这种惊讶起初是在很小范围内的讨论,随着学术团体和活动的增多,更多对性病的研究与流行病学的调查揭示了性病在中国不同地区、职业、性别、人群中的流行趋势,使得娼妓问题逐渐浮出水面,被当作造成性病传播的"社会罪恶"。由此性病被建构成一种中国社会最为严重的公共卫生问题。社会改良家们也在 20 世纪 20 年代对此进行大力鼓吹,希望借性病的问题消除娼妓制度等中国社会的弊端。但是贺萧认为,由于中国社会本然地在性方面存在着对基督教教义的抵抗,即便娼妓与性病之间的关系昭然若揭,也没有将局面引向西方社会在两次世界大战中发生的那样,出现大规模地对嫖客、妓女、妓院主、士兵等高危人群的教育运动,加之缺乏强有力的政府,医学界对此的努力仅限于提倡性病的治疗,而没有更深入的社会改良计划。①

贺萧的专著《危险的愉悦:20 世纪上海的娼妓问题与现代性》是近年来研究娼妓问题的重磅之作,她对 20 世纪上海的报纸、市民文学、指南书、学术文章等多种史料进行了深入的研究,呈现了不同的主体对妓女的性病问题的看法和应对,形塑出一个妓女、老鸨、嫖客、医生、社会精英、民族国家与现代性这样错综复杂的关系图景,其中就包括在妓女中控制性病的内容。此作品内容丰富、翔实,对于边缘史料尤其是非官方史料的开发,也大大拓展了研究的维度,是该类主题中难得一见的作品。

安克强通过对上海租界中的性病与卖淫的研究阐述了新中国成立前上海租界中公共卫生政策与殖民主义放任政策的对立。当时的中国政府对于性病这种公共卫生问题的后知后觉、缺乏关心,以及租界当局(工部局、卫生局、警察署等)的漠视和无能使得其所采取的政策往往矛盾且缺乏执行力。他认为租界当局忽视并纵容了性病,造成这个西方视角下的公共卫生问题在中国,尤其是上海这样的大城市蔓延。②

沿着这种对传染病的社会应对进行研究的传统,一些学者在宏观地讨论

---

① 参见 Christen Henriot, "Medicine, VD and Prostitution in Pre-Revolutionary China", *Social History of Medicine*, Volume 5, Issue 1, 1992, pp. 95 – 120。

② 参见安克强:《公共卫生政策与殖民主义放任政策的对立——上海租界的性病与卖淫》,载马长林主编:《租界里的上海》,上海社会科学院出版社 2003 年版。

近现代中国传染病防治的历史时,也会涉及性病问题,比如李洪河研究新中国成立后的疫疠及其社会应对的专著,他所提到的社会应对和安克强的关注点相同,都是关心政府、医疗行政机构对疫病的反应和政策,而忽视了专家、精英阶层、大众和病患在疾病控制中的复杂作用。①

综上,从数量上讲,近现代中国语境下的性病社会史研究是相当有限的,尤其是对于1949—1964年的消灭性病运动的研究更是凤毛麟角。对于研究者而言,史料获取难可能是第一位的障碍,外国学者很可能难于获得第一手材料,尤其是一些防治机构的内部资料,而中国的研究者也由于这个话题的政治敏感性和公开资料的稀缺而一筹莫展。因此,到目前为止,都没有一个对于这段历史比较详细的介绍,现有研究对于新中国成立之初的性病流行情况、防治机构、指导方针和策略、治疗方法和结果等,各项涉及公共卫生运动的关键要素都只是蜻蜓点水一般地简单提及。

值得庆幸的是,新中国成立之初的这段历史的政治敏感性已经在今天的中国得到了淡化。50余年过去了,随着大批亲历者的离世,很多问题也可以被讨论了。这使得将这段历史付诸文本,并将这一充满传奇色彩的性病防治史放置在社会学的视角下进行研究和审视成为可能。

二、研究问题与分析框架

从理论框架上讲,已有的研究主要围绕着"现代性""现代化"的框架展开对话,"现代性"也是以冯客、贺萧为代表的多数学者所研究的核心框架。但是现代性本身范畴相当广泛,这里不做进一步讨论,本书将避开这个概念,将其作为一种语境,而非机制纳入解释和分析框架。本书将更多地通过知识—权力互构关系和治理模式的变迁这两条理论线索,展开对20世纪性病史的叙事。但是,在进行这种解释之前,首先要对"性病"这个研究对象的内涵和外延进行清晰的界定。

(一)概念的界定

性病,是人类一种古老的疾病。古希腊的考古发掘中就有关于治疗生

① 李洪河:《新中国的疫病流行与社会应对:1949—1959》,中共党史出版社2007年版。

殖器官炎症的报道。① 但这种古老的疾病的指涉及其内涵在不同文化、地域和历史中都不尽相同。对于性病的了解越来越多,想说性病"是"什么就变得越来越难。之所以一反常法在"是"字而非"性病"上加引号,是因为概念本身就有很丰富的意义和内涵甚至认识上的分歧,很难一言以蔽之;在用"是"一类系动词作关于性质的判断时会让笔者更踌躇于其时间的适用性。

　　概念界定本身甚至可以看作本书的研究问题之一:之所以选择"性病",而非"性传播疾病"作为主题词,是为了通过加剧这种概念上的含混而强调其背后隐含的复杂历史背景。目前的研究中,研究者主观地将历史上存在的性病(Venereal Disease,以下简称 VD),性传播疾病(Sexually Transmitted Piease,以下简称 STP),性传播感染(Sexually Transmitted Infections,以下简称 STI),花柳病、杨梅疮等不加区分地放入一个研究序列中进行研究是不可取的。不同时期和地域中对于疾病的不同命名,本身就反映了当时当地医学以及民众对于疾病的不同理解和看法。将其单纯理解为范围的扩大或者还原为对传播途径的关注,甚或是认识的进步,而抹杀了不同文化对于疾病的特殊理解,均有失公允和周到。即便是医学界本身对于什么是"性病","性病"包括哪些疾病也一直都在发生变化,比如,20 世纪中后期被普遍认为是性病的性淋巴结肉芽肿(Lympuhogranulom Venereum)在很长一段时间内,在临床诊断和治疗上都有很大的争论。如保罗·洛布(Paul.J.Laube)的研究指出临床上混用的词汇都应该停止使用,而延续性病性淋巴结肉芽肿这个病名,并认为性病性淋巴结肉芽肿是一种广泛分布于热带和非热带地区的传染性疾病,往往经由性途径传播,并常发于生殖器、腹股沟、肛门附近和生殖器以外的部位。② 可见性病性淋巴结肉芽肿在当时已经被当作是性传播疾病看待。而另一种现在法定监测的性病"尖锐湿疣"(生殖器疣),在于光元 1950 年发表的关于治疗疣(包括寻常疣和生殖器疣)的文章中也并没有把生殖器疣当作性传播疾

---

　　① 参见 Michael Anthony Waugh,"History of Clinical Developments in Sexually Transmitted Disease",*Sexually Transmitted Disease*,Second Edition,New York:McGraw-Hill,1996,p.3。

　　② 参见 Paul J. Laube,"Lymphogranuloma Venereum Rcent Experiences in China",*Chinese Medical Journal*,Shanghai,China,March,1949,Vol. 67,pp.132-142。

病来对待。①

所以本书将"性病"概念的梳理作为出发点，为了阐明其复杂性我们不妨用西方性病研究中命名和概念上的变化加以说明。鉴于当前关于性病学的研究都是在西医的框架之内进行的，为了统一和交流的可能性我们首先对西医性病的定义和分类做简要介绍。

在西方，从 VD 到 STD 再到 STI 的过程并不被医学家所重视。在 20 世纪 70 年代很多研究和文献中 VD 和 STD 长期同时存在。VD 主要指淋病、梅毒、性病性淋巴结肉芽肿、软下疳和腹股沟肉芽肿这五种经由性交（sexual intercourse）传播的"经典性病"，而 STD 意味着所有可能由任何涉及性器官、口腔、黏膜的同性、异性性行为传播的疾病。②

人们对于性病命名逐渐精确的变迁无疑与医学的进步、对于病原体及其致病机理的认识进步有关，如对于生殖器疣即人乳头瘤病毒（Human Papillomavirus，以下简称 HPV）感染的认识，以及对于引起生殖器疱疹的单纯疱疹病素（HSV）的发现。病毒学和病因学的发展帮助人们明确了以往并不认为是经性传播造成的疾病。同时，术语的变化传递了这样一个信息，医学界试图淡化 VD 这个命名背后的道德色彩。Venereal Disease 这个词本身来源于罗马神话中的爱神维纳斯，可以被形象地理解为维纳斯之疮或者维纳斯病，这一称谓往往意味着婚外的、不道德的性行为导致的恶疾。因此放弃这个术语而改用只强调传播途径的 STD，即性传播疾病被当时的医学家认为是一种进步，是医学进一步摆脱宗教、社会文化等影响，向纯粹科学迈进的表现。

虽然 STD 还是目前对于性病的普遍称谓，但是 STI 作为更为广泛的术语越来越多地被使用，包括现在世界卫生组织（World Health Organization，以下简称 WHO）也将性传播感染（STI）取代了性传播疾病（STD）的称谓。这一术语变化仍处在转型中，鲜有文献对此进行专门讨论，可以比较肯定的是，这种转向是强调一些经性途径传播但可能没有症状的感染，其更为重视病原学的

---

① 参见 K.Y.YU，"Treatment of Papilloma and Verruca With Oil of Brucea Javanica"，*Chinese Medical Journal*，March，April，1950，pp.99−102。

② 参见 Charles E.Campbell and R.Jeffrey Herten，"VD to STD：Redefining Venereal Disease"，*The American Journal of Nursing*，Vol. 81，No. 9（Sep.，1981），pp.1629−1635。

根据而非病理学特征。

表1简单汇总了不同历史时期,不同机构或地区对性病的定义。当然,现在广义的性传播感染①的外延远远不止 WHO 现行的标准,但是由于这不是本书研究的重点,因此未予详释。

表1可以帮助我们认识不同历史时期和情境下人们谈到"性病"时的指涉,后文中将不再赘言。至于这种变化产生的背景和动力将在后文详细阐释。

表1　性病概念演变表

花柳病概念产生之前(？—1872)	花柳病(Venereal Disease)(20 世纪初)	性病(1951—1964)	性传播疾病(1986 年卫生部)	性传播感染(STI)WHO
杨梅疮	淋病	梅毒	淋病(重点)	淋病或其他淋球菌感染
阴疮	梅毒	淋病	梅毒(重点)	衣原体感染
阴蚀	软性下疳	软下疳	非淋菌性尿道炎(重点)	梅毒
白浊	第四性病:鼠蹊淋巴肉芽肿	第四性病:鼠蹊淋巴肉芽肿或腹股沟肉芽肿	软下疳	软下疳
妒精疮	性病性淋巴结肉芽肿	性病性淋巴结肉芽肿	性病性淋巴结肉芽肿	腹股沟肉芽肿
梅毒			生殖器疱疹	获得性免疫缺陷综合征(AIDS)
棉花疮			尖锐湿疣	生殖器疱疹
天疱疮			获得性免疫缺陷综合征(AIDS)	生殖器疣及某些亚型导致的宫颈癌

---

① 性传播感染:已知有 30 多种细菌、病毒和寄生虫通过性接触进行传播。这些病原体中有八种致病几率最高。这八种中,有四种目前可以治愈,即梅毒、淋病、衣原体和滴虫。其他四种为不可治愈的病毒性感染,即乙型肝炎、单纯疱疹病毒、艾滋病病毒和人乳头状瘤病毒。这些不可治愈的病毒性感染引起的症状或疾病通过治疗可以得到缓解或改善。参见世界卫生组织官方网站,性传播感染词条,见 http://www.who.int/mediacentre/factsheets/fs110/zh/。

花柳病概念产生之前（？—1872）	花柳病（Venereal Disease）（20 世纪初）	性病（1951—1964）	性传播疾病（1986 年卫生部）	性传播感染（STI）WHO
				乙型肝炎
				巨细胞病毒感染
				滴虫性阴道炎
				白色念珠菌感染造成的阴道炎和男性外阴感染
				阴虱、疥疮

（二）研究问题和分析框架

本书旨在追溯 20 世纪性病控制的历史流变，描绘这一过程中两个重要而戏剧性的环节，并回答如下三个研究问题：

第一，性病（花柳病）如何从存而不论的个体医疗实践变成一个社会控制的公共卫生问题？

第二，在消灭性病运动中，国家权力如何运用于疾病控制和身体改造之中？

第三，在性病防治的不同历史时期，知识—权力是怎样的互构关系？（见图 1）

本书的研究问题是典型的社会学问题，依靠社会学的理论来解释历史"事实"。这种研究旨趣一方面体现了本研究跨学科的性质，同时强调社会学的理论框架在提出和解释问题过程中的重要作用。与现有的大多数社会史研究不同之处在于，我国现有的社会史研究主要用发掘的新史料（主要指通过口述史方法或者田野调查的人类学方法采集现有文献以外的史料）对广义的社会生活（主要包括婚姻、家庭、宗族、社会结构和阶层、社会生活、社会控制、社会问题、人口行为和社区）进行研究。① 其目的在于揭示和发现历史的不同

---

① 参见郭松义：《中国社会史研究五十年》，《中国史研究》1999 年第 4 期。

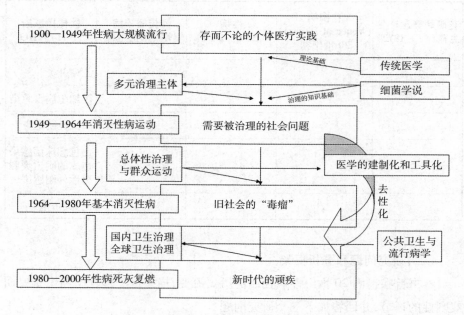

图 1　本研究技术路线图

侧面,补充传统史学重点研究人物、事件、制度,侧重社会上层和政治"宏大叙事"之不足。① 这种将社会史看作是对传统史学的补充的看法显然没有考虑到历史学的语言学转向及其后果。可以说文献研究是本研究的主体而非主题。本研究虽以性病的控制及其历史变迁为对象,实则更为侧重于对这种变迁的社会学的解释。

　　根据前文的归纳和总结我们发现,以往关于中国性病控制的疾病社会史研究从理论框架上讲,主要围绕着"现代性""现代化"的框架展开对话,"现代性"也是以冯客为代表的多数学者所研究的核心框架。他们的普遍观点是,性病的控制是随着现代化的进程开始的,性病这种古已有之的疾病伴随着现代民族国家建立的过程成为一个对国民身体进行控制和塑造的社会历史事件;从研究对象上来讲,他们主要分析知识精英在社会改造、现代国家诞生中

---

① 　常建华:《社会史研究的立场与特征》,《天津社会科学》2001 年第 1 期。

充当的角色。①②③④⑤　社会主体及其关系是"现代性"理论派的分析单元。但是现代性本身范畴相当广泛,已有研究往往直接运用,对其内涵也有一种始乎"现代性",止乎"现代性"的模棱两可之感。因此本书将避开这个概念,将"现代性""现代化"作为一种语境而非机制纳入解释和分析框架。

新社会史的研究抛弃了传统史学的窠臼,使得权力不再仅仅是政治斗争、司法裁决、社会区隔等现象的附生物,拓宽了理解权力的维度。本研究将以知识—权力理论为框架,对权力的形变与运作在两个研究问题上的作用进行分析和阐释。

正如很多史学家所注意到的,意义在历史变迁中具有能动作用,表征作为塑造敬重与服从的机制而运作,政治支配不再完全依赖于社会位置,而是取决于对社会属性的特定界定的争夺。权力不仅涉及经济与社会方面的力量关系,而且涉及符号方面的力量关系。因此,"群体之间的冲突、阶级之间的冲突、主义之间的冲突一定程度上就是表征之间的冲突"⑥。事实上,权力并非客观属性的某种单纯投射,而是对于这些属性的一种符号挪用。对权力在意义塑造过程中的能动作用的认识,主要是对权力后果的新认识。

福柯针对权力本身、知识—权力关系的研究则更具启发意义,为此,他在《性史》第一卷中不厌其烦地将他此前的作品中的权力思想进行了系统的归纳,通过对"性"在话语中的隐匿和显现进行系谱学的勾勒——"性"从不可言说之物,到宗教教条中的喋喋不休,再到在一个以政治经济为框架的国家语境

---

① Frank Dikötter,"Sexually Transmitted disease in Morden China:a Historical Survey",*Genitourinary Medicine*,1993,69(5).

② Frank Dikötter,*Sex*,*Culture and Modernity in China*:*Medical Science and the Construction of Sexual Identities in the Early Republican Period*,London:Hurst;Honolulu:Hawaii University Press,1995,p.102.

③ 参见[美]贺萧:《危险的愉悦:20世纪上海的娼妓问题》,江苏人民出版社2003年版。

④ 参见杨念群:《再造"病人"中西医冲突下的空间政治(1832—1985)》,中国人民大学出版社2006年版。

⑤ 参见[美]罗芙芸:《卫生的现代性:中国通商口岸卫生与疾病的含义》,江苏人民出版社2007年版。

⑥ Chartier Roger,*On the Edge of the Cliff*:*History*,*Language and Practice*,Baltimore:Johns Hopkins University Press,1997.

中的干预和控制,展现了权力的社会学、知识社会学及将这两方面分析综合而成的权力—知识的社会学的理论模型。这对于我们研究性病概念的演变史,尤其是消灭性病运动中的"去性化"特征都有着指导意义。

同时福柯晚年提出的"治理术"概念,在西方背景下,解释了人口控制、公共卫生等现代议题产生的原因及其背后区别于以往的知识—权力互构关系。"治理术"有三种含义。第一,由制度、程序、分析、反思以及使得这种特殊而复杂的权力行使得以实施的计算和手法组成的总体,其目标是人口,其主要知识是政治经济学,其根本的技术工具是安全设置(apparatus of security)。第二,在很长一段时期,整个西方存在一种趋势,比起所有其他权力形式(主权、纪律等)来说,这种可称为"治理"的权力形式日益占据了突出的地位,这种趋势,一方面导致了一系列治理特有的机器的形成,另一方面则导致了一整套知识的发展。第三,"治理术"这个词还指这样一个过程,或者说这个过程的结果,通过这一过程,中世纪的司法国家,在15、16世纪转变为行政国家,而现在逐渐"治理化"了。①

很多学者对于福柯的权力理论的适用性一直都是存在疑问的,认为他的理论基于自由主义的语境,但是对于"治理术",即在将人口作为目标,以政治经济学为依据的新的治理艺术的问题上,福柯认为:只要治理的对象不是经济或财产的法律或生产方式的问题,(那么社会主义)就不能不重新利用这些通过资本主义国家或工业国家建立的相同的权力机制。无论如何,这是肯定的:从18世纪末和19世纪发展起来的生命权力的问题,没有得到社会主义的批判,而实际上被它重新获取,在某些点上发展、移植和修改,但完全没有在根基上和功能的模式上重新审查。社会或国家,或应当代替国家的东西,其主要职能是承担生命的责任,安排它、繁衍它、补偿它的偶然事件,全面限制生物学的偶发事件及其可能性,这个观点被社会主义原封不动地重新采取了。②

在借鉴知识—权力关系的分析框架的同时,我们还要注意新中国成立后

---

① 参见[法]米歇尔·福柯:《必须保卫社会》,钱翰译,上海人民出版社2010年版,第199页。

② 参见[法]米歇尔·福柯:《必须保卫社会》,钱翰译,上海人民出版社2010年版,第199页。

权力运作的微观结构出现的变化,诸如对性病的"去性化"宣传,一方面将"性"置于话语之外,另一方面也是将"性"的危机转化到敌人之上的权力魔术。对此,我们将借鉴疾病的文化研究中盛行的"隐喻"理论,对这种权力运作的微观结构进行分析和解读。虽然始于苏珊·桑塔格的用"隐喻"的修辞手法理解疾病的方法一时甚嚣尘上,这种方法的确因为其敏感而贴切的好处为学术界所青睐,但是它在理论建构上仍然后劲不足,正如1998年,苏珊·桑塔格接受中国学者杨小滨、贝岭采访时说:"我更感兴趣的不是理论,而是基于描述真实的全面的解释,即参考了历史的全面的解释。每当我想到什么的时候,我就问自己,这个字的来源是什么? 人们是从什么时候开始使用它的? 它的历史是什么? 它的中心词义是什么? 它被发明以搅混或克服的意义是什么? 因为我们所作用的一切思想意义都是在一个特定的时候被发明的。记住这一点很重要"①。

这种单纯的动机和理论诉求,显然是与苏珊文学批评家的身份有关的。在此,我们希望对性病的"隐喻"的分析,不是简单停留在找出本体和喻体的程度,而是希望进一步发现本体、喻体之间的转化关系和其内在的动机,并以此作为权力分析的补充。

三、研究方法
(一)系谱学的方法论

系谱学是一种研究家族传承关系的社会学、人类学式的方法论,通常用来调查、追溯个人的血统出身,将个人放在更大的家族史脉络,或梳理原始部族的文化亲属关系结构上,以建立个人、家庭、族群稳固的源流谱系与认同对象。②

系谱学的方法在《道德的系谱学》中被尼采用来证明道德价值均非先验存在:何为善,何为恶,我们如何具备区分善恶的能力,善与恶的区分是怎样开始的等这些关于道德价值的源头性问题。他认为当代道德实践明显疏导过去

---

① [美]苏珊·桑塔格:《疾病的隐喻》,程巍译,上海译文出版社2003年版,第15页。
② Conway,Daniel,*Nietzsche's On the Genealogy of Morals:A Reader's Guide*,London:Continuum,2008,p.4.

对于道德的预设,且影响后代对于善恶的判断标准。而道德的系谱学并不在于追根溯源、描述道德价值建立的过程,而是意欲批判道德价值观充满问题性的运作逻辑与预设。虽然尼采将系谱学方法引入了哲学研究的框架,并将其提升到了认识论的高度,但是他对于究竟什么是系谱学,系谱学的理论诉求究竟是什么? 并没有做过多的阐释。他的后继者福柯和德勒兹沿着质疑这种问题性运作逻辑和预设的路径对知识、起源等存在开始批判和反思,使系谱学得到了更大的发展和更广的影响力。

福柯毕生思考的一个重要议题在于重估现代知识。这一方面是要避免知识作为论述的内在价值预设;另一方面则是避免产生普遍规律。基于此,福柯两条克服之路即是"系谱学"与历史的不断"问题化"。① 福柯曾在《尼采、系谱学、历史》一文中,讨论过尼采系谱学对于既有历史想象的启发。他认为系谱学具有四个启示:第一,解释单一决定论的局限性;第二,在最不具备历史气息的地方找到历史性;第三,敏感于历史的回旋;第四,挖掘不在场、仍未被证实的时间。② 系谱学的这四项特点明显有别于传统史学对于历史想象的认知。利用系谱学的办法,将历史问题化是福柯批判史学的主要模式,正如他在《疯癫与文明》《规训与惩罚》《临床医学的诞生》等作品中所做的那样,只是早期的福柯将他所使用的方法称为"知识考古学"。二者本质上没有太大差别,都试图从微观的角度重新考察社会历史,打断历史连续性的巨大链条,倡导非连续性或断续性,质疑单一起源的存在;不同之处在于,系谱学在事物的历史开端发现的不是它们本源的、纯粹的同一性,而是相异事物的纷争、差异,系谱学考察的重心不再是知识,而是权力。

系谱学的方法论最大的启发在于它否定历史进化的规律,否定历史除了时间以外的其他线性关系。系谱学方法论是认识论上的建构主义,它瓦解我们已有的那些将所谓科学、医学的话语当作先验的存在的观念,帮助我们寻找概念、观念的形成过程及其"本来面目"。在本研究中它的主要作用在于,帮

---

① During, Simon, "Genealogy, Authorship, Power", *Foucault and Literature: Toward a Genealogy of Writing*, 1992, p.125.

② Foucault M, Bouchard D F, Simon S., *Language, Counter-memory, Practice: Selected Essays and Interviews*, Cornell University Press, 1977, p.139.

助我们抛开医学进步话语体系的限制,回到文献中去寻找那些特定意义与线性时间的契合,建构性病概念史的变迁,并打破强大的社会进化论话语,剖析20世纪中国性病防治史背后的复杂历史文化背景,而不仅仅将其作为社会进步、医学进步的佐证。

(二)收集资料的具体方法

本书主要采用文献研究的方法,对已有文献和史料(包括报刊、学术论文、政策法规等)进行发掘和整理,辅以访谈法,对新中国成立后性病控制的专家和相关领域的知情人士进行访谈。

1. 文献研究法

文献研究是史学的专利,但是在其他社会科学研究中也有广泛的应用。本书会对已有的文献、政策、法规、档案等进行研究,阐述在性病控制中权力及其形式的演变。与此同时,新闻报道等作为很重要的社会事实也需要被放置在研究框架之中。

本书既不将新闻报道看作是社会事实,也不将其简单当作文学文本,而是把它看作建构社会事实的媒介现象加以研究。对《人民日报》《健康报》《青年参考》等中的新闻报道以及新华社评论文章和通讯等进行内容分析和文本分析。

新闻报道在一定程度上不能被当作真实的史料来直接运用,传统史学界认为新闻报道只有通过史料学分析,才具有史学价值。但是现代的一些学者也会将新闻报道直接加以引用来说明问题。针对这一点罗伯特·帕克(Robert Parker)认为新闻报道不是历史,它所表现的事实也不是历史事实。新闻是一种特殊的知识。一旦新闻被发表了,它本身的重要性被认可了,新闻也便成了历史。这恰好和传播学将新闻或媒介当作通过创造事实(媒介事实)建构社会过程的研究有异曲同工的认识。[①] 本书将通过内容分析揭示出报道中对于性病传播的内容、途径、危险人群等的覆盖,并通过语义学的分析,解释在媒介表达中"性病"和"性病控制"究竟被赋予何种意义。

----

① Scherer,Helmut,Arnold,Anne Katrin and Schlütz,Daniela,"Media's Creating Reality:Construction as a Social Process",*Paper Presented at the Annual Meeting of the International Communication Association*,Sheraton New York,NY.

2. 访谈法

访谈法是收集材料的重要方法之一,也是社会学研究方法的传统。同时历史学也从社会学、人类学中汲取了访谈的技术,发掘了很多新史料,一定程度上促成了社会史的转向。本书试图找到经历过"消灭性病"运动的一些老医生、老专家以及目前性病控制领域的专家学者等进行访谈以收集第一手材料,访谈分为正式访谈和非正式访谈两种。正式访谈是在有充分准备和访谈提纲的辅助下进行的,通常被安排在特定地点,访谈全程录音,录音后经过转录、整理,进行分析;非正式访谈往往没有经过特别安排,偶遇知情人,其访谈主要围绕知情人对研究者所感兴趣问题的回顾,没有录音,但事后经过快速整理。

在被访者的选择上,本书的初衷是通过对曾经参与过消灭性病运动的医生、政府官员和患者各方面当事人的访谈,较为完整和全面地呈现研究问题的不同侧面。但是由于研究问题的年代已经久远,加之性病问题的高度敏感性,我们已经不能找到任何一位当初罹患性病或者接受过治疗的患者接受访谈了;对于另一类被访者,他们兼具了医生和官员的双重身份:其中两位重要的被访者——叶干运教授和徐文严教授都是曾经的中央皮肤性病防治所的研究人员,后来相继成为医学科学院皮肤病研究所的所长(副所长)。叶干运教授从新中国成立初期北京关闭妓院开始,就参与到了为妓女医治性病的工作中,并且先后参与卫生部第七大队、中央民族卫生工作队以及后来中央皮肤性病研究所的防治性病工作,是目前在世的、对中国早期性病防治工作了解最为全面的医生(被访者的详细资料见表2)。但是由于年代久远,多数目标被访者已经故去,所以很难达到理想中的信息饱和,这也是本书在资料方面的一点遗憾。

表 2　被访者情况说明

姓　名	职　　务	相关经历	访谈类型
叶干运	中国医学科学院皮肤病研究所顾问、研究员,卫生部性病专家咨询委员会主任委员,世界卫生组织专家咨询团成员	先后参与为妓女医治性病、卫生部第七大队、中央民族卫生工作队以及后来中央皮肤性病研究所的防治性病工作	正式访谈

姓　名	职　务	相关经历	访谈类型
徐文严	曾任中国医学科学院皮肤病研究所所长	曾经参与 1958 年后性病防治工作	正式访谈
邵长庚	曾任医学院皮研所皮肤病、性病研究室、科研办公室、图书情报室主任,全国性病防治研究中心副主任	曾经参与 20 世纪 80 年代性病再次流行之后的防治和监测工作	正式访谈
殷致宇	曾先后担任北京积水潭医院、北京安贞医院皮肤性病科主任	曾经参与北京关闭妓院之后对妓女性病医治情况的随访工作	非正式访谈
叶顺章	曾任中国医学科学院皮肤病研究所所长	曾经参与 20 世纪 80 年代性病再次流行之后的防治和政策制定工作	非正式访谈
乐嘉豫	历任上海市皮肤病医院(原上海市皮肤性病防治所)检验师、医师、副主任医师、主任医师、门诊负责人、业务副院长、书记兼院长等职	参与 20 世纪初和 80 年代以后性病控制工作	正式访谈
龚向东	现任中国疾病预防控制中心,性病控制中心流行病学室主任	曾参与 20 世纪末性病疫情监测工作	正式访谈
佚名①	福建省莆田市某皮防所所长	参与 20 世纪 90 年代后性病防治诊疗工作	电话访谈

(三)材料分析的方法

1. 文献的分析方法

在史料价值和利用方式的确定上,首先根据材料的出处和获取手段进行价值的判断,对于学术期刊、政策文件等可以作为史实直接引用,对其中一些存有疑问的数据以注释形式标注;对于二手资料,原则上寻找其资料出处,获取第一手资料再引用,否则注明;对新闻报道、小说等材料处理尤为慎重,由于这一时期国内的新闻报道很大程度上出于宣传的目的,因此本书只对其进行文本分析,不做史料利用。

2. 访谈材料的分析方法

在录音记录的基础上,使用定性分析软件 atlas.ti 对访谈材料进行初步

---

① 被访者经相关部门介绍接受访谈,但是不愿意公开姓名。

主题编码、关系编码,添加评论和备忘。再根据初步分析的结果及不同被访者对同一问题的不同反应、被访者回答不合情理之处以及第一次访谈未及之处等进行第二次访谈和核实。同样方法对第二次访谈所得到的记录进行编码和分析。对两次访谈所得到的材料进行去伪存真的史料学处理,同时对于一些表述作为背景信息来了解,反思被访者当时和现在对于问题反应的立场和动机。

这种分析方法结合了社会学和历史学对于访谈材料的看法,从目的上讲,一方面是希望充分利用访谈尤其是关键人物访谈材料的史料学价值,对现有较为单一的史料做一种补充和丰富;另一方面,从社会学的角度对访谈材料进行主题编码,以发现某些重要变量的关系。

四、关于研究伦理

研究中所涉及的档案资料严格按照《中华人民共和国档案法》的规定进行使用。

研究本身不涉及临床活动或患者利益,研究者个人评估为无害。主要访谈对象是曾经参与过性病控制运动的临床医生和公共卫生人员,被访谈者都接受过口头的知情同意,并将在访谈结束后和文章发表前对涉及他(她)个人的访谈内容进行审查,确认无误再予公开。

第一章　20 世纪上半叶的性病及其问题化

第一节　花非花,柳非柳,奈何以性为名

"花柳病",顾名思义指拈花惹草所染的疾病,这个词往往被现代医家和普通大众当作古代人对性病的称呼。①②③ 关于其起源,一说源于李白"昔在长安醉花柳,五侯七贵同杯酒"的诗句;④另一说,不似王书奴书中所述李白诗句一样闻名,却也是一种解释,认为花柳一词始于王勃"山泉两处晚,花柳一园春"的诗句。⑤ 虽出处不同,却都始于唐代,也许正是因为这样的原因,后人往往不假思索地认为花柳病就是性病在古代的称谓。通过对文献的挖掘,究其概念发展的流变可知这是一种想当然的看法,不符合历史事实。在人们为梅毒、淋病等疾病冠以"花柳"之名以前,这些疾病已经具有相当长的历史了,而"花柳病"只是一个近代词汇。

一、前花柳病时代的性病

若论历史之悠久,淋病自然排在首位。在《黄帝内经·素问》中就有淋症

---

① 郑和义:《性传播疾病诊断和治疗》,《中国计划生育学杂志》2002 年第 8 期。
② 吴大真、余传隆总编,袁钟、图娅、彭泽邦等主编:《中医辞海·中册》,中国医药科技出版社 1999 年版,第 46 页。
③ 王翔朴、王营通、李珏声主编:《卫生学大辞典》,青岛出版社 2000 年版,第 39 页。
④ 参见王书奴:《中国娼妓史》,团结出版社 2004 年版。
⑤ 参见佚名:《海员病之为花柳病》,《海事月刊》1936 年第 10 期。

的记载,"淋"最初是指"小便涩痛"等一系列泌尿系统疾病。但是这个淋病与今人所说的作为性病的淋病不可同日而语。彭卫认为在现存的秦汉文献和文物资料中既没有性病的确凿资料,也没有显示与性病有关的社会因素,稳妥的结论是:淋病、梅毒等性传播疾病在汉代尚不存在。① 对于淋病起源目前比较普遍的记载始于公元581—618年,隋朝巢元方的《诸病源候论》中已经提出"五淋"②、"二浊"③的概念。其中"小便不通和难,以及膏淋之为病似膏自出"、"膏淋者,淋而有肥,状似膏"④和白浊都符合现代医学中淋病主要的临床表现,被很多人认为是现代所谓的淋病。其实这种观点是不够精确的。余云岫早在20世纪40年代对中国古代疾病名候的系统研究中,就关注到了这个问题,他认为膏淋"乃前列腺分泌液也,于前列腺炎(Prostatitis)及前列腺漏(Prostatorrhoe)等病见之"⑤,他主张"凡小便频数而涩,淋漓有痛者,旧医籍皆名为淋,非如今专属之于传染性花柳病之一种也。旧医籍淋病之外,别有白浊,王肯堂《证治准绳》曰'今患浊者,虽便时茎中如刀割火灼而溺自清,唯窍端时有秽物如疮脓目眵,淋漓不断。初与便溺不相混滥。'据此,则白浊者,真是今日传染性花柳病之一,所谓Gonorhoe者也。然外台亦有白浊之语,王肯堂生于花柳性白浊流行之后,从而分别之耳。"⑥因此,今之谓淋病,更似古之白浊。

至于淋病的病因,主要自巢氏《诸病源候论》曰:"白浊者,由劳伤肾,肾气虚冷故也。肾主水而开窍在阴,阴为溲便之道。胞冷肾损,故小便白而浊也。"⑦王肯堂亦对是症有一番弘论,他首先对白浊进行了辨证,认为"溺与精

----

① 参见彭卫:《脚气病、性病、天花:汉代疑问疾病的考察》,《浙江学刊》2015年第2期,第68页。

② 南京中医学院校释:《诸病源候论校释》(第2版),人民卫生出版社1980年版,第344—348页。

③ 南京中医学院校释:《诸病源候论校释》(第2版),人民卫生出版社1980年版,第86页。

④ 南京中医学院校释:《诸病源候论校释》(第2版),人民卫生出版社1980年版,第347页。

⑤ 余云岫:《古代疾病名候疏义》,人民卫生出版社1953年版,第239页。

⑥ 余云岫:《古代疾病名候疏义》,人民卫生出版社1953年版,第240页。

⑦ 南京中医学院校释:《诸病源候论校释》(第2版),人民卫生出版社1980年版,第347页。

所出之道不同,淋病在溺道,故《纲目》列之肝、胆部。浊病在精道,故《纲目》列之肾、膀胱部。今患浊者,虽便时茎中如刀割火灼而溺自清,唯窍端时有秽物如疮脓目眵,淋漓不断,初与便溺不相混滥,犹河中之济焉,至易辨也"①。

王肯堂进一步细化了白浊产生的原因,对于白浊与性的关系他的认识也比较明确:"历代方论宗其说,无异词,不唯白浊之理不明,所治之法亦误。不思《内经》本无白浊之名,唯言少阴在泉,客胜,溲便变。少阳在泉,客胜,则溲白。又言思想无穷,入房太甚,发为白淫,与脾移热于肾出白,二者皆随溲而下,夫如是非白浊之源乎。《原病式》因举《内经》谓诸病水液混浊,皆属于热,言天气热则水混浊,寒则清洁。水体清,火体浊,又如清水为汤则自然白浊也。可谓发圣人之旨,以正千载之误矣。然不读其书者,世犹未尽知斯道也。予尝闻先生论白浊,多因湿热下流膀胱而成。赤白浊,即《灵枢》所谓中气不足,溲便为之变是也。必先补中气使升举之,而后分其脏腑气血赤白虚实以治。与夫其他邪热所伤者,固在泻热补虚,设肾气虚甚,或火热亢极者,则不宜峻用寒凉之剂,必以反佐治之,要在权衡轻重而已。痿论曰:思想无穷,所愿不得,意淫于外,入房太甚,宗筋弛纵,发为筋痿,及为白淫。夫肾脏天一,以悭为事,志意内治则精全而涩,若思想外淫,房室太甚,则固有淫不守,辄随溲溺而下也。"②

上述情形,在人们熟识的文学作品中也是可以见到的。《金瓶梅》第七十九回中就提到,由于西门庆出现肾囊肿痛、溺尿甚难、龟头生出疳疮的症状,吴仙医在为其诊病的时候就提出"官人乃是酒色过度,肾水竭衰",就现代医家邵长庚、叶干运等人看"如上症状已不单是急性尿道炎,已发展到慢性,而且有并发症。至于西门庆的死因,有可能是因为败血症并发淋菌性心内膜炎,也可能是因为服用过多的药物所致"③。

可见古今淋病不仅内涵不同,对其致病原因的认识也是完全不同的。即

---

① 王肯堂原著,余瀛鳌、林菁等编选:《证治准绳精华本》,科学出版社 1998 年版,第205 页。

② 王肯堂原著,余瀛鳌、林菁等编选:《证治准绳精华本》,科学出版社 1998 年版,第206 页。

③ 邵长庚、叶干运:《从淋病在我国历史中的记载浅谈其防治》,《中国性科学》2006 年第 2期,第 6 页。

便我们将淋病的概念缩小到"膏淋"和"白浊"去理解,其主要病因也不是花柳场之风流韵事,而是"湿热下注"、"肾气虚弱"。或谈及房事,也只是导致肾气虚弱的一个因素而已。因此,古代医家不仅未以花柳名之,对此病是否自花柳而来也并没有明确的判断。

杨梅疮(即梅毒)无疑是最严重也是最臭名昭著的花柳病。除此之外还有很多症状类似的疾病也有其特定的称谓,如阴恶疮、疳、花瘘、诸淋、精下疳疮、阴头疮等称谓,这些病名定义往往不清,容易混淆,且"往往与风疠相混"①,但杨梅疮在中国的发生主要是在明中叶以后,这一看法已成为后世医学史家的一个共识。如李时珍在《本草纲目》中说:"杨梅疮古方不载,亦无病者。近时起于岭表,传及四方。盖岭表风土卑炎,岚瘴薰蒸,饮啖辛热,男女淫猥,湿热之邪,积蓄既深,发为毒疮,遂致互相传染。自南而北,遂及海宇云。"②至陈司成著《霉疮秘录》这部梅毒学的集大成之作之后,霉疮之名及疗法基本定型。

关于梅毒的病因,初期以李时珍为代表认为"盖岭表风土卑炎,岚瘴薰蒸,饮啖辛热,男女淫猥,湿热之邪,积蓄既深,发为毒疮"③;对于梅毒的性传播人们是相当清楚的,陈司成就揭示了如下情况:"游冶公子,轻薄少年,窥蝶墙,凤求凰,荡情相感,湿毒相仍,一发经络,酷烈匪常,或见或伏,变化百出,甚者传染及旁人。"④然而除了性交之外,人们也认识到梅毒还有很多其他的传播途径;"是证也,不独交媾相传,禀薄之人,或入市登圊,或与患者接谈,偶中毒气,不拘老幼,或即病,或不即病,而惨痛周身,或不作痛,而传于内室,或内室无恙,而移患于子女侄孙者。"

即使古代医者更多地将梅毒归因于地理、气候等因素,但是对于其与性行为的关系也是有清晰认识的,只是这种对性行为的关注仍然是从"男女混杂"之气的角度去理解。比如认为妓女易罹患花柳是因为"一阴不能受纳二阳,

① 王书奴:《中国娼妓史》,团结出版社 2004 年版,第 251 页。

② (明)李时珍:《四库全书·本草纲目》,中册草部第十八卷下,江苏科学技术出版社 2008 年版,第 1092 页。

③ (明)李时珍:《四库全书·本草纲目》,中册草部第十八卷下,江苏科学技术出版社 2008 年版,第 1092 页。

④ 魏睦森主编:《霉疮秘录评注》,人民卫生出版社 2003 年版,第 4 页。

即二男之精液在同一妓女之阴户中不相合而化为毒致病。这种解释方法,主要以中医的气化、阴阳理论为根据"①。虽然古代医家认识并承认梅毒与花柳之间的关系,却并没有用"花柳病"来称呼它。

不独医学界如此,小说、笔记之类记载市民生活的文本中也充分证明了民间已经认识到这些恶疾与娼门的关系,但是民间所用的病名仍然是"杨梅疮"、"霉毒"等,却没有留下任何文字记载的证据说明人们用"花柳病"来称呼梅毒或淋病等疾病。

梅毒、淋病这两种主要的性病在中国存在久矣,之所以没有出现用"花柳病"这样的名词来称呼的情况,是因为中医对于疾病有自己独特的命名规则。"花柳病"这一概念的产生远远滞后于人们对梅毒等疾病概念的成型时期,这并不是对其性传播的特征认识不够,而是中西医对于疾病的认识之差异造成的。西方所谓的"维纳斯病"②(即花柳病的对应物)是依据细菌学的发现,以某种特定病原体的感染定义疾病,以传播方式概括一组疾病的命名办法。而中医对疾病的命名有很多种方法和原则,以《内经》为例,《内经》是疾病命名的学术渊源,虽然它对疾病的命名还处于幼稚阶段,但是其方法学原则却被后世所遵循。《内经》在疾病命名中试图从病象特征、主导病机和病因病位等方面把握疾病本质。③

以梅毒为例:现存中国医书中最早记有梅毒病名的是 1513 年重刻的元代释继洪《岭南卫生方》,根据程之范先生的分析,认为有关梅毒的内容系重刻时所加。该书记有"治梅毒疮方",并提出原病又名"木棉疔"及"天疱疮",1522 年韩愗的《韩氏医通》提及"霉疮"之名。《说文解字》注曰:"霉,中久雨青黑也。"作者取此名,意为原病含有中湿之意。同年俞弁在《续医说》谈道:"弘治末年民间患恶疮自广东始,吴人不识,呼为广疮;又以其形似谓之杨梅疮"。他首次对"杨梅疮"的来源予以解释。1632 年论述梅毒病的专书,即陈

_____

①　董克伟、佟方伟、孙圣麟等:《景仰山先生"花柳病论"探析》,《吉林中医药》1997 年第 3 期,第 4 页。

②　"维纳斯病"也不是现代医学的产物,但是当中国引进它的时候已经具有了现代医学的色彩,摒弃了将以往的三毒合一,即认为淋病、梅毒、软下疳是由同一病原体造成的看法。

③　参见烟建华、翟双庆、郭霞珍等:《内经疾病命名方法学研究》,《北京中医药大学学报》1995 年第 9 期,第 19 页。

司成的《霉疮秘录》,将前世与梅毒有关的命名方法进行了总结、分类,并将梅毒统称为"杨梅疮"或"霉疮",未再使用其他名字。1665年祁坤的《外科大成》又沿用陈司成的命名方法,其他方面的论述也基本沿袭前人。由此,有关梅毒的论述基本定型,为后世所延续。①

总结梅毒在古代中医中的命名,并结合以《内经》为传统的利用病象特征、病因病位和主导病机的定义方法来看,古代医家对梅毒的命名主要考虑了其病象特征——本质为外科中的"疮"且状似杨梅;主导病机——"霉"含中湿之意,即为男女混杂、外感湿毒所致;病因病位——如明代医家李梴在《医学入门》中谈到该病:"杨梅疮,因、治与癞不同。多由肝肾脾内风湿热之毒,间有天行湿毒传染,但各俗呼名不一,有呼杨梅为天疱者,有呼杨梅为大麻风者,以理推之,……形如鼓钉、黄豆者属脾,多生满面,谓之大风痘;……形如鱼疮,内多白水,按之不紧者,谓之天疱疮,乃此类轻者。"②

另一方面,古典中医"医者意也"的思维和命名特征也来源于中国人的自然论思想,来源于古时学者对于人与自然万物关系的直觉观感。从其形成之初的基本理论框架比类立象看,可以说古典中医实际上是一种意向医学,从而总是表现出感觉性、想象性、模糊性和不可知性的思维特征。③

因此按照中医的命名方法和原则是不会出现用"花柳病"来指代梅毒和淋病等一系列性传播疾病的情况的。但是时至晚清,尤其是民国,一个历史上从未出现的名字"花柳病"开始出现于医学专著和文学作品中,泛指梅毒、淋病等经由花柳途径传播的疾病。一些医师摒弃传统医籍中对于此类疾病经由性传播的暧昧态度,开始明确指出梅毒和淋病与性行为的关系,并用"花柳"一词来定义这类疾病。如1909年成书的《疯科全书》中就认为"凡审其果自花柳而来,无论如何发起,均名花柳病"④,第一次强调了"花柳"作为传播途径的重要意义。李公彦在《花柳易知》中指出"疳疮多生于宿娼之二十四点钟

---

① 参见梁永宣在中央研究院历史语言研究所"疾病的历史"研讨会上发表的论文《中国十六、十七世纪有关梅毒的记载》。

② 李梴著,何永等校注:《医学入门》,中国医药科技出版社2011年版,第551页。

③ 参见费振钟:《悬壶外谈》,上海书店出版社2008年版,第76页。

④ 梁希曾:《疯科全书》,上海科学技术出版社1958年版,第20页。

以后"，"白浊之发生也，多在宿娼止一日至二三日"①。这一发现更为具体地揭示了疳疮和白浊的发生于性接触尤其是与妓女的性接触之间的关系。在文学作品中也越来越多地出现"花柳病"这种用法，最著名的当属同治帝染花柳病而终的故事了。②③

二、花柳病的时代

"花柳"作为娼妓的代名词在中国存在千年，缘何忽然与"病"结合在一起，成为病名了呢？"花柳病"这一概念又是如何出现在近代中国人的字典中的呢？这需要我们对这一概念的产生和演变作进一步的概念史分析。

最早使用这个词来称呼性病始于日本。日本在近代以前对于花柳病的认识主要来自中国传入的医书。江户时代，被医学界普遍认可的关于治疗梅毒和淋病的办法也延续着中医的传统。④ 然而江户时代"湿毒""唐疮"（对性病尤其是梅毒的称呼）等多种多样的称呼消失了，明治以后"花柳病"这种叫法开始普及。⑤ 在日本社会"花柳病"逐渐成为医学界和普通大众认同并接受的概念。而这一概念意指经由花柳场所传染的疾病。非常有趣的是，"花柳"一词本为中国输入日本的词汇，指花街柳巷和柳绿花红的风月场所，而日本人首先完成了"花柳"和"病"的组合。当中国人将这个已经拓展了意义的名词再次引入，却已经是19世纪末期的事情了，这在一定程度上也是一种近代中日文化反哺的有趣现象。

诚然，将"花柳"赋予疾病意义的过程，是文化交流、碰撞、阐释、内化的一种复杂的建构过程，不是简单地舶来。"花柳病"一词最早出现在日本已有确证，但其究竟如何再次引入中国，已不可详尽考证。目前可考的文献最早见于1872年，美国传教士嘉约翰口述的《花柳指迷》。"花柳病"这个非常有本土

---

① 李公彦:《花柳易知》,远方出版社2001年版,第43页。
② 天嘏所著《晚清秘史》载:"数日后载淳见昶熙犹责其多事。嗣以痘疾竟至不起。人疑其为花柳病者以此。"
③ 佚名:《穆宗以染花柳毒死疑案九》,《正中半月刊》1934年第1卷第4期。
④ 参见富士川游:《日本医学史纲要》,平凡社1974—1979年版,第221页。
⑤ 参见富士川游:《日本医学史纲要》,平凡社1974—1979年版,第62页。

色彩的"外来词"很快就被中国医生所接受,并开始出现在医书中(见表3)。

表3　19世纪末20世纪初关于花柳病研究的主要医学专著①

书　名	著　者	年　份	出　版
《花柳指迷》	嘉约翰(美)	1872年	
《疯科全书》	梁希曾(清)	1909年	
《花柳病疗法》	丁福保翻译	1909年	文明书局②
《花柳易知》	李公彦	1919年	
《梅毒详论》	杨传炳、鲁德馨译,Heimburger原著	1926年	中国博医会
《最新花柳病诊断及治疗法》	姚伯麟译,山田弘伦著	1929年	太平洋书店
《花柳梅毒淋浊下疳预防法及治疗法》	殷鉴	1933年	医学研究社
《皮肤性病学》	土肥章司原著,蹇先器译,汤尔和译校	1933年初版,1943年第2版,1948年增订再版	克诚堂书店
《新编花柳病学》	张克成	1934年	上海生活医院
《近世花柳病学》	牟鸿彝	1935年	商务印书馆

　　除了医书以外,报纸和其他与市民生活息息相关的史料应该能给我们更多的线索。《申报》是中国近代最有影响力的民办报纸之一。虽然报纸自唐代即在中国存在,但是直到清代也只是记录政令、文件等官方消息的媒介,对于市民生活的记录少之又少。到了近代,民办报纸如雨后春笋般出现,开始记录并进入市民的生活。1872年创刊的《申报》就是其中最有代表性的一份。它是近代中国出版时间最长、影响最广的报纸。因此笔者选取了《申报》广告版作为研究对象,来寻找"花柳病"的踪迹。

　　1884年左右《申报》的版面上始有关于白浊之类的病症的药物广告,但多是将此类病症当作广义的男科疾病来看待,并没有强调与花柳场有关。比如一种叫作"男科固精广嗣丸"的药就号称主治肾亏无嗣、阳事不举、阳举不坚、

---

①　部分参考陈邦贤:《中国医学史》,团结出版社2006年版,第323—324页。

②　转引自牛亚华:《丁福保与近代中日医学交流》,《中国科技史料》2004年第4期。

阳举即泄、小解过多、久年白浊、梦里遗精、头昏目眩等疾。① 其中久年白浊，应该就是现代医学所谓的"淋病"，古代中医所谓的"白浊""膏淋"等。

再比如，一家上海大马路老德记起首药房销售的主要药品中涉及性病的有"淋漓白浊药""治疗疮药膏"②，也未提及花柳等事。

另一家叫作乐善堂的药店刊出"乐善堂药房各种妙药"的广告上就列出这个药房所售药品及其介绍，包括"千金保真丹、圣会戒烟丸、徐福玉壶丸、广济至宝丹、人参大补丸、经验截疟丸、顺气化痰圆、滋肾回春丸、神效消毒丸、托里消毒饮、四仙追虫丸、万应玄春膏、神仙玉容膏、神效导滞丸……五淋二妙丸……"此中的"五淋二妙丸"主要是治疗淋病的，它的介绍如下："此药有两样，一治淋症初起，阳头红肿，茎内痛如刀割者；一治小便有点滴白浊，如胶欲出不出者。每料四百二十文。"此则广告中不仅没有专治花柳病的药物，就连五淋二妙丸主治的病症也没有提及"花柳"二字，我们可以肯定在这一段时期，无论是民间还是医学界都没有使用"花柳病"这个概念。这一时期涉及性病的药物还有"情欲痨疾药""白浊止淋药"等。

1884年8月8日，一条由大英医院刊登的广告引人注目，题目叫作"大英医院今将各种经验丸散药水药酒刊列于右"，里面提及了"白浊止淋药水""下疳拔毒药""花柳风毒药""白浊止淋丸"。③ 其中开始出现花柳与病和药连在一起的用法。但这种用法仍不普遍，常见的依旧是"白浊止淋"、"杨梅心痛"等称谓。

1885年7月，上海大马路老德记起首药房也开始出售"花柳清毒丸"这种药物，同时仍然销售"淋漓白浊丸"。④

1885年10月开始有一条"异法立止白浊"的广告每月于《申报》刊登，声称："浊淋一症，遍考方书，皆责之于甚而不或之于脾，是由塞其流而不清其源，非治法也。原夫脾溃湿热下注而成浊症，是以湿胜于热则为白，热胜于湿则为赤，法在导脾湿热，而浊者清矣。至于花柳传染，甚而成淋，其类不一，治

---

① 《申报》（影印版），总第25册，第70页，1884年7月12日。
② 《申报》（影印版），总第25册，第76页，1884年7月13日。
③ 《申报》（影印版），总第25册，第225页，1884年8月8日。
④ 《申报》（影印版），总第27册，第17页，1885年7月3日。

之之法总在清毒利湿，一言尽之矣。"①同一时期的广东梁四远堂推出的"白浊白带闭经丸"也提到了专治"膀胱受湿、血气不能运通或花柳成毒以致白浊流连、小便难堪"②。由此可见，此时的医药家已经开始强调"花柳传染"作为一种区别于传统认识的"脾溃，湿热下注而成"的病因了。

我们可以把这一时间段看作是"花柳病"概念的萌芽阶段，越来越多的医家、药商开始强调"花柳"是白浊的一种病因，而这种将接触传染看作是致病原因的看法又不纯粹是以西方细菌学为依据的，它和中医"湿气相感"的传染观念复杂地混合在治疗的实践中。"白浊""浊淋""杨梅结毒""杨梅疮毒"仍然是现代性病的称谓，"花柳"尚未具有独立的指意功能。

如 1889 年 12 月 13 日"包医白浊肿烂"的广告，一位名叫陆顾章的中医外科医生专门医治"白浊""杨梅走之旁委顶""大毒广疮""妇人下身烂出脓"等，这里已经出现了一个非常有意思的混合，疳疮为中医外科之属不错，但是白浊本非外科所辖，而将白浊、梅毒看作是花柳病却是美国人嘉约翰在《花柳指迷》中使用的分类方法。从中可见，即便是当时的中医也已经开始突破原有中医典籍的界限，将梅毒和白浊（即淋病）看作具有共同特征的疾病了。

这一时期的很多医家和药商在刊登广告的时候都会把所谓的"扫毒杨梅堪春丸"（主治杨梅疮）和"立止白浊丸"（主治淋病）一起销售。1889 年 11 月 6 日的报刊上赫然有这样一条广告："乐善堂制花柳妙药发售"，下列"花柳毒预防药水、花柳消毒丸、白浊清心丸、洗药千里光"等似乎是将白浊、梅毒、下疳、恶疮等疾病和症状看作是一系列与花柳病有关的症候。其后的广告以此种形式的居多。

结合医书和报刊广告，可以基本断定：第一，在 1872 年之前，中国社会没有将"花柳"和"病"放在一起的疾病命名方法，此前中国虽然有后世谓之"花柳"的疾患的症状，却并不以"花柳"名之，而是按照中医传统中的"白浊""杨梅疮"一类名词命名；第二，在 1872 年，也就是《花柳指迷》出版之后，③一些医

---

① 《申报》（影印版），总第 27 册，第 637 页，1885 年 10 月 12 日。
② 《申报》（影印版），总第 27 册，第 500 页，1885 年 9 月 20 日。
③ 《花柳指迷》的出版和"花柳病"概念的普及可能只是时间上的巧合，我们看不到任何证据证明"花柳病"概念的普及是直接受到了这本西方人著作的影响。

家很快突破了中医理论对于"白浊"和"梅毒"的认识以及二者内科、外科之分,开始强调二者"花柳成毒"的共性——"花柳病"的命名逐渐被接受。这一变化在19世纪90年代已经基本成型,表现在医学专著中,则是1909年梁希曾的《病科全书》。

在这些关于花柳病的医学专著中,早期的著作对于"花柳病"没有严格定义,指代意义也不甚明确。比如《花柳指迷》《花柳易知》等书中的"花柳"就直接等同于"疳疗""疳"或梅毒与白浊的代名词,而没做更多解释;《病科全书》也简单地将"花柳病"(书中称"花柳疬")定义为"凡审自花柳而来无论如何而起"的疳疮。花柳只是一种传播途径,对于其包含的疾病,以及致病原因的表述则非常鲜见。

直到20世纪初的医学教科书和通俗读物中,这样的关于"花柳病"的定义开始普遍出现了。

如殷鉴在《花柳梅毒淋浊下疳与方法及治疗法》中介绍:"性病又名花柳病。西洋的俗人以为这种病是从社交界的花发生,所以把它叫作社交病;日本人以为这种病是从西洋的文明国传来的,所以把它叫作文明病。日本的军人以为这种病是下等的病症,所以把它叫作三等病;中国人因为这种病是从广东传到内地各处,所以把它叫作广疮;又以这种病所生的疮形似杨梅,所以又有杨梅疮的名称。花柳病的拉丁文是De morbis Venereis,这种文字的意味,就是把这种病症当做爱的女神斐娜施①的病,也就是从花柳界中所感染的风流病。"②

其实,20世纪以前,中西医对于性病的了解并没有太大的差异。很长一段时间里,在西医的认识中淋病、软下疳和梅毒也经常会被混淆。中国和西方的医生都主要使用汞这种毒性剧烈的金属治疗梅毒。直到1879年、1905年,导致淋病和梅毒的病原体分别被发现,以及1906年梅毒的血清学检测技术的发明,才使得西方医学对性病的认识得到了病因学的支持。③

---

① 民国译名,即现代所谓的爱神"维纳斯"。
② 殷鉴:《花柳梅毒淋浊下疳预防法及治疗法》,医学研究社1933年版,第1页。
③ Christen Henriot,"Medicine, VD and Prostitution in Pre-Revolutionary China", *Social History of Medicine*, Volume5, Issue1 1992, pp.95-120.

当时颇为权威的牟鸿彝也是这样介绍性病的："花柳病者梅毒、软下疳、淋病诸症候之总成也。盖其传染之重要道路，实缘男女之交媾，故以花柳名之，犹云风流疾病耳……中古以来于三病同毒之谬说，而信为共同梅毒所致，故往昔有统名梅毒学（Syphilidologie）。今则此种流传之谬说已不存在，为最平常之名称花柳病学为比较切适。"①

这一时期及以后专门介绍花柳病的书籍中开始经常出现这样强调致病病原体的内容："花柳病 Vnenerlsche Krenkheit 者即梅毒 Syphilis、淋病 Gonorhoe、软性下疳 Ulcus molle 三者之总称也，凡彷徨乎花街柳巷者多患此病故亦名爱怜病。"②这些定义对"花柳病"没有概述性的介绍，而是对其包含的不同疾病的病原体进行介绍。从定义的方法来看，细菌学说对于"花柳病"概念的丰富起到了十分重要的作用，彻底取代了传统中医"肾气虚弱"或者"湿毒相仍"的病因学认识和命名规则。

由此可见，概念的形成并非一个静止的过程，"花柳病"自东洋漂洋过海回归中国之时，只是将病与寻花问柳的行为联系在一起，通过传播途径定义疾病，这一点中国古代医家也有充分的认识，因此很顺利地接受了这个"舶来品"。而在很长一段时间内，"花柳病"的内涵和外延并没有明确的界定，在西医东渐的过程中"花柳病"的概念也在近代医学的洗礼中发生着变化。以牟鸿彝对"花柳病"的概念为代表：近代意义上的花柳病具有现代医学的病因学的意味，即一方面确定致病的病原体，另一方面强调其主要传染途径为不洁性行为。

虽然花柳病定义不甚清晰，究其渊源似为一种民间称谓，但它在医学界也是有其合法地位的。20 世纪初，在北京协和医学院、上海圣约翰大学医学院、上海震旦医学院、汉口协和医学院、沈阳奉天小河沿医学院、成都华西大学医学院、湖南湘雅医学院、广州岭南医学院、山东济南齐鲁大学医学院、青岛德国医学院、沈阳南满医学堂、广州中山大学医学院、北京医学专门学校及上海中央大学医学院等学校，先后成立了皮肤花柳科（隶属于大内科系统或属于皮

---

① 牟鸿彝：《近世花柳病学》，商务印书馆 1935 年版，第 5 页。
② 军医教育班学员班编印：《花柳病学》，1936 年，第 1 页。

肤泌尿外科)①。对此叶干运教授有更为详细的回忆：

> 中国西医在这方面分两派，一个叫英美派，一个叫日德派。日德派将其叫作皮肤泌尿科，英美派叫皮肤花柳科。这两个范围有点不一样。我在北大医学院学习的时候学习的就是日德派，都是日本教授、德国教授讲课，讲的就是皮肤泌尿科。泌尿科包括什么呢？肾脏摘除什么的，都在他那儿，有大手术什么的，属于外科系统。英美派将之属于皮肤花柳科，没有什么大手术，属于内科系统，所以不一样。抗战胜利以后北大医院由协和接管，都是协和的人，所以又把皮肤泌尿科改成皮肤花柳科。这个皮肤花柳科，是老协和医院就用的这个名字。然后北大医院也这么用。②

可见"花柳病"这个概念并非古称，在中国存在的历史也不过百余年。就在医学界和大众都已经接受并使用这个词的同时，一个新的名词也在孕育，那就是"性病"。

三、"性"的病

在20世纪以前，"性"在中国的主要意思是"本性"，如《中庸》所谓："天命之谓性，率性之谓道，修道之谓教。"男女之别、生物生殖这些现代意义上的"性"并不在"性"的古义之中。日本1921年出版的《言泉》中，汉字"性"之下列有五种意义，其中的第四种便说：译英文的 Sex 一词，表示男人和女人的差异。由此可推测，大约是在20世纪初（或更早些），日本人最先用汉字的"性"字来译英文的"Sex"，从而开始了现代汉语的 Sex（性）概念。

《大汉和词典》(1958)做了更明晰的解说。在该词典中汉字的"性"字字义分成两大部分，第一部分乃是来自中国古汉语的传统词义，共列八条，与中

---

① 邓铁涛、程之范：《中国医学通史近代卷》，人民卫生出版社2000年版，第435页。

② 摘自笔者对叶干运教授的访谈资料。

国辞书所见无异;第二部分则明确地指出是日本特殊的意义,共列两种,其中第二种是"译英文的 Sex,表示男人与女人的差异"①。

这个现代意义上的"性"传入中国之后,很快被中国知识阶层所接受,随着"五四"运动对婚姻、爱情、妇女权利、个性等问题的深入讨论,促成"性"被纳入话语结构,而且成为一种先进与文明的标识。

至于"性"何时与"病"结合在一起,成为一个新的医学名词,则要追溯到1914 年日本医师佐藤进厚所撰《性病:生殖器病学》一书。这本书由李祥麟翻译,在中文医学图书中首先用了"性病"这一医学名词。这一时期是"花柳病"和"性病"两种称谓共存的时期,显然"花柳病"更加普遍;而 20 世纪 30 年代这个词开始普及,对这一概念有较细阐述的是民国著名医生胡定安。他将"花柳病"的意义引申了一层,定义为由于性欲关系染的病。② 胡定安是相对系统介绍和研究性欲学的一位医生,也是较早推动性科学化,将"性"纳入现代中国话语体系中的一位研究者。在此之前"性"在中国主要是本性的意思,而不具有男女交合、生物生殖的意味。胡定安认为性欲学应该分为纯粹性欲学和应用性欲学,而包括性病预防的性欲卫生学应该属于应用性欲学的范畴。如果"性"没有通过日本学者的翻译而扩展为"性欲"的意思,那么"性病"这个词也就不会出现。胡定安等人根据对现代意义上的"性欲"的研究,认为花柳病是因为性欲没有得到重视和节制才发生的。夏慎初在对他的性欲学和性病说的评价中也印证了这一观点:"盛矣哉。近代淫风之炽也。欧美新思潮。如狂流直泻,一日千里,风靡全国。所谓倾向于摩登文明之各种娱乐,如跳舞游泳、电影、茶会等。加以一切兴奋刺激嗜好品之滥用。且两性交际,既无礼教之束缚,又复变本加厉。谬程新潮流趋势,更逾越自由范围,甚而狂放浪漫,不知自爱,毫无节制。盖皆因环境之强烈刺激过甚。而使性欲突起强烈之冲动有以致之。无性智识已自导,无性教育以自持,其结果发生种种不幸之事实。宜乎青年患花柳病之数,日见其蔓延也。本书著者谓近代医家有称此种花柳病为性病者,乃完全由此恶因而结此恶果,且关于性而然也。但著者以为

① 阮芳赋:《试论 SEXUALITY 概念及其汉译》,《中国性研究的起点与使命》,万有出版社2005 年版,第 121 页。

② 胡定安:《胡定安医事言论集》,中国医事改进社 1935 年版,第 301 页。

凡花柳病之亦称为性病,实非性欲本能上之疾病,故不列入。然则今之本书所称性病学者,良以医学之界说而别其本义,概指性欲本能上有关之主要疾病。"①

同时期的其他医家观点,也能证明人们将性病归咎于"性欲不节":"凡人无论求学或正在社会宣力的时代,性欲都不可放纵,放纵性欲,结果的不幸就不可逆睹。或得软弱病,或得精神衰弱症,或得视觉听觉不灵活的症,甚且得贻累终身的梅毒症,都没人敢出保险证书。"②

由于这些现代知识精英的推广,"性病"一词早早地就在中国作为花柳病的另一种称谓而存在了,它虽然与"性传播疾病"的简称"性病"看似完全一样,其意义却不尽相同。20 世纪初期的"性病"意思是性欲未能得到引导和节制而纵情花柳所引发的疾病,而后期根据西方所谓的 Sexually Transmitted Disease 翻译过来的"性病"的意思是"性传播疾病",即经性途径传播的一系列疾病的统称。前者更注重个人修养和道德规训,后者更注重传播途径而规避其污名性质。所以即便字面相同,其背后隐含的意义却是不同的。20 世纪 50年代,有一些医生希望将这种称谓医学化,提出:"性病从前都叫它们花柳病,可是我们知道有一部分是由其他方法传染的,例如先天性梅毒就与性交没有直接关系。因此人们都叫它'生殖器官传染病'这个名字比较恰当,可是至今还不通用。"③据此,可以推测虽然人们对于主要经由性交传染的各种性病的病原体都已经有了一定的了解,但是现代意义的"性病",即性传播疾病的概念尚不存在,更不可能流行。性病在 20 世纪中期仍然是"性欲不节所染的疾病",即花柳病的另一种称谓。

为了了解此性病和彼性病的区别,我们不妨把花柳病等同于 Veneareal Disease,参考西方这一概念的演变史可以供我们参考和比较。从 Veneareal Disease(简称 VD)到性传播疾病(Sexually Transmitten Disease,简称"性病"或 STD)的转变在西方皮肤性病学界要追溯到 20 世纪 70 年代,此前也曾经存在

---

① 胡定安:《胡定安医事言论集》,中国医事改进社 1935 年版,第 313 页。

② 天鸟君:《论社会卫生之促进在尊妇女与节性欲》,《医学杂志》第 1 卷第 2 号,转引自李文海主编:《民国时期社会调查丛编底边社会卷》(下),福建教育出版社 2005 年版,第 449 页。

③ 蒋豫圆:《性病管理之最近发展》,《新医学报》1950 年卷第 2 第 3 期,第 37—38 页。

着花柳病和性病称谓共存的局面。VD 主要指"经由性交感染的疾病"①,直译过来就是维纳斯病。维纳斯是罗马神话中爱神的名字,那么"爱神之病""爱神之疮"背后所隐含的意思和汉语中的花柳病也便有了异曲同工之处。可见古典医学,无论中医、西医都有这种特征,这一点在东西方性病的命名上可以看出。中医的"花柳"之于西医的"维纳斯"都是这种意向式的命名方法,没有病原学、流行病学的根据,而是根据文化上的意向来定义疾病。因此在临床医学之前的医学中,疾病的"隐喻"就体现在疾病的命名之中,而不是躲藏在一些病理学的名词之后。

而到了 20 世纪 70 年代,国际上一个新的医学名字 STD 出现了取代 VD 的趋势,原因主要有两点:首先,传统的 VD 概念主要指淋病、梅毒、软下疳、性病性淋巴结肉芽肿、腹股沟肉芽肿这五种"经典性病",而当生殖器疱疹、非淋菌性尿道炎、阴道毛滴虫感染、生殖器疣、乙型肝炎等新的经性途径传播的疾病发病率激增之后②,人们发现原有的概念"VD"不足以涵盖现实的情况了,于是越来越多的医生开始使用"Sexually Transmitten Disease"也就是"性传播疾病"这一概念来定义这一新的疾病类别。其次,一些医生认为 VD 这个词本身具有过于强烈的隐喻色彩,暗示着得这种疾病的人往往是滥情和道德堕落的,所以应该使用更为科学的名词来规避原有名词的污名色彩,只强调性行为作为传播途径,而将批判的矛头从某个或某种人上转移开。

这一转变无疑是与细菌学说和现代病因学的发展有密不可分的关系的,正是细菌学说将人们的目光从水手、嫖客、妓女身上移开,揭示了造成感染的真正原因并不是某些人的堕落生活方式,而是梅毒螺旋体、奈瑟淋球菌、人乳头瘤病毒、艾滋病病毒等以细菌、病毒、原虫形式存在的病原体。这些病原体经由性行为等传播途径才造成了感染。这些疾病都具有性传播的特征,故而称为性传播疾病。于是在 20 世纪 70 年代之后,VD 这个沿用数百年的名词逐渐退出了历史舞台。然而,时值今日"性传播疾病"仍然同 20 世纪产生的"花

---

① Charles E.Campbell and R.Jeffrey Herten, "VD to STD: Redefining Venereal Disease", *The American Journal of Nursing*, Vol. 81, No. 9(Sep. 1981) ,p.1629.

② Charles E.Campbell and R.Jeffrey Herten, "VD to STD: Redefining Venereal Disease", *The American Journal of Nursing*, Vol. 81, No. 9(Sep. 1981) ,p.1630.

柳病""性病"一样充满着污名色彩。

四、性传播疾病的时代

就在国际医学界对性病的看法发生重大转变的时候,性病已经在中国销声匿迹很多年了,外界的喧嚣似乎都与中国毫无关系。然而不幸的是,性病很快就卷土重来,面对这样的情形,中国医生重新开始了性病领域的研究,而正如我们上文所说,这个时期与新中国成立初期相比,"性病"的含义已经发生了变化——它成了西方 STD 的译名。

20 世纪 70 年代末,性病在中国重新出现,并迅速蔓延。1977 年出现首例淋病报告,4 年后仅有 2—3 个省份报告性病,1980 年全国仅报告 48 例性病,从 1981 年起报告性病的省份逐年增多,至 1988 年,全国各省均有性病报告。① 为此卫生部分别在 1983 年和 1985 年再次召开"全国性病防治座谈会",了解国内性病问题,研究控制措施。1986 年 9 月 15 日卫生部颁布《性病监测工作试行方案》,规定"实行监测的性病暂以淋病、梅毒、非淋菌性尿道炎为重点。同时应对软性下疳、性病性淋巴结肉芽肿、生殖器疱疹、尖锐湿疣、获得性免疫缺陷综合征(AIDS)等病的发病情况给予注意"。1989 年 9 月 1 日起施行的《中华人民共和国传染病防治法》第三条,将"艾滋病、淋病、梅毒定义为乙类传染病",其中"乙类传染病中的艾滋病病人应予以隔离治疗,淋病、梅毒病病人根据病情,采取必要的治疗和控制传播措施"。1991 年 8 月,卫生部签发的《性病防治管理办法》依《中华人民共和国传染病防治法》之相关规定,同样将性病定义为"艾滋病、淋病和梅毒、软下疳、性病性淋巴结肉芽肿、非淋菌性尿道炎、尖锐湿疣、生殖器疱疹"。自此,现代意义上的性传播疾病概念的内涵和外延在中国确定。

借用语言学的分析方法,我们不妨用图表的形式,将这几个概念的能指和所指建立一个关系图,来直观地阐释其中的流变,见图 2。

我们用系谱学的方法探究"性病"概念的流变,可以看出性病及其定义发

---

① 龚向东、姜文华、王全佩、张君炎:《我国 1979—1998 年梅毒流行病学分析》,《中国公共卫生》2000 年第 11 期,第 1021 页。

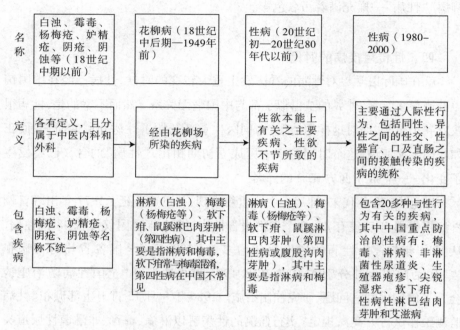

图2 "性病"概念演变示意图

生了这样一个主要的变化轨迹:特定位置(主要是阴部)的特定形态的病变——某些人经由拈花问柳等性行为感染的疾病——难以控制性欲感染的疾病(包括拈花惹草及其他形式的性行为)——性行为作为传播途径造成的感染及疾病。其聚焦的对象从特定位置转变为特定的人,再由特定的人转变为非特定的人的特定行为,其着力点可谓不言自明。

通过对疾病名称的系谱学分析,我们可以得到 20 世纪"性病"概念比较确切的内涵。它虽然与 20 世纪末所谓"性传播疾病"的简称"性病"同名,但其内涵却有很大差别。它并不是经由性行为造成感染的一系列疾病的统称,而是由于性欲本能未能得到控制所感染的疾病,主要的病种有淋病(白浊)、梅毒(杨梅疮等)、软下疳、鼠蹊淋巴肉芽肿(第四性病)和性病性淋巴结肉芽肿,其中主要是指淋病和梅毒。而这一定义最重要之处在于认定性欲和对性欲节制的不当是造成疾病的根本原因。"性"在此处取男女差异之意,也是前现代社会不曾存在的一种含义。在这一名称的选择上,也表现出当时的医学界对于进步和变革的诉求：

> 新中国成立以后很多名词都有所改变。那时候显得进步，花柳病这个名称也不好听，医院里面就都改成性病了。别的科没有用这种俗称的，你看什么神经科、精神病科，就连精神病科也慢慢在改，原来叫疯人院，精神病院，现在很多都改成脑科医院。可能跟社会进步有关系。①

性病、花柳病，不单是医学的或者科学的存在，它们作为所谓的医学术语本身就是历史、社会、文化建构的结果和呈现。在"花柳病"概念不存在的时候，现代意义上的淋病，在中国人的眼中只是湿热下注、肾气虚亏的表现，而不具有性传播的意义。只有花柳病概念产生之后，这些以往分属不同科的疾病才与性发生了必然联系。将"寻花问柳"疾病化、病态化，最重要的意义在于制造了一个权力对身体发生作用的场域、一个规训的场域。

第二节　性病的问题化

栗山茂久在比较古希腊医学与中国医学的时候曾经提到了语言对于医学和身体本身存在的微妙影响，提出语言本身就有塑造感觉，在赋予名称的同时对其产生影响的作用。② 同时名称的变化折射着人们对于疾病认识的演变，也隐藏着人们对类似疾病态度的变化。权力及其形式也变换着它们的栖身之所，直到有一天我们将"性病流行不仅是一个医学问题更是一个社会问题"当作习以为常的表述。

一、问题化之前的性病

在性病被问题化之前，它主要是以一种存而不论的个体医疗实践的形式

---

① 摘自笔者对叶干运教授的访谈资料。
② 参见栗山茂久：《身体的语言——古希腊医学和中医之比较》，上海书店出版社2009年版。

存在的。那么,公共卫生观念在中国尚处于萌芽期的 20 世纪初,人们是如何将性病问题化的呢? 这种问题化又是如何跨越临床医学的界限,成为社会问题的呢? 在回答这些问题之前,我们首先要了解性病在中国社会成为"问题"之前的存在状态。

性病,主要指梅毒在中国的流行起源于明末,这一点在很多医籍中已有记载,并在学者当中达成了共识。然而梅毒和其他性病在中国人生活中的存在,除了丰富了中医疳疮理论和民间故事以外并没有引起更多的注意。

淋病肯定很早就已出现。但直到明代晚期以前,这种疾病的传播却始终没有达到令人惊恐的地步。因为中国人有讲卫生的性习惯,所以传染的机会大大降低。我们从明代的色情小说中知道,男女在性交前和性交后都要清洗阴部,用琼脂冻一类润滑物涂在生殖器的小伤口和擦伤处,防止感染。男人偶尔也用一种叫阴甲的东西把生殖器的头盖住,不过这主要是为了防止女方怀孕而不是出于卫生方面的考虑。然而,在 16 世纪初,梅毒的流行却给这种无所顾忌的生活投下阴影。①

尽管诸如因染杨梅疮而脱了头发、烂塌鼻子等梅毒酷烈的特性,在笔记、话本中比比皆是,而且引起了读者对这类疾病的惶恐和厌恶,但却从来没有被当作严重的社会问题,甚至没有被当作疫疠出现在灾异志等一系列记录疾病流行的史志中。

文学作品和市井传言中的杨梅疮,一方面加剧着人们对于这种疾病的恐惧,另一方面却偶尔透露出一些小自嘲,比如文人恣情花柳染此恶疾的调侃。有时候得杨梅疮等花柳病甚至会带来更加戏剧化的效果。陆人龙的《型世言》中就记载有这样一则因染梅毒而烂掉生殖器的故事。

陕西西安府镇安县乐善村有兄弟俩,名叫李良雨、李良云。长兄李良

---

① R.H.Van Gulik,*Secual Life in Ancient China*,*A preliminary Survey of Chinese Sex and Society from ca.1500 B.C.till 1644 A.D.*,Leiden,The Netherland Koninklijke Brill NV:1974,p.241.

雨娶了韩氏为妻，婚后育有一女。兄弟俩年幼丧了双亲，靠田庄为生，为了给弟弟良云娶妻，哥哥决定与同村吕达一起去郇阳县经商，赚几个钱财。不想途中吕达招待李良雨拜访一位旧相与，妓者栾宝儿。宝儿特寻自己妹子栾心儿招待李良雨，李良雨在宝儿下处流连两三日的工夫，却不想因此生了一身的广疮。吕达帮李良雨寻了几位医生也治不好，几日的工夫，竟连梗、阴囊等阳物全部蛀掉，溃烂成女。变了女儿身后，李良雨再无颜面回乡，竟与吕达结为夫妇。后便让前来寻自己的弟弟捎话回去，田产系数由弟弟处理，韩氏可以再嫁。

这则堪称传奇的故事，被作者陆人龙用来暗讽王振、汪直、刘瑾与冯保之等人阿谀谄媚，以及趋膻附炎、满腔媚想的社会风气。他认为"人若能持正性，冠笄中有丈夫；人若还无贞志，衣冠中多女子"。宋时宣和间，奸相蔡京、王黼、童贯、高俅等专权窃势，人争趋承的时候，就出现过女子生须、男子分娩的事情。由此可见，花柳病没有被当作道德堕落的标志，烂掉了生殖器反而成全了一段良缘，只是作者利用这种看似不可思议的故事安排来衬托当时社会的反常现象。而杨梅疮在这个"阴阳颠倒"的过程里充当了催化剂，似乎对于反常现象的发生起到了推波助澜的作用，但它并不是反常现象的隐喻，在这个例子中社会失范的喻体是男女性别角色的错位，而不是道德堕落的病象，且感染性病在这则故事中仍然是一个非常私人的问题，没有任何社会控制的诉求。

时值近代，这种态度并没有发生多大的变化。老舍记录北京生活的杂文集《赶集》中就记载一位将军感染花柳之后无所谓的态度，两个开诊所的江湖医生在劝解这位将军时有这样一段对话：

> 花柳是伟人病，正大光明，有病就治，几针六〇六，完了，什么事也没有。就怕象铺子里的小伙计，或是中学的学生，得了病藏藏掩掩，偷偷地去找老虎大夫，或是袖口来袖口去买私药——广告专贴在公共厕所里，非糟不可。军官非常赞同我的话，告诉我他已上过二十多次医院。不过哪一回也没有这一回舒服。我没往下接碴儿。
>
> 老王接过去，花柳根本就不算病，自要勤扎点六〇六。军官非常赞同

老王的话,并且有事实为证——他老是不等完全好了便又接着去逛;反正再扎几针就是了。①

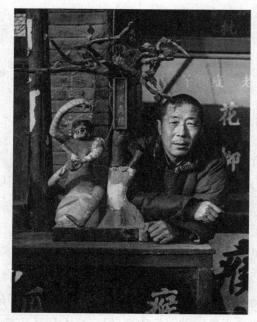

图3　民国时代的中国郎中看花柳病②

图3中是典型的江湖游医的形象,从他身后的玻璃上,我们能隐约看到"花柳"两个字,这种固定的"诊室"在当时被称为"花柳座子"。让我们跟随20世纪北平《时言报》上连载的小说《江湖丛谈》来还原一下当时的情景:

> 有两种花柳座子,一种是租赁了屋子,门口摆放些个瓶子,内装药水,门前挂个布幌子,上面画一个毒蛇盘绕着一个人,周身皆烂,上写"专治花柳,保管除根"。门上的玻璃写着"包治杨梅大疮,鱼口便毒,入骨毒串,升天落地,杨梅落后,定期保好,不愈退洋"。这种买卖叫做洋汉座子

---

① 《老舍小说全集》第10卷,长江文艺出版社2004年版,第56页。
② http://www.allposters.comgallery.aspstartat=%2FGetThumb.asp & txtSearch=venereal+disease.

（卖西药的屋子）。还有个人，每逢有人盛多之时，在门前讲说花柳病，那染病的老乡们听他们说得很近情理，就能叫他们调治。进到屋内，钱少了来瓶药水，钱多了扎针六○六……还有那门前写着"××堂专治花柳，管保除根"的，做这种重要的生意是满街上贴海报，各厕所贴海报。门前不讲演的，都是指着海报的力量找买卖，老虎吃鹿——坐等儿。他们的海报还印着什么"杨梅入骨，七天保好""五淋白浊，当天保好"的话语，还印着"假药骗人，男盗女娼"的字样。①

化名老云的作者连阔如先生详述了许多这些花柳座子、江湖郎中胡乱用药、骗人钱财、害人性命的事情。而那些已然因为错服了药，丢了性命的人，也只能怪其"粗心，选择不慎"了。

可见，在杨梅疮、花柳病被建构成一种存而不论的个体医疗实践的时代，社会对此是失语的，至多有一些热心社会改良的人们发些哀其不幸、怒其不争的感慨。正如我们前文所说，那个时代的性病从来没有被作为疫疠加以控制，这一方面当然和它的流行特征有关，它的流行往往不像其他急性传染病那样迅速而大规模地爆发；另一方面也反映了性病是在权力监视范围之外的存在，它并没有被权力干预也没有被纳入权力的对象。

性病被纳入权力的视野要从"花柳病"这种话语的诞生之后说起：在此之前，性病只是特定区域的特殊病灶，比如状似梅花的疳疮，而当"花柳病"这一概念被普遍接受之后，关注的重点已经从特定的症状转变为寻花问柳的人，从治愈躯体病灶转为治愈社会失范，从患病与医治的关系转为监控与被监控的社会控制手段。通过医学知识的建构，性病逐渐跨出医学的疆界，进入人口和国家这样的问题域和权力关系网络，进而被建构成一个实实在在的社会问题。

二、性病的医学问题化

对性病的讨论始于传教士对中国的梅毒、肺结核和麻风的流行感到的惊讶。虽然据一些传教士的观察，性病的流行在中国已经非常严重，但是它并没

---

① 连阔如：《江湖丛谈》，中华书局 2012 年版，第 174—181 页。

有得到任何人包括医生、政府的注意。① 只是一些报纸上关于"包治梅毒白浊花柳"的广告越来越多。《中华医学杂志》(英文版)在1907年和1913年先后发表霍奇(Hoolges)和麦克斯韦(Maxwell)医生关于中国梅毒病的文章②,他们的研究首先启发了医生们对于中国梅毒等性病的关注。医生们首先将性病放置在医学的视野中,并逐渐得到了社会的关注。在新中国成立前关于性病的医学调查中显示,中国的性病问题似乎比同时期的西方社会要严重得多。性病是中国存在的首要健康问题之一,并且是造成不孕不育的最主要疾病。而这种几乎占据首位的传染病并没有很好的医疗条件来应对,这造成了它更大范围的流传。③

清同治四年至八年(1865—1869年),上海公济医院收治外籍性病患者289人,占收治病人数的16.5%。同治九年至十三年(1870—1874年),山东路医院总计3329例病人,性病患者占5.3%。该院民国十二年至十四年(1923—1925年)的门诊病人中,性病分别占6.2%、6.3%、7.0%(见表4)。

表4　1923—1925年山东路医院门诊病人性病统计表

年　份	合计例数	梅毒		淋病		软下疳	
		占比%	例数	占比%	例数	占比%	例数
1923	2555	6.2	1239	3.0	864	2.1	452
1924	2875	6.3	1295	2.8	1088	2.4	492
1925	2535	7.0	1196	3.3	967	2.7	372

1933年1—6月,中国红十字会第一医院和仁济医院收治的各种传染病人中,性病均居首位(见表5)。

---

① 参见 Christen Henriot, "Medicine, VD and Prostitution in Pre-Revolutionary China", *Social History of Medicine*, Volume5, Issue1, 1992, p.110。

② S.R.Hodges, "Syphilis as Seen in China", *Chinese Medical Journal*, 21(1907), 237–9.

③ Christen Henriot, "Medicine, VD and Prostitution in Pre-Revolutionary China", *Social History of Medicine*, Volume5, Issue1, 1992, p.116.

表 5 1933 年 1—6 月两所医院收治病人中传染病所占百分比情况表

病 种	中国红十字会第一医院	仁济医院
性病	5.5%	5.4%
结核病	4.5%	1.9%
急性传染病	3.6%	3.1%

同年,公共租界外侨花柳病诊所诊治花柳病 2804 例,近半数为新感染者。中国红十字会第一医院 1938 年 1—6 月住院病人 1775 人,梅毒血清反应阳性者 183 人,占 10.3%;1945 年同期住院 1364 人,梅毒血清反应阳性者 204 人,占 15.0%。①

性病的泛滥不独上海如此。1926 年,由于在东北成功防治鼠疫而在中国享有盛誉的医生伍连德,在北京中华医学会上宣读了论文《中国的性病问题》,他搜集了 8 省的城市及香港、台湾的资料,发现 50%—60% 的成人感染过性病,太平间中尸体有性病者达 5%,香港所有住院病人中性病病人占 1.5%—3.2%,在"北满鼠疫防治区" 5 个医院中,梅毒患者占 2.9%—10%(平均 6.4%),淋病患者占 0.7%—2.5%,职业分布以士兵、警察最多,达 35% 以上,其次为商人占 31%,高级职员最少占 7.1%,并调查了妓女的地区分布。伍连德强调要早治疗,并采取预防措施,制定治疗方案,给予免费或优待治疗。② 他的建议代表了医学界应对性病的方案,中国的医生并没有站在社会改良者一边,大张旗鼓地号召消灭妓女,以控制性病的传播,尽管正是他们的流行病学调查开启了这一领域的讨论。他们更加相信充分和彻底地治疗可以遏制这一疾病的蔓延。

另一些医生在提倡积极治疗的同时也对娼妓制度深恶痛绝,视其为影响健康、贻害社会的根源。赖斗岩是其中的代表人物,他深谙娼妓与性病传播的重要干系,列举了国外很多数字说明这一问题,面对国内鲜有相关调查数据,提出"吾人急欲亲自调查,以明真相。惜未奉政府明令,不能擅入妓寨,强验

① 参见张明岛、邵浩奇:《上海卫生志》,上海社会科学院出版社 1998 年版。
② 邓铁涛、程之范:《中国医学通史近代卷》,人民卫生出版社 2000 年版,第 436 页。

妓女,而妓女自动就诊者,亦附无几"①。幸运的是,适逢当时政府严禁娼妓,各大城市设立妇女救济所。他们在上海工部局的允许下做了对中国娼妓的性病检查。其结果证实:"妓女无花柳病者,寥若星辰……妓女之毒,比之蛇蝎,诚有过之。顾各界同心协力,誓将娼妓制度完全打倒,以卫民生,而重人权。"②

正是因为在当时的社会这种理想的治疗模式根本没有实现的可能,所以医生们的愿景只在一些大城市的或收费或免费的诊所里得以实现。

这一时期有大量教会医疗机构、私人诊所开设的花柳科和市政部门建立的性病门诊或妓女检查所等机构提供性病治疗(见附录一对这些医疗机构的不完整统计)。

与性病的大规模流行形成对比的是,真正赴正规诊所接受治疗的人可谓寥寥无几。曾任福建省协和医院院长的美国人蒲天寿医生就曾经指出:"由于多数人因梅毒治疗耗费昂贵,且多数非专家,不知用药剂之多寡,故梅毒可以完全治愈者尚属稀少。据中国许多大医院之研究结果,只有百分之五之早期梅毒可以治愈,早期梅毒之未完全治愈者,往往必致发第三期梅毒或神经梅毒。"③再如,由兰安生领衔的北京市卫生局第一卫生事务所④下的花柳病诊疗所1936年全年的病人只有62人。⑤ 可见,现代医学虽然积极主张通过有效治疗应对性病泛滥,但其治疗的范围和效果实在是非常有限的。

---

① 赖斗岩:《娼妓与梅毒》,《中华医学杂志》1932年第1—6期,第618页。
② 赖斗岩:《娼妓与梅毒》,《中华医学杂志》1932年第1—6期,第640页。
③ 蒲天寿:《最近中国梅毒治疗之概况》,《中华医学杂志》(上海)1935年第21卷第11期,第1270页。
④ 北平市卫生局第一卫生事务所,成立于1925年。由协和医学院公共卫生学教授兰安生获得京师警察厅的同意,划定北京市东城内一区为实验基地,正式成立"京师警察厅试办公共卫生事务所"。1928年以后,改称"北平市卫生局第一卫生区事务所",辖区人口由最初的5万人增加到10万人多一点。所长负责"一所"的具体行政事务,在所长之下设立了所长办公室和5个股:第一股,负责统计兼防疫,主要包括全区的生命统计、死亡调查、传染病管理等;第二股,负责环境卫生,主要包括饮水、食品的卫生检查检验,公共场所的公共卫生检查等;第三股,负责卫生保健,主要是开展妇幼卫生、学校和工厂的治疗保健、居民普通医疗、牙病和结核病的防治等门诊工作;第四股,负责公共卫生护理,主要是地段家庭护理(妇幼、传染病),学校、工厂等群体护理保健及全所的健康教育工作;花柳病防治属第四股工作范围。
⑤ 北平市卫生局第一卫生区事务所第十一年年报,1936年。

三、疾病的妖魔化

20 世纪初梅毒开始迅速蔓延。北京、上海、大同等大城市尤其显著。

山西大同作为中国西部重要金融城市和贸易要道，孕育着娼妓业的"兴旺"，同时性病也伴随着来往的商旅蔓延开来。最常见也最为险恶的就是人们俗称的"天疱疮"，即梅毒。当时全城街巷主要是厕所内应时而生地贴满了什么"祖传秘方治杨梅""花柳病一扫光"等伪劣假药广告。各西医小医疗所广告牌上亦写出什么"德国狮牌 606""法国 914""日本的梅敌"的药品广告。这些药确实有效，但每针价格八到十元大洋，非得连续注射八针十针才行，那些染毒的穷哥们哪能花得起？只有等死而已。他们倒毙之后，由保长组织抬尸人将其扔在西门外南城壕（今邮电大楼处）任狼吃狗啃。当时甚至流传，吃了此尸首的狗，下一窝小狗都得烂死。于是乎，全城街谈巷议，人心惶惶，不得安宁。后经地方人士在三道营房东口、警察一分所的天竺庙内侧办了一所叫"化游所"的机构，从此，有些染有鸦片和梅毒的人被送进其中进行戒烟禁娼改造。①

在民间，各种文学刊物记载着人们对于花柳病的恐惧。一篇名叫《花柳妖第二》的寓言卫生小说，把花柳病和传播它们的妓女比喻成了道行高深的"妖精"，活灵活现地写了几个得道的小仙沾染了花柳妖的手帕、器具、软玉温香后的厉害症状，把那世间误入歧途，身染妖毒（花柳）的人写成"似人非人、似鬼非鬼、衣服褴褛、五官不全、耳无叶、鼻无梁"的怪物。那些劝解青年人远离游冶的文章更是不胜枚举，大多极尽能事地将梅毒等性病描绘得凶险异常："第三期梅毒的象皮肿生出的地方，不外乎皮肤、骨头和内脏……若是犯及心脏，变就接近死期；犯及脑髓，便要发狂。据一家医院调查：收容于某病院的精神病者，三分之一都是脑髓被这个蠹虫（梅毒）吃了的可怜的人。"②

在北京，民间关于性病酷烈的病情和传染性的传言，也要远远胜于以往文本对于性病的描述。比如，一位曾经住在前门地区的北京居民就回忆年少时老人对于梅毒邪恶的传染能力的说法："我们上厕所都不敢很早去，不能蹲她

---

① 姚学奎:《旧大同的娼妓》,《山西社会大观》,上海书店出版社 2000 年版,第 46 页。

② 任白涛:《现代青年的性病问题》,《青年界》1933 年第 4 卷第 2 期,第 57 页。

们那个热坑子。她们刚拉完那个大便里面都有毒,你再去,肛门就会把那个毒吸上去。"①

由于资料的缺乏,我们不能确定对于梅毒的症状和传染性的渲染是否超出曾经市民社会对于这种疾病的看法。"遗传七代"或者"热气相感"这类现在看来不着边际的传言一定程度印证着前人对于梅毒的恐惧,同时期,细菌学说似乎为解释疾病的恶毒本性提供了新的证据。

虽然人们对于梅毒等性病的危害早有所知,但是在没有现代医学技术之前人们对于致病原因、病原体的认识尚不清楚。在一些通俗医学手册上所描述的梅毒是这样的:在显微镜下"这种细菌的形式像蛇,而带螺旋形,与肺痨和大麻风的细菌为同类;在人体内生长极速,毁灭身体细胞的能力极强"②。同样用现代医学的发现来检视这个描述可知,梅毒螺旋体是雅司螺旋体的一种,与肺痨和大麻风的致病体完全不同,然而这不是最重要的地方,随着医学和实验室技术的发展,人们对于病原体的认识总是在不断进步中,我们并不介意前人犯下的这类错误。真正有趣的是,在描述梅毒的病原体的时候,医生用蛇来比喻它,同时把它与肺痨和大麻风相提并论,这其中的隐喻色彩是不言自明的。

梅毒在中国静静流行了 400 余年后,关于这种古老疾病的传说开始变得越发耸人听闻。梅毒螺旋体变成了侵蚀肌体、贻害子孙的毒,人人唯恐避之不及。而对疾病的妖魔化只是将性病问题化的开始和铺垫。由于感染这种"毒如蛇蝎,贻害三生"③的疾病造成的恶果,远远不止于戕害自身健康,这个长在个人身上的疥疮最终在民族危亡之际,成了长在国家躯体上的毒疮,而最终不免被割除的命运。

四、民族健康与优生

20 世纪 20 年代之后,有这样一种对于性病的评价开始流行:性病在世

---

① 刘文(总监制):《荡涤尘埃》(电视纪录片),中国国际电视总公司,2011 年。
② 米勒耳:《清毒》,梅晋良译,上海时兆报馆 1937 年版,第 73 页。
③ 米勒耳:《清毒》,梅晋良译,上海时兆报馆 1937 年版,第 69 页。

界各国的人民中是体格退化、神经衰弱和人格堕落的最大原因之一。① 一国国民的体格、精神和品格也是一个国家形象的体现。性病与中国的复兴联系在一起，而这一切采用的又是一套社会达尔文主义的话语。在这里，妓女虽然是受害者，但她成了中国国防的"缺口"。通过与妓女的接触，男人们把性病带回家，传染给他们的妻子、孩子，使国家健康受损，进而危及民族。

关于社会腐败堕落的文字再现，与在一个民族主义高涨的时代里正在崛起的所谓"民族"的思想同步增长。关于梅毒的文化表述，表达了中国受到了外来资本主义和致命病毒这双重势力的入侵。② 丁福保曾在刊发于《中西医药》的文章《花柳病之预防与治疗》中云："花柳病与结核病，并称为亡国病。其流毒之惨，较人所想象为甚，在国民健康上，为不可放任之问题。"亦可作为佐证。

新中国成立前就从事皮肤花柳病治疗工作的叶干运医生也回忆了当时社会对于花柳病的看法和厌恶，并分析了新中国成立之后为什么性病成了消灭疾病运动第一个要铲除的毒草：

当时世界有三大慢性传染病，一个是梅毒，一个是麻风，一个是结核。中国为什么叫东亚病夫呢？就是这三种病都多。

农村发展纲要提出防治性病、麻风，说明那个时候很重视。为什么重视呢？东亚病夫主要指的就是这个。再说了，这两种病确实影响也大，一说这个国家性病多，麻风多，一看就不先进，跟国家的形象有关系。而且这个危害确实也大。一个是死亡率比较高，梅毒它是全身性疾病，最后到心脏、脑血管都有病变，所以死亡率、残废率比较高……另外一个呢，一看就能看得出来，就是让人看了之后都害怕。③

① 参见米勒耳：《清毒》，梅晋良译，上海时兆报馆 1937 年版，第 81 页。
② 参见 Frank Dikötter, *Sex, Culture and Modernity in China: Medical Science and the Construction of Sexual Identities in the Early Republican Period*, London: Hurst; Honolulu: Hawaii University Press, 1995, p.102。
③ 摘自笔者对叶干运教授的访谈资料。

梅毒、麻风等症状比较外在的疾病,往往会成为民族孱弱的象征。而此时面对突如其来的内忧外患的中国人,尤其是中国的精英们,他们的民族自豪感已经到了十分脆弱、敏感的时刻。改变东亚病夫的形象、树立民族自尊是那个时代的知识阶层的迫切需求。正如冯客在讨论民国时期关于性病的问题时指出,中国的知识分子在谈及性病时,都是用讨论军事冲突的语言来表达他们的一种对于"民族"和国家的双重关怀。他写道:"在讨论疾病的医学文字中,充满了诸如'进攻''对有机体的入侵'以及'身体抵抗力'这样的军事术语。"①

这种军事术语的隐喻正好触动了中国作为战败者最敏感的神经,身体孱弱成了国家孱弱、社会衰微的原因之一。比如《医学杂志》上,天鸟君评价流连妓寮的人是"肉欲不节,妇女不尊",而这种行为的后果又"岂仅伤风败俗而已?抑且花柳病纠缠于自身,流传于妻子,祸延家庭,害及种族,抛弃有用的资财,购买无穷的痛苦。这等不知自爱的人,世界各国有之。若不挽救,社会将日陷于沦落的地位了"②。这种危及国族的担忧,带着强烈的政治经济学考量,认为,性病带来的痛苦和劳动力的丧失是对社会的失职,是对民族的侵害而不仅仅是对个人健康的侵蚀和对家庭的危害:"由性欲而得的病症,无论哪一种,都和青年的前途进步,有极大影响。比如因纵欲而得软弱病,做事的精力,自然减少。做事的精力减少,在青年本身,是不能对社会有所贡献;在社会又损失了一个富有力量的工人。发展社会文化的责任,是人人要负的;如今社会养成了一个青年,那青年却戕害自己的身体,使他软弱,不能报答社会养育的恩惠:浅一点说'一夫不耕,岁有饥者,一女不织,岁有寒者'。这青年既软弱无力,岂不是形成不耕不织的一个人?岂不直接造成社会经济的恐慌?"③这种政治经济学的计量,个体生命已经被作为力量单元,化约到民族前途的整体图景之中,成为民族发展、抵御外敌不可缺少的力量。若有人因性的放纵丧失这种力量,则是对这个社会的一种损失:凡人无论求学或正在社会宣力的时

① Frank Dikötter, "Sexually Transmitted disease in Morden China: a Historical Survey", *Genito-urinary Medicine*, 1993: p.347.

② 天鸟君:《论社会卫生之促进在尊妇女与节性欲》,《医学杂志》第一卷,第二号,转引自李文海主编:《民国时期社会调查丛编底边社会卷(下)》,福建教育出版社 2002 年版,第 448 页。

③ 天鸟君:《论社会卫生之促进在尊妇女与节性欲》,《医学杂志》第 1 卷,第 2 号,载李文海编:《民国时期社会调查丛编底边社会卷(下)》,福建教育出版社 2002 年版,第 449 页。

代,性欲都不可放纵,放纵性欲,结果的不幸就不可逆睹。或得软弱病,或得精神衰弱症,或得视觉听觉不灵活的症,甚且得贻累终身的梅毒症。①

这种病不仅影响当代,而且还会遗传,对民族的健康产生长久的影响:"性病起源于男女间不正常的交接和不清洁的行为……在现今世界各国的社会上,流行极广,危害极烈;又因为其能遗传给婴孩,所以不但足以剥夺个人的体格和道德方面的健全,更会影响整个民族或全人类的体格和道德。现在,花柳病对于社会究竟有何等重大的影响这个问题,已不但是医学上的问题,且成了社会和整个人类的问题。所以我觉得这种疾病的预防和扑灭,不但是医药上的问题,尤其是谋社会家庭安全和民族健康者所应该大加注意的事。"②

关于感染梅毒而贻害下一代的认识在这一时期被广为传播,比如低能与梅毒的关系。"某甲有两个儿子,长甚颖慧,次则呆滞而瘠弱,显出低能状态。以后由较远切实考察,才知道甲得长子的时节,身体极健,后染梅毒而得次子,故次子成为低能的儿童。淋病亦是花柳病的一种,得这疾的,亦纠缠不休。他能够使生殖器官发炎、关节肿痛,还有心脏病或男女不生育,或生育而婴儿盲目,都由花柳病而起……"③

对于梅毒遗传的认识和对这种认识的广泛传播,为优生学的发展奠定了基础。这一时期最著名的优生学家当属社会学家潘光旦。在20世纪初的中国,优生学这一以科学为依据挽救民族危亡的新学科赢得了很多知识分子的热衷。

潘光旦就主张将"卫生"分为先天的和后天的两大类:先天卫生即是民族健康、民族卫生或优生;后天卫生应被称为个人卫生、公共卫生或社会卫生。他认为先天不同于前人所说的以出生之时为分界点,而是以受精成胎之顷刻来划分。成胎以前的种种是真先天,成胎以后、出世以前,那九个多月,已经是后天的一部分。所谓本质或素质,指的应该是这种先天的品质,是成胎以前男精女卵的品质,是成胎之顷,男精女卵所构成的品质。至于胎期中与生产后的种种环境影响,其功用所在,只能使这种品质比较充分或不充分地发展出来,而不能加以改变,不能增损,这就是生物学上所称的"后天习得性不遗传"的

---

① 参见米勒耳:《清毒》,梅晋良译,上海时兆报馆1937年版,第69页。
② 米勒耳:《清毒》,梅晋良译,上海时兆报馆1937年版,第70页。
③ 米勒耳:《清毒》,梅晋良译,上海时兆报馆1937年版,第70页。

道理。正因为后天习得性不遗传,先后天之分才有其重要意义。①

因此在潘光旦看来花柳病的预防与补救是社会卫生的范畴,充其量只关乎后天健康,而民族健康的真谛在于先天卫生。实现先天卫生的途径有三点:变异多方,遗传优秀,选择精当。个人的先天卫生状态即是一种与成胎俱来的东西,本人无法左右;不过如果他明白先天卫生治理,又如果他是一个遗传优秀的人,一个多才多艺的人,他可以运用婚姻选择的方式,使他自己所产生的下一辈若干人,得以维持或促进其优秀的程度,保留或增加其才能的方面。反之,如果他的遗传不够优良,才能过于平庸,甚至于身心上是若干病态,他也可以暂缓结婚,或根本放弃结婚,或虽成婚而不生育,为的是下一辈的人口中,得以减少一些先天不卫生的分子。② 后人发展了潘氏关于先天卫生的理论,认为性病防治不仅仅是一种补救,是后天卫生的范畴,性病的治疗和避免性病患者结婚本身就可以促进先天卫生。因此这也就成了日后《婚姻法》中关于性病患者不宜结婚的理论依据。

性病对民族健康的危害,通过优生学的理论得到了重要性上的提升,它不仅使得今日之国家日益孱弱,还会影响世世代代的复兴大业,其影响是极其深远的,甚至影响到新中国成立后的一些政策法规的制定,比如新中国成立后颁布的第一部法律——1950 年《婚姻法》第五条第三款规定:患花柳病或精神失常未经治愈,患麻风或者其他在医学上认为不应结婚之疾病者,禁止结婚。

五、人口问题——"只见娘怀胎,不见儿走路"

性病被建构为一个人口问题是整个性病问题化的最后一个步骤:在 20 世纪 50 年代的民族调查和民族问题报告中,"只见娘怀胎,不见儿走路"这个表述十分常见。在很多少数民族地区描述当地流产率高、新生儿死亡率高的现象时都会用到这样一句"当地人"讲的话。虽然造成这种现象的原因有很多,诸如旧法接生造成的婴幼儿和产妇的感染、营养不良等,但是性病无疑是这诸多原因中很重要的一种。控制性病的一个关键出发点就是保证少数民族地区

---

① 参见潘光旦:《民族特性与民族卫生》,北京大学出版社 2010 年版,第 306 页。
② 参见潘光旦:《民族特性与民族卫生》,北京大学出版社 2010 年版,第 307 页。

的人口数量。

似乎性病造成的人口减少被关注始于日本。1951年,卫生部顾问马海德,看到一份日本教授在很多年以前写的有关中国性病的报告。在这份报告中,日本教授指出:"内蒙古性病严重,无须一枪一炮,再过三十年这个民族自然就会绝种。"马海德认为:"能否在最短时间内消灭内蒙的性病,已经不单纯是卫生工作问题,这是一个严肃的政治问题。"①

从19世纪初至1912年的一个世纪里,内蒙古蒙古族人口由100余万人降到87.8万人,共减少15万人以上。清末宣统年间对全国有一次较详细的户口调查,关于蒙古族的人口也有较翔实的记载。据宣统年间户口调查统计,当时蒙古族人口分布在内蒙古各盟旗的情况如下表6所示。

表6　清末内蒙古地区蒙古族人口分布情况②

盟旗名称	总户数/户	总人口数/人
热河蒙旗	58071	293826
察哈尔蒙旗	13074	45783
锡林郭勒盟	13606	65037
归化城土默特	6419	30683
乌兰察布盟	6812	32561
伊克昭盟	35914	171669
阿拉善旗	1522	7275
额济纳旗	1718	8112
哲里木盟	—	193000*
呼伦贝尔盟各旗	—	30000**
合计	—	877946

注:* 哲里木盟蒙古族人口据《哲盟实剂》第一章得出。

　　** 呼伦贝尔盟蒙各旗古族人口据《清续文献通考》卷25户口。

资料来源:此表系内蒙古社会科学院王龙耿同志提供。转引自沈斌华:《近代内蒙古的人口及人口问题》。

---

① 田森:《马海德》,生活·读书·新知三联书店1982年版,第36页。

② 参见沈斌华:《近代内蒙古的人口及人口问题》,《内蒙古大学学报(哲学社会科学版)》1986年第2期,第9页。

1912—1937 年,内蒙古东部逐渐沦为被外来帝国主义者奴役的地区。全区蒙古族人口又由 87.8 万人降到 86.4 万多人,25 年间共减少约 13500 人,平均每年减少 540 人。至 1947 年内蒙古自治区成立的 10 年间,蒙古族人口又从 1937 年的 86.4 万多人降到 83.2 万人,减少了 3.2 万多人,平均每年减少 3243 人,超过上一阶段平均每年减少 504 人的 5 倍。① 仅 1939—1940 年一年之内,蒙古族人口的死亡率竟高达 44.2%,而出生率为 30.3%,自然增长率是-13.9%。②

学者普遍归纳,19 世纪初以来蒙古族等少数民族人口下降的主要原因有下面几点:第一,封建制度的统治和剥削,原始落后的游牧生产方式,造成蒙古族人口增长缓慢与不稳定。第二,喇嘛教盛行,数量庞大的僧侣既不事生产,又不娶妻室,给蒙古族的人口繁衍带来影响。清朝统治者为控驭强悍的内蒙古民族,竭力提倡和奖励喇嘛教在内蒙古的普及。据调查统计,清末内蒙古境内的喇嘛庙约有 1000 座,喇嘛官和喇嘛有 12.8 万多人,加上不食国家俸粮者,总共有 15 万人之众。第三,日本帝国主义灭绝人性的暴行,是蒙古族在伪满洲国和伪蒙疆政府时期人口锐减的直接原因。日本法西斯为保证它的侵略战争有充分的物质储备,在包括内蒙古在内的殖民地一方面实行"出荷"制度,横征暴敛,肆意搜刮农畜产品,另一方面又实施"配给"制度,使广大劳动人民连最低限度的生活水平也难以维持。同时还广泛实行无偿劳役制度——"勤劳奉仕制"。服役者在武装监押下挖工事、修铁路、伐木、下矿井等等,备受种种非人的待遇。第四,在国内外反动势力长期统治下,内蒙古经济文化极其落后,医药卫生设施极端缺乏,疫病猖獗。1917 年包头地区发生的一次鼠疫,死亡者达 4000 多人。除了鼠疫和当地极端落后的医疗条件以外,性病也是人口学者普遍提到的原因。③

北京大学暑期抗梅队在陈巴尔虎旗的调查报告中引用该旗卫生所长巴图

---

① 参见沈斌华:《近代内蒙古的人口及人口问题》,《内蒙古大学学报(哲学社会科学版)》1986 年第 2 期,第 10 页。

② 北京经济学院人口研究室:《人口理论》,商务印书馆 1977 年版,第 67 页。

③ 参见沈斌华:《近代内蒙古的人口及人口问题》,《内蒙古大学学报(哲学社会科学版)》1986 年第 2 期,第 10—13 页。

苏和的谈话,更具体地说明了性病的问题:"当时牧民虽过着文化落后的生活,但却没有梅毒。所以有这种疾病的原因,据说是曾远征欧洲的索伦巴尔虎蒙古军队带回的梅毒,该军队把其散布全旗而传染。呼伦贝尔修筑铁道,海拉尔市之发达,出现了妓院后可能由小商人传染,尤其中莫勒格勒是封建王公喇嘛贵族特权阶级最多的地区,生活腐化,蹂躏妇女有意造成性生活紊乱,因而梅毒传播开始。"①

不只是内蒙古,其他受性病困扰的少数民族地区也存在着人口减少的问题。1951年9月13日,全国卫生工作会议闭幕。《健康报》发表了题为《当前少数民族地区卫生工作任务》的社论,指出少数民族地区人口迅速减少的问题:云南思茅县,十余年前有十三万人口,现只有几万人,该县城内原有三四万人口,现只户口三十余,人口百余。据陈巴尔虎旗甫日布旗长谈:"在二十年前有巴尔虎人七千余名,现有四千零七二名,在这二十年间,减少了三千余名。"②

人口问题何时成为一个政治问题?福柯认为人口作为治理的首要目标的趋势出现在16世纪之后的欧洲。但人口在中国无疑早就被关注,作为征收赋税的计数单位,诸如"人头税"等都是基于对人口的统计才能完成的。而这种人口统计往往流于粗略,或者由于下层的隐瞒等原因而不甚精确,且人口的质量也不在关注的范围之内。20世纪初,对人口的数量、质量的关注和测量,是出于一种政治经济学的考量,认为人口是国家有生力量的存在形式。可以测量的人口成为一个无名的大众的总体,是与生物学意义上的"血缘"联系起来的,超越了血统、阶级和地域的整体。与帝国时期的"普天之下""臣民"不同,人口是一个具有繁殖能力、健康和卫生的整体,这些人口特征的健全是国家实力的保障。因此国家不仅仅关注人口的数量,更加开始关注人口的质量,诸如出生率、死亡率、患病率等以人口为基本单位的数据开始出现在现代国家的各种调查中,成为政治干预的对象。"监控的性,并非对禁忌的严厉禁止,而是使对性在有用的公共的话语中进行管理成为必须"③,即对性的监控与对性的

---

① 中央人民政府卫生部防疫处编印:《性病防治工作初步经验点滴》,1950年12月,第17页。

② 参见佚名:《当前少数民族地区卫生工作任务》,《健康报》1951年9月13日。

③ [法]米歇尔·福柯:《必须保卫社会》,钱翰译,上海人民出版社2010年版,第200页。

有用性的治理同时出现了必要性和可能性。

六、妓女与性病

妓女几乎是任何文明、任何地区中性病控制的众矢之的。她们偶尔也能因为悲惨的命运和境遇博得些许同情,但是绝大多数时候,是被作为性病和社会风俗败坏的始作俑者而饱受诟病的。

自汉代起,历代均有公娼、官妓、营妓等带有官办性质的娼妓存在,直到清康熙十二年,近两千年的"官妓"制度才正式废止。官妓废止,并未阻止淫风日盛,取而代之的是私人经营的妓院。清末广州、上海、宁波、厦门、福州五大通商口岸开放后,开放城市妓女数量迅速增加,清光绪三十一年(1905)设巡警部后,京师及各省先后征收"妓捐"以纳资于官厅,其登记注册挂牌营业者称"公娼"(亦称"官妓"),而私下拉客、逃税偷税者称"私娼"。国民政府基本沿袭了清末抽取"妓捐"的娼妓管理制度。

民国初年北平、上海、长春等大城市将公娼纳入政府管理,发营业执照,收取花捐税,妓女数量增加更剧。1927 年 6 月,南京第二次市政会议通过《南京特别市财政局征收花捐章程》规定,南京市妓馆分甲、乙两等纳捐,甲等妓馆每月缴纳银圆 24 元,乙等妓馆月捐 12 元。妓女分一、二、三等,各纳月捐 6 元、4 元、1 元,限 1927 年 8 月 10 日前向市财政局登记、纳捐、领取执照。妓女初次纳捐,应缴 4 寸半身照片 2 张,一存备查、一粘于执照随身携带,以备财税稽查或警察核查,违者罚银 1 元。[①] 公共租界、法租界在巡捕房设"正俗股",征收花捐,使娼妓合法化。1928 年两租界共有妓院 805 家,公娼 5100 余人,将花捐当成税收品种之一。1940 年据工部局统计,当年花捐收入即合粳米 3200 石、面粉 12124 包。[②]

1917 年英国社会学家甘博尔(S. D. Camble)曾对世界八大都市公娼人数和城市总人口做过调查,结果是伦敦 1∶906、柏林 1∶582、巴黎 1∶481、芝加哥 1∶437、名古屋 1∶314、东京 1∶277、北平 1∶259、上海 1∶137。中国上

---

① 参见南京地方志编纂委员会编:《南京公安志》,海天出版社 1994 年版,第 107 页。

② [美]贺萧:《危险的愉悦:20 世纪上海的娼妓问题》,韩敏中、盛宁译,江苏人民出版社 2003 年版,第 39—40 页。

海、北京比例居八大城市前两位。①

　　鲍祖宝1935年调查上海的娼妓人数为6万至10万人，每20名妇女就有1名娼妓，剔除老人和儿童，则比例更高。中国私娼无法统计，估计是公娼的数倍，妓院延伸到县级城市，几乎每个县都有妓院。外国妓女随着侵略军进入中国，在日伪时期，除公、私娼外，日本军队抓、骗大量中、韩女人，也有少量日本女人，到处设军妓院为侵略军提供性服务，娼妓发展到登峰造极的程度。②

　　上海作为当时中国最大的工商业城市，东亚地区最繁华的城市，它所容纳的娼妓规模也是空前的。据公共租界一位西洋卫生检察官1871年的统计，租界内有1632名中国妓女，而法租界公董局估计在法租界内有2600名。1908年的一部指南书列了1219名妓女，低等妓女未列入。上海工部局正俗科在1915年进行的一项调查显示妓女总数已达7791人，其中差不多4/5是马路拉客的。1920年，租界任命的淫风调查会的报告中提到，仅在公共租界就有4522名中国妓女，也就是说租界中每147个中国居民中就有一个妓女，则上海每300个中国居民中就有一个女人以卖身为生……实际上每一个观察过上海滩景象的人都会说到，没有营业许可的娼妓以及用其他职业掩护的卖淫人数大大超过了有营业执照的妓院。20世纪，舞场内即时付费的职业舞女、按摩院里的按摩女郎、歌舞杂耍场里的女招待、旅行社的向导女、卖报纸香烟和水果的女商贩、巡回为水手织补衣服的补衣女等——或因职业需要，或是因收入微薄需要补贴，这些女人实际上都可能是从事卖淫活动的。到了1935年，估计达100000人，增加的部分主要归因于农村的自然灾害和萧条时期工厂的倒闭。按照这样的推算，大约每13名上海妇女中就有一个是妓女，按照战后的数字看，则是每15—20名妇女中就有一个；如果考虑年轻的成年妇女，则比例还要高。③

---

① Gamble.S.D，"Peking：A Social Survey"，转引自赖斗岩：《娼妓与梅毒》，《中华医学杂志》1932年第1—6期，第638页。

② 参见鲍祖宝：《娼妓问题》，女子书店1935年版，第81页。

③ 参见［美］贺萧：《危险的愉悦：20世纪上海的娼妓问题》，韩敏中、盛宁译，江苏人民出版社2003年版，第39—40页。

在 1895 年杭州开埠以前，城内并无公娼。① 随着 1895 年拱宸桥一带划为日本租界，公娼在杭州发展起来。② 此后，私娼也大为增多。至 19 世纪 20 年代末，由于乡村衰落以及战乱和经济危机的冲击等原因，杭州娼业发生了相当大的变动。据时在拱埠警署任职的硕唐永介绍：杭州公娼分为长三与幺二两种，长三妓即甲等妓、一等妓，幺二妓即乙等妓、二等妓。公娼分布于拱埠和花牌楼两处。杭州私娼种类繁多，其分布以羊市街、吴山路等处为盛。据杭州市公安局 1929 年对此两处的调查，计有公娼妓院 2433 家，公娼 485 人。至于私娼人数，硕氏认为在 19 世纪 30 年代初应在 5000 人以上。③ 加上公娼人数，当时杭州公、私娼总数约在 6000 人左右，虽比上海、北平少，但占杭州女性人口的比例达 3%—3.5%，与上海妓女占女性人口的 2.3%—3.6%相较，亦相当惊人。④

汉口 1821—1850 年已有妓院数百家；1909 年，官方统计有妓女 2857 人，1933 年 3000 多人。重庆 1934 年登记妓女 5613 人。1917 年十月革命后，大批白俄女人进入哈尔滨、上海等地沦为妓女，成为外国妓女的主要成分。1916 年哈尔滨市道外区有公娼 1900 人，1934 年 7000 人，1938 年妓院 176 家，妓女 3146 人，幼女占 20%。⑤

据 1931 年青岛公安局业务报告《青岛市市民职业分类统计表》显示，青岛市有本国国籍妓女 739 人，外国国籍妓女 430 人，总共 1169 人。⑥ 1933 年由胶东书社出版、魏镜编辑的《青岛指南》中，统计青岛娼妓行业中有华妓 656 人，妓窑 284 处。⑦

1891 年，烟台这座人口仅有 32500 人的城市，就有妓院 245 家，从业人数

① 参见［日］三衢柔父：《杭游小志四种·钱江画舫录》，余社 1925 年版，第 15 页。
② 参见陆费执：《杭州西湖游览指南》，中华书局 1929 年版，第 84 页。
③ 参见硕唐永：《杭州市娼妓之概况》，1932 年，浙江省档案馆：L046-1-223，第 3—17 页。
④ 参见杭州市政府编：《浙江省会历年户口统计调查表》，1932 年 2 月 20 日，《市政月刊》第 5 卷第 2 号。
⑤ 参见中华全国妇女联合会妇女运动历史研究室：《五四时期妇女问题文选》，生活·读书·新知三联书店 1981 年版，第 351 页。
⑥ 参见国立山东大学化学社：《科学的青岛》，国立山东大学化学社 1933 年版，第 45 页。
⑦ 参见中华全国妇女联合会妇女运动历史研究室：《五四时期妇女问题文选》，生活·读书·新知三联书店 1981 年版，第 351 页。

745人,占总从业人口的2.3%。1901年时,妓院发展到340家,从业人数1200人,占总从业人口的2.1%。①

如上种种可见当时中国城市中娼妓业之繁盛。妓女在中国社会一度是上流社会冶游的代名词,从事的是社交的工作。20世纪上半叶,随着贸易的繁荣,人口的流动,时局的动荡和生机之日益艰辛,娼妓业也随之发生着变化。从前找名妓,主要是为了精美奢华的享乐,而随着城里经商做工的人员激增,这些人有些是未婚的,也有离开了妻子进城的,于是娼妓业也适应时局,为这些人提供性服务。需求刺激供给,出现了供需两旺的局面,越来越多的逃难人,养不活女儿的乡下人,源源不断提供了人员之需。随着卖淫的"普及",娼妓的处境便每况愈下,越来越多的女人从事各类无执照的地下卖淫或者各种以职业为掩护的变相卖淫活动,地位卑贱而没有保障。

当时串窑子卖唱的"乐亭大鼓""妓女告状"就淋漓尽致地唱出了妓女的悲惨生活:

> 3年折腾得我骨瘦如柴,20岁那年,就把杨梅大疮害,不到2年我就小命归了西,狠心的老鸨子把我衣裳全都剥下来,一张破席两根绳,穿心杠子把我抬,一下子扔在西门外,狼吃狗啃后,剩下骨架来,狠心的骨头匠,做了骨头麻将牌,死后还要被人玩来任人摔。

关于妓女是花柳病传播的始作俑者的观点,在当时的社会非常普遍。化名为云游客的评书表演艺术家连阔如先生就曾经这样描述过天津的河北三条石的落马湖里妓女生活的惨状:"有些个矮小的屋子,点着阴阴惨惨的灯,屋中坐着那和鬼的模样差不多的妓女。门前有龟奴不住嘴地吆喝。还有些人接连不断地去逛,那是人间地狱! 说起来真是惨之已极! 那花柳病都是从哪里来的,就是我说的这些地方传染出来的。娼窑既多,花柳病也就闹得厉害。"②

身染性病似乎是旧时代妓女生涯的一种宿命。1949年前后,在中国城市

---

① 参见 *China Imperial Maritime Customs—Decennial Reports 1892-1901*, Vol. 1, Shanghai: the Statistical Department of the Inspectorate General of Customs, 1904, p.54.

② 连阔如:《江湖丛谈》,中华书局2012年版,第174页。

中各种形式的调查也证实了这一悲惨遭遇的普遍性。中国近代最早在妓女中进行性病的流行病学调查的是麦倩曾。他在《北平娼妓调查》中说:"就注册的 2725 名妓女中,竟有 20% 是患病的,特别是花柳病,梅毒由 6 月至 11 月半年中(1929 年)共有 922 家,而受检查有病的妓女 12495 名,故占各种疾病全数的 7.2%,下疳六个月内共 294 家,在此六个月内各种患病妓女共 12495 名,故妓女患下疳病的占全体疾病妓女人数的 2.3%,淋病是妓女最普遍的,在全体妓女六个月中患病的共 12495 人,但患淋病的竟有 9855 人,占全体患病妓女人数的 82.8%,六个月内受检验妓女共 20950 名,而有淋病的共有 9855 名,竟占全妓女人数的 33.9%。"①新中国成立前,一项在北平妓女中进行的淋病的调查显示,在受检查的 876 名妓女中,有 780 名感染了淋病。②

1948 年对青岛 576 名妓女与 95 名舞女的医疗调查显示,她们中分别有 80% 与 60% 的人得了梅毒。③

郁唯报告的上海娼妓"按照规定检查身体及格的准许登记,此后每月检验一次,发现有性病的,停止营业。但是请求登记的妓女检验不合格时,往往取巧改换姓名重新登记,如此一再下去,即使检验结果证明阳性强制停业,也已经营业多时。登记的妓女照了规定每月一次检验的极少,民国三十五年(1947 年)2 月到 12 月检验的有 3550 人"。④ 这 3550 名妓女实行了一次性体检,其中患梅毒的 2069 名,淋病的 533 名。⑤ 在 1946 年全上海接受治疗的 1310 名妓女中,只有 312 人后来得到了健康证明;她们中的 233 人,在治疗第一种性病期间又感染了第二种性病。⑥

---

① 王书奴:《中国娼妓史》(近代名籍重刊),上海三联书店 1988 年版,第 349—350 页。

② 参见 L.W.Chu and C.H.Huang,"Gonorrhea Among Prostitutes:A Survey of the Incidence and An Attempt at Oral Sulfadiazine Prophylaxis",*Chinese Medical Journal*,1948,Vol.66,June,pp.312–318。

③ 安克强:《公共卫生政策与殖民主义放任政策的对立——上海租界的性病与卖淫》,马长林主编:《租界里的上海》,上海社会科学院出版社 2003 年版,第 164 页。

④ 郁维:《禁娼与性病防治》,《市政评论》1947 年第 9—10 期,第 18 页。

⑤ 上海市档案馆 1946—1947 年:卷宗 6-9-666,第 8 页。转引自[美]贺萧:《危险的愉悦:20 世纪上海的娼妓问题》,韩敏中、盛宁译,江苏人民出版社 2003 年版,第 310 页。

⑥ 参见上海市档案馆 1946—1947 年:卷宗 6-9-666,第 8 页。

赖斗岩在上海工部局的支持下在上海、南京、苏州的 137 名妓女中进行了血清检验(其中上海 104 人,南京 22 人,苏州 11 人),有梅毒反应者 67 人。①

开封市公安局 1937 年对辖区内妓女进行了梅毒检查,其中甲等妓女 68 人,患梅毒者 18 人,占 26.2%;乙等妓女 55 人,患梅毒者 35 人,比例为 63.6%;丙等妓女 96 人,患梅毒者 69 人,比例为 71.8%。②

日伪统治时期的南京,开放娼禁,大肆发展娼妓业,使战前一度被明令禁止的娼妓业在南京卷土重来。日伪政权也采取了划定妓院区域和进行定期体检等措施,据 1941 年 3 月娼妓检验所披露,一年来,对公开登记的 3172 名妓女的体检发现,梅毒患者 15 人,淋病患者 369 人。③

辽宁省卫生志记载,妓女性病发病率达 95%。公娼性病发病率尚有不完全的统计资料,性病发病率为 58.4%—92.28%。天津 1949 年初有妓院 366 家,妓女 17922 人。有报道称 1948 年 6—9 月天津性病防治所对落马湖(正是前文所说的连阔如书中描述之处)地区妓院的妓女进行检查,80%患梅毒,100%患淋病。

而妓女的性病问题最早被人们关注,始于上海公共租界工部局对于外国水手的性病感染的担忧。当时上海有一批来自广州的所谓"咸水妹"专门为外国水手提供性服务。1870 年开始出任上海医务卫生官员和警医的爱德华·亨德森把性服务划入了"对外国殖民者产生威胁的本地污垢疾病类"。1877 年,一所性病医院开业,专门对为外国水手服务的这些广州妓女进行体检和颁发健康证明。有效的体检需要一套复杂的程序,妓女需要在上海工部局登记注册,要发给她们带有自己照片的名卡,还要每个星期去体检,并由医生在她们的名卡上盖章认可。妓女需要自己支付名卡和照片的工本费。染病妓女的名卡要注销,直至她们被医治痊愈才许重新工作。治疗是自愿的,但如果妓女不报到,警方则要上门与其所在的妓院联系。如果妓女拒绝治疗,会审公廨将关闭该妓院。外国妓女可以豁免,因为她们被认为在询医问诊方面比

---

① 参见赖斗岩:《娼妓与梅毒》,《中华医学杂志》1932 年第 1—6 期,第 639 页。
② 佚名:《开封市妓女患梅毒之统计》,《河南统计月报》1937 年第 12 期,第 206 页。
③ 南京地方志编纂委员会编:《南京公安志》,海天出版社 1994 年版,第 112 页。

较自觉,因此比她们的中国姐妹们要干净一些。①

但这并不是殖民当局对花柳病关注的结束。1921 年,设在伦敦的国家消除性病委员会东方总部向上海工部局提交了一份报告,促请工部局提供"对性病进行免费诊断和治疗的设施"。主要出于实用的目的,所建议的一些设施都是特别针对中国病人的。考虑到外国人与中国人的联系日益密切,如果能保证外国人和水手中感染花柳病的人数持续下降,那么对中国人中感染者的治疗则也可以尽量地扩大。此时的工部局正为颁发执照和禁娼运动的难以推行而一筹莫展,因此它对上述有关公共卫生方面的诸项建议,也只能就涉及外国人的部分作出回应。它只是在总医院里设立了一个性病诊室,为外国水手和穷俄国人免费治疗,以使欧洲人避免在中国妓女那里受到传染。②

娼妓的危险不仅为殖民当局所重视。在嫖客中流行的指南书,也表现了嫖客对于妓女和嫖妓可能带来的性病的观念上的变化:指南书除了详细描述高级妓院的种种乐趣之外,也多少谈到了一些经常嫖妓的危险,其中最致命的就是花柳病问题。但通常这种关于性病的警告带有等级的意思。高级妓院是很少提及性病问题的,而专门介绍高等妓院的指南书有时甚至根本不提。而到了 20 世纪 30 年代,指南书上也称,即使是嫖高级妓女,性病也难以幸免。在 1939 年的一本指南书中,高级妓院被说成是肉体、经济和社会危险的集中地,一个"或害及身体,或虚损金钱,或妨及名誉"的地方。在经过了 20 来年公开的医学讨论之后,警告变得直言不讳:"堂子为梅毒的发源地、传染地,倘与她肉体接触而被传染,不独一身受其害,还要转辗传染与妻子。"在写到等第稍低的幺二妓女时,对娼妓传播性病这样的恐吓就更加绘声绘色。指南书中对于性病的警告显然都与妓女的等级有密切的关系,指南书上对不同等级妓女性病的严重程度和传播的危险程度作出越来越露骨的描述。至于对花柳间和专为外国水手服务的咸水妹的描述则更加惨不忍睹。③

---

① 参见[美]贺萧:《危险的愉悦:20 世纪上海的娼妓问题》,韩敏中、盛宁译,江苏人民出版社 2003 年版,第 239—240 页。

② 参见[美]贺萧:《危险的愉悦:20 世纪上海的娼妓问题》,韩敏中、盛宁译,江苏人民出版社 2003 年版,第 241 页。

③ 参见[美]贺萧:《危险的愉悦:20 世纪上海的娼妓问题》中对指南书的研究。

据贺萧的研究,指南书关于感染性病通常的结论是,把这些病说成是由于个人性格弱点而造成的不幸。如果一个男人能远离妓女,或只结交高等妓女而不发生性的关系,那么他的健康就能毫发无损。倘若他不能约束自己,那就会被疾病感染腐蚀。在这里,妓女是一个渠道,但她们传染疾病是通过个人道德防卫体系上的缺陷,而不是民族的弱点或公共卫生政策的弱点这样一些口子。许多指南书都含蓄地指出,一个人并不是生来就有这样的缺陷,而是在狎妓过程中逐步滋长的。妓女不仅仅是道德颓败的场所,而且是其根源,性病是其不可避免的外在的标识。

对此,公共租界工部局对妓女性病的治理虽然未起到太多积极作用,却对于开启废娼运动有一定意义。1919 年 10 月,工部局成立淫风调查委员会,"该会对于废娼的运动极其热心,上海产生的废娼的名词,就是这会儿制造出来的"。① "废娼"恰好迎合了当时中国的社会改良家们的胃口:一方面,在适者生存的达尔文的进化论逻辑中,身体的孱弱、性病的流行成了中国在更强大、更健康的国家面前沦为被奴役的地位的标志。改革者们相信性病是对中华民族的威胁,妓女是这一外国威胁的温床和传染源,这使得他们中的许多人都提出了禁娼的要求。另一方面是对民族文化的反思、民族健康的担忧,伴随着妇女解放的思潮,乘着新文化运动的东风,在中国知识界掀起了废娼运动的狂潮:"尊重人道""天赋人权"是新文化运动弘扬的核心内容,而娼妓是与这种时代精神绝对违背的现象,"为尊重人道不可不废娼"②。

20 世纪初,各种关于废娼的言论主张一发而不可收,占据着诸多妇女刊物、医学类刊物。而游冶与狎妓在中国历史上存在久矣,无论是从上古的巫娼时代还是从管仲设女闾七百算起,娼妓在中国社会都有着悠久的历史和文化基础。狎妓在上流社会一定程度上是风雅之举,而非生活堕落,虽不全然在倡导之列,却也鲜在禁忌之中,除对一些纵情花柳、纵欲无度的世子、书生的指摘以外,各路名流偶尔游冶却是一种情怀,并无伤清名。关于政要名流、文人墨客流连青楼所留下的妙文佳篇、风流故事也被世人广为流传,视为美谈。

---

① 王无为:《新人月刊》第 1 卷第 2、3 号,1920 年 5 月、7 月,转引自李文海等:《民国时期社会调查丛编·底边社会卷》,福建教育出版社 2002 年版,第 454 页。

② 李大钊:《废娼问题》,《每周评论》第 19 号,1919 年 4 月 27 日。

而民族的衰微引起了知识界对于民族本身及其文化、风俗等全方位的反思和质疑，游冶狎妓自在其中。这一时期，依靠船坚炮利、工业发达树立起先进形象的西方文化，往往无须争论地被放置在道德和实践的榜样位置上，狎妓则被视为中国文化中的糟粕。

随着新文化运动的兴起，人们在反帝、反封建、要求人的解放（尤其是妇女的解放）的同时，掀起了一场轰轰烈烈的废娼运动，1917 年苏联十月革命胜利的消息传到中国，又成为一种极大鼓舞，自此以后，反对妇女卖淫和男子嫖娼的呼声此起彼伏，有的杂志还特地开辟专栏讨论妇女解放和废娼问题。①

这一时期的废娼运动有三种基调：一是民族主义的保种强国之梦；二是追求自由平等的民主精神；三是维护民风的治理思维。第一种的典型论调如：

> 吾国一部分人，谬以狎邪游为酬应场中的一件事，实为天下文明各国所无。若在西洋，自暴自弃的人，偶入妓寨，就以为极羞耻的事，绝不肯向人宣布，一宣布就为社会所不容。现在中国社会，唤妓侍觞，入寮赌博，酒食征逐，以及如何狎邪，如何过夜，其经历状况，往往津津乐道，恬然不以为耻。社会中除少数古方以外，都以为狎妓一事，在可禁可不禁中间。这种心理，急宜根本改革，务使人人视妓如蛇蝎，避妓唯恐不及，以终身不与妓接触为要旨。②

这种论调将妓女比喻成蛇蝎，她们传染疾病不仅是通过个人道德防卫体系上的缺陷，还有民族的弱点或公共卫生政策弱点这样一些渠道。道德的缺陷是在狎妓过程中逐步滋长的。妓女不仅仅是道德颓败的场所，而且是其根源，性病是其不可避免的外在的标识。而这种外在标识在标定个体颓废的同时，还标志着民族的衰败。

而第二类废娼运动的支持者，多是社会上的改革家：

---

① 参见宋庆欣：《民国时期北京娼妓的救济问题》，《首都师范大学学报（社会科学版）》2011 年增刊，第 9 页。

② 天鸟君：《论社会卫生之促进在尊妇女与节性欲》，《医学杂志》第 1 卷第 2 号，转引自李文海主编：《民国时期社会调查丛编·底边社会卷（下）》，福建教育出版社 2004 年版，第 450 页。

1918年7月胡适在《新青年》上发表《贞操问题》一文指出："中国的男子要他们妻子替他们守贞守节,他们自己却公然嫖妓,公然纳妾,公然'吊膀子'……这不是最不平等的事情吗?"①

1919年4月27日,李大钊在《每周评论》上发表《娼妓问题》一文,他认为:"到了今日,人类社会还会有娼妓存在,国家法律上仍然允许公娼,真是可痛可耻的事情!"因而他提出"为尊重人道不可不废娼""为尊重恋爱生活不可不废娼""为保持社会上妇女的地位不可不废娼""为尊重公共卫生不可不废娼"等五大理由,坚决主张废娼,并且提出废娼的办法。②

1920年8月,李三无在《废娼运动管见》中指出:"要想维持社会上的风化和秩序,叫花柳病不致蔓延,非从根本上铲除娼妓阶级不可。所以现在一般热心社会事业的人士,苦心孤诣地谋娼妓阶级的绝灭,不留余力。他们的意思,以为:'娼妓不除,社会永远不能整顿,人类日就颓丧消沉,很不是国家前途的幸福,所以万不能再因循顾忌,观望徘徊,不毅然决然地去掉他。'"③

而一些人在建议铲除娼妓制度的同时也主张在现有情况下让"公共卫生"先行,让其受国家监视,治疗其疾病,阻止其流传。李大钊就是这种观点的代表,他认为:"为尊重公共卫生不可不废娼。允许公娼的唯一理由,就是因为娼妓既然不能废止,对于花柳病的传染,就该有一种防范的办法,那么与其让他们暗自流行,不如公然允许他们,把他们放在国家监视下,还可以行检查身体的制度和相当的卫生设施。可是人类的生活,不只是肉欲一面,肉欲以外,还有灵性。娼妓不能废止的话,实在是毫无根据。"④

第三种基调,即维护民风的治理之道的代表者是冯玉祥将军。驻军常德的时候,他立即关闭了当地妓院,逐出妓女。在他的回忆录中是这样记载的:"常德是有名的多娼妓的地区,头二三等都有,每月花捐为地方大宗收入。我们的军队驻到这里,很觉得妨碍。和子良商量,决心驱逐他们出境。当通知娼

---

① 中华全国妇女联合会妇女运动历史研究室:《五四时期妇女问题文选》,生活·读书·新知三联书店1981年版,第108页。
② 李大钊:《废娼问题》,《每日评论》第19号,1919年4月27日。
③ 中华全国妇女联合会妇女运动历史研究室:《五四时期妇女问题文选》,生活·读书·新知三联书店1981年版,第324页。
④ 李大钊:《废娼问题》,《每周评论》第19号,1919年4月27日。

家都来领执照,一时来了许多青年小伙子,都是二十多岁。问他们是什么人,干什么事,答说:'我们是茶壶,来领执照的。'所谓茶壶,大约就是娼寮中龟头的意思。我说:'看你们一个个五官端正,都是很好的青年人,为什么不干些有意的正事,竟自甘下贱,干这种剥削人家肉体的买卖! 真是岂有此理!'即拿着一个,以棍打之,打得直哭嚷,说:'我从此不做茶壶就是了!'问他不做茶壶,打算做什么。回说不知道,我说:'你们应当趁着年轻,学些有用的本事,做一个自食其力的人。'一个被如此教训,别人也都自愿改行了。于是限他们三天内一律出境。此后常德即平平安安,再也没有为娼家的事出过乱子,打过麻烦。唉,这也只是不得已的办法罢了。"①

他在河南做督军的时候,整理紊乱已久的豫政,到任之初,便详审地方实际情形,拟定治豫大纲十项,作为最低限度的施政标准,其中就包括"严禁烟赌娼妓,以淳风俗"②。

虽然在这些废娼的潮流中,传播花柳是很多有识之士执意废娼的一个考虑,但鲜有人专论此事。如上这三种基调的废娼讨论中很少思考废娼之于性病传播究竟有什么影响,只有李大钊提到:"据东西的医生考证起来,这种检霉法实是没有效果。因为检霉的人,每多草率不周,检霉的方法又不完备,并且不行于和娼妓相接的男子,结果仍是传染流行,不能制止。不但流毒到同时的社会,而且流毒到后人身上。又据医家说,久于为娼的女子,往往发生变性的征候,这个问题,尤与人种的存亡,有很大的关系"③。

在这一方面医家的思考则可以帮我们拉近废娼运动对于性病流行的影响。医家的基本态度是无外乎"废公娼无异于鼓励私娼","现有公娼检验流于形式,更附成为娼妓的健康广告"等。

对现代性病治疗颇有影响的医生丁福保曾指出:"一言及花柳病之预防,即有人主张废娼,或者主张严厉检验妓女。废娼一事,随时世之进步,想迟早必有实现之一日。但若公娼虽废,而私娼反而人才辈出,化公为私,何必多此一举? 又如例行检验,虽亦言之成理,但实际效果,究有几何? 不无可疑,向来

---

① 冯玉祥:《我的生活》,岳麓书社 1999 年版,第 256 页。
② 冯玉祥:《我的生活》,岳麓书社 1999 年版,第 338 页。
③ 李大钊:《废娼问题》,《每周评论》第 19 号,1919 年 4 月 27 日。

世人对于公娼之检验,实在稍过于相信。却不知现在所行之检验方法,殊不彻底。实则由检验被验出有毒者,只是一部分,仍有许多逍遥法外,未及破获。外观上现有一定变状者,虽然易被发觉,但欲发现潜伏之花柳病。则仍等于无头公案,不易水落石出。况乎朝送生张,夕迎熟魏,夜无处夕,而每星期只检验一次,究竟有几何效果? 可想而知。今作此言,虽似诽谤政府,但检验公娼,却亦非毫无益处,徒糜公帑。因受验之公娼,终较不受验之私娼暗娼,有毒率少。故检验之功绩,吾人亦自不能一笔抹煞。惟虽经检验,仍不能有恃无恐,则不可不知。”①

在对公娼检验的态度上,多数医家都是持消极肯定的态度,而对于其负面作用,谢筠寿的态度则更加鲜明,并提出了他眼中娼妓性病的症结与解决办法:“娼妓为性病的一大源泉,关于娼妓问题的研究,自然是很紧要。有主张以法律的能力,绝对禁止的;也有主张任他存在的。但是任他存在,固然要是性病猖獗,如果是绝对禁绝,或反而无异于提倡私娼。公娼还可以用法律上的手段去减产或停止营业等来救济,可是私娼就没有这样的方法可以救济了。所以现在对于娼妓的办法,是主张公娼而用检查制,但有一位检查娼妓,往往使娼妓故意隐蔽她的疾病,不肯说出;或是检查的医师,因娼妓的众多,往往检查不周密,结果使有毒的娼妓,有了一块平安无毒的商标,引诱嫖客屠门大嚼,岂不是更糟糕了吗! 我以为娼妓的故意和检查的不周密,并不是法制不善,而是奉行的不利,所以检查公娼固然不是预防性病的彻底办法,总聊胜于无。”谢筠寿的看法是:“创建娼妓性病指导班、设立免费诊所、设立展览馆等办法……使娼妓得以保障自己的健康,一方面也可以监视嫖客,有没有性病,如果有的话,可以断然拒绝。这也是一种釜底抽薪的办法。”②郁维对公娼检验更是颇有微词:“警察局三令五申限期登记已延期多次,登记的娼妓还只四千人左右而已,不到(上海妓女总数)十分之一”,即使已经登记,“登记的妓女按照规定每月一次检验的极少数。请求登记的妓女身体检查不及格时,往往取巧该改换姓名重新登记,如此一再玩法,即使检查结果证明阳性,强制停业,也

① 丁福保:《花柳病之预防与治疗》,《中西医药》1935年第1期,第115—116页。
② 谢筠寿:《如何防止战后的性病》,《社会卫生》1946年第4期,第22页。

已经营业多时。"①

社会各界废娼之声此起彼伏,然而废娼运动的理论和实践中都有太多主义,而对于娼妓的切身问题没有给予足够重视。当时社会上妓女感染性病的问题已经非常严重,然而各种废娼运动和行为都没有对如何解决妓女的性病给出一个明确的答案。仿佛妓女们是旧制度的余孽,只需大刀阔斧除去即可,那些注意到娼妓存在的社会、经济原因的有识之士们,也几乎从来没有想过,这些饱经沧桑、饱受蹂躏的女人们,带着一身顽疾,带着花柳场上的后遗症如何能回归到正常的生活中来?忽略这一点,又怎么能企望废娼运动的成功,社会风气的改革呢?

正因为如此,加之民国期间,政府一直忙于战争,政府财政一直紧张,警政机关经费严重缺乏,许多警署不得不将"花捐"作为一项重要的经费来源,因而使娼妓治理与救济陷于尴尬境地,而警员因个人素养、经济收入的原因亦会包庇各类娼妓。此因素严重影响了警政机关的救娼决心和查禁力度,更不用提妓女的性病有救治的可能。取而代之的是各种名头的计量所和救济会,成为收容妓女,教导其改过的场所。而在关于这些场所的记录中,根本没有关于治疗性病的记录。

注册、纳捐、例行体检是当时的管理者普遍使用的办法,他们经常提倡教育和治疗,视其为重要的健康措施。而像李大钊一样对用发放执照和推行体检的办法来控制性病表示怀疑的观点则非常多:对妓女实行体检被说成是保护公众健康、免受得病妓女传染的一项措施,但这么做却并没有什么实际的效果,因而改革者们更为实用的一个论点就是断然否定医检的作用。1933 年,一家妇女杂志上有一篇文章把医检说成是保护上等人的措施。该文作者说,梅毒是由妓女和嫖客两方面传染的,而体检只查妓女。一名持照妓女如染病则被禁止从业,但她还要吃饭,还要生活,她会跑到一个不要执照的地区,在那里,她会把她的病传染给黄包车夫、当兵的、工人及其他付不起进有照妓院的下层阶级的人。

即便管理者饱受批评,主张禁娼的革命者除了制造了强大的社会舆论以

---

① 郁维:《禁娼与性病防治》,《市政评论》1947 年第 9—10 期,第 18 页。

外,也无甚可观的建树。一些地方,如杭州曾经出台过"取缔娼妓减免花柳病患收费"的政策,后来也无疾而终。但无论是出于什么样的立场和目的,"妓女中性病流行是一种公共卫生问题,会殃及民族健康"的话语已经在这一时期形成了。在民国时期,妓女是有关性病的讨论中一个反复涉及的话题。对于殖民医政当局来说,她们是愚昧无知又充满危险的感染渠道,威胁到白人的健康。对于指南书和小报的作者来说,妓女是带来形形色色危险和愉悦之场所,既要小心应付,又可适当享受。而对于改革者,她们也是一条通道,但这一次,是从侵略性的外部世界直接通向中国这个集合体的体内,甚至通向中国政体里的一条通道。①

娼妓制度在中国存在千年,被认为是最丑恶、最卑劣的一种人压迫人的制度。无论是官妓、营妓还是私娼,是否在籍、是否纳捐都不能给予这些社会底层、权力重压下的女子们任何一点怜悯和庇护,这些生活在水深火热中的娼妓从来没有逃脱被奴役的命运。而性病的风险只是投射在这痛苦命运中的一道阴影而已。

我们通过对文献的回顾和研究发现:直到明代,梅毒传入中国以后,古代娼妓的性病问题都没有得到重视,而此后性病也只是对放浪世子沉迷美色的戏谑,并不影响花柳界的"才子佳人"们创造男欢女爱的浪漫传奇。

然而清末民初,随着帝国主义的入侵,国内政权更替、军阀混战,大量工商业倒闭,城市平民和农民的生活难以为继。大量女性涌入城市谋生,造成表面上的城市男女比例严重失衡。这些女性在资本主义、帝国主义和父权制的共谋下,沦为娼妓。在这样的背景和动荡时局中,在消费者需求的刺激下,整个娼妓业也发生了结构性的变化,低层次的娼妓激增,原有的一等、二等妓女逐渐丧失其地位,向下降级。渐次,原有尚色艺的青楼文化荡然无存,取而代之的是赤裸裸的肉体交易。这也加剧了性病的流行,出现了文中介绍的妓女中绝大多数患有性病的情况,"传播花柳病的祸水"这一罪名,使得妓女,这些制度的受害者成了社会的罪人。

————————————

① 参见[美]贺萧:《危险的愉悦:20世纪上海的娼妓问题》,韩敏中、盛宁译,江苏人民出版社2003年版,第256页。

　　面对这一局面，无论是晚清政府、北洋政府还是国民政府都没有给出有效的解决方法。而是出于对财政收入、管理成本和舆论压力等的考量，搞起"禁娼""开禁"再"禁娼"的把戏。倒是民间的有识之士在五四精神的鼓舞和保种强国的民族自尊心刺激下，积极地推动废娼运动的发展，以铲除这一邪恶的制度。然而所要废除之人——娼妓，在此中只是一枚棋子。妓女的苦痛与疾患鲜能为社会改良家们所重视，唯有个别医者能够针对时弊，施舍些许关照和同情。

　　娼妓制度以及其内生的性病问题植根于一系列腐朽的、不平等的社会制度中，它的改变和解决不能依靠单纯幼稚的社会运动、趋利善变的社会政策，只有在彻底的社会改造运动中才有可能真正实现。

　　性病的问题从根本上回答了，性病为什么在中国从一个个体的医疗实践，变为被干预的社会问题。与风头正劲的资本主义国家的不期而遇，打破了天朝上国的梦境，打破了统治者以往超级稳定的家国天下的治理模式。臣民从生产的单元，变成了保种强国的单元，民众的身体健康与否已经与国家的安危存亡联系在一起了。就此而论，身体成了一个非常政治性的过程，对身体的有效统治和治理成了对统治者的内在要求。同时宏观意义上的人口也开始成为国力的砝码而成为需要治理的议题。在论及现代政治对于性的浓厚兴趣时，福柯也说，性"正好处于肉体和人口的十字路口"①。性正是在个人肉体层面上的监控与群体层面上的调节，这两个主要的现代政治技术的交叉点上。性病正好是处在这样一个交叉口，或者说是被编织在这样一个权力枢纽上的原件，一头搭着关乎道德的床第之欢，一头系着保种强国的遗传密码。而这两点都是新时代的政治经济学知识的主题。性病不可避免地从个体疾患成为权力的目标和干预的对象。性的病态自然要超然于简单的医学救治，而成为全新的社会问题。

　　性病一旦被问题化，解决问题的效果就成了必然的考量。事实上，无论是改革者、知识精英、医生、老鸨、警察还是政府在民国时期的性病控制上都没有

---

① ［法］米歇尔·福柯：《必须保卫社会　法兰西学院演讲系列，1976》，钱翰译，上海人民出版社 2010 年版，第 9 页。

获得成功。知识分子和国家之间是相互割裂、各自为政的状态。知识分子提倡的现代思潮在当时并未和政府的公共卫生管理形成一套整合的系统。而政府没有一个长远的公共卫生理念,而是采用"选择性治理"的方法,就事论事地选择事务进行管理,比如区域性的娼妓检视。国家选择性地利用专家的技术或意见,而非其全部的理念。新式政府利用科学,但是并不顺从于科学。①而其中最受诟病的不是民国政府对于科学的态度,而是其解决现实问题方面的软弱与无能,这是当时的政府一系列令人失望之举中的一项。它导致许多中国的改革家不再支持那个政权,而把希望寄予另一个承诺可以更有效地改造中国社会的新政权身上。

① 杜丽红、朱宇晶:《选择性治理:民初北京妓女检治制度之剖析》,《史林》2014年第1期,第28页。

第二章 拿起针筒的国家

性病问题,只是中国社会许多问题中的一个,也是使中国人成为"东亚病夫"的原因之一。健康和卫生的诉求在 20 世纪前期的中国关系的不仅仅是躯体的改造。当卫生的含义由养生之道上升为民族生存的资格时,也就意味着民众的身体健康与否已经与国家的安危存亡联系在一起了。就此而论,对身体的有效统治和管理,已成为社会秩序之所以存在的重要基础。因此,也就有了一系列"改造人作为改造一切的基础"的运动,由蔡锷发起的军国民运动(1902—1919)、梁启超发起的新民运动(1902—1903)、基督教青年会余日章发起的公民教育运动(1923—1929)被称为清末民初的三大身体改造运动。①虽然黄金麟的研究通过对身体改造运动的追踪描绘了现代中国身体进入政治域的过程,但是忽略了医疗这个最为关乎身体的议题。

在民国时期,性病作为治理的目标和对象的局面已经形成,虽然这种权力的形成始自医学话语的普及、知识分子的推广、大众文化的推波助澜,但这种治理的模式,仍然是一个国家高于个人、统摄个人的状态。中国作为一个民族国家的基础条件——人民身体的国家化与工具化——在亡国的氛围中开展起来。

而共产党人作为新的执政者对这种政治诉求十分敏感。卫生部部长李德全提出:"不能只把饿死人认为是政府的责任",对于"因不卫生而病死人"也应该足够重视。②

---

① 参见黄金麟:《历史、身体、国家:近代中国的身体形成(1895—1937)》,新星出版社 2006年版,第 46—72 页。

② 参见李德全:《中央人民政府卫生部全国防疫工作的报告》(一九五一年十月十九日李德全部长在政务院第一百零七次政务会议上的报告,并经同次会议批准),《人民日报》1952 年 1月 4 日第 3 版。

在共产党的卫生工作者看来,作为自然现象的疾病,实质上有很大一部分是社会的现象。在阶级社会里,被压迫的人民生活穷困,营养不良,贫血病、各种急性与慢性传染病是不可能被消灭的。比如资本主义制度与娼妓并存,就不可能消灭性病。但我们医学家完全相信各种疾病中除了遗传病、肿瘤、内分泌疾病及其他少数疾病要经过长期努力才能消灭以外,绝大多数疾病都是可以由现在人类的力量予以消灭的。我们医学家应该为此而奋斗,因此,我们就必须关心政治,改造社会。[①]

革命浪漫主义的情绪在这样的文字中尽情洋溢,疾病和意识形态建立了关系。在战火硝烟中取得政权的革命军民,马上投身到了一场新的社会改造的战场中。

第一节　新中国成立前及新中国成立初期性病流行的时空特征

20 世纪上半期,贸易的发展促进了人口的流动,在世界上很多国家的港口和内河流域的城市都出现性病的大规模流行,世界大战和局部战争也促发了疫情的扩散。世界卫生组织 1950 年的一份报告显示:"全世界梅毒病例至少二千万,多则一万万之数。淋病二倍或三倍于这个数目。梅毒死亡率只有少数国家有记载,每十万人口 0.8 至 210 人。全世界每年约有二百万患晚期梅毒的人死亡。在不少国家里先天性梅毒的婴儿死亡占 10%以上。"[②]

第二次世界大战时和战后性病流行加重。集体验血可以发现病例,显示流行的程度。美国入伍壮丁的梅毒病率为 4.7%,1940—1945 年发现了近百万病例。芬兰的梅毒病率 1939 年每十万人口为 2.7 人,1946 年每十万人口为 16.5 人,1947 年降低为 12 人,1948 年更低些。丹麦的梅毒病率 1939 年每

---

① 参见余贻倜:《医学的政治性》,《人民日报》1949 年 10 月 20 日。
② 郁维摘译:《联合国世界卫生组织一九五〇年计划书》,《卫生资料》第 36 卷第 9 期,1950 年 9 月,第 375 页。

十万人口为 1.4 人,1946 年每十万人口为 10.4 人,1947 年降到 6 人,1948 年趋向低势。波澜(波兰)及南斯拉夫受战争影响更大,波澜在被占领期间传染性病例增加三倍,华沙城 1946 年比战前增加十二倍。因战事关系,乡村遭到了波及,大概每年新传染的病例有 15 万例。东南亚、远东各国,城市港口有流行性梅毒,乡村有地方性梅毒。英、比、法属地 1940—1946 年医院诊所梅毒病率为 2%—10%。战后的 1948 年印度性病率为人口的 37‰;估计有 1300 万梅毒、淋病病例。①

新中国成立前性病在中国的流行情况,基本上基于有限的门诊调查和推测而得。其中比较有代表性的研究有:雷诺士(Lennox WG)1923 年根据医院 3.5 万例患者提供的详细资料,确定了住院患者为 8.4%、门诊患者为 6.1%患有梅毒,是美国的 3 倍。② 中华医学会在 1935 年对 15 个省的 28 所医院的病人进行了调查,在总共 248722 名病人中(包括所有科室门诊和住院的现病人与既往病人)性病(主要指梅毒和淋病)的发病率是 6.4%。③ 在大城市中则明显较高,如南京在成立夜间性病诊所之际,对全市多家医院的就医者进行了调查,结果在 3898 名患者(其中 1704 人是普通病人,297 人是鸦片成瘾者,另外 1897 人来自性病门诊)的血清检测中阳性率高达 27%,普通病人中的感染率也达到了 17.5%。④ 由于没有大规模、有代表性的流行病学调查,对于新中国成立前全国的性病感染情况只能作大致的估计。

根据豪恩(Horn J.)的估计,10%的少数民族人口,5%—6%的城市居民和 2%—3%的农村居民患有性病;⑤弗雷泽更认为在第二次世界大战前夕,中国

① 参见郁维摘译:《联合国世界卫生组织一九五〇年计划书》,《卫生资料》第 36 卷第 9 期,1950 年 9 月,第 375 页。

② 参见 Lennox WG, "Neurosyphilis among Chinese", *China Medical Journal*, 1923, 37, pp. 663-671。

③ 参见 H.S.Gear, "Statistics and survey : The Incidence of Venereal Disease in Hospital Patients in China", *Chinese Medical Journal*, 1935, Vol. 49, No.10, pp.1122-1135。

④ 参见 T.H.Wang etc., "An Inquiry Into the Prevalence of Syphilis in Nanking", *Chinese Medical Journal*, 1935, Vol. 49, n.10, pp.1122-1135。

⑤ 参见 Horn J., *Away with All Pests : An English Surgeon in the People's Republic of China*, New York : Monthly Review Press, 1974, p.82. *Chinese Medical Journal*, 1937, v.51, June, pp.983-988。

的梅毒感染者总数保守地估计有 2000 万人,且可能还要增加一倍①。尽管这一时期调查的统计口径、样本量、检验标准、数据质量都可能存在一定问题,但是它们都反映出了同样的问题,新中国成立前中国有着非常严重的性病感染情况。

基于这样的估计,新中国深切地意识到性病的严重性,这种严重性一方面源于它本身对于国民身体的伤害,对人口增长的阻碍作用,更重要的是它加重了国家孱弱、腐朽的形象。为了消灭这种疾病,大规模的、史无前例的流行病学调查开始了。但是,这一时期的流行病学调查在数据统计等方面仍存在一些瑕疵。一些研究甚至注明总数的百分率可能存在不满 1% 的误差,故本研究在引用数据的同时也做了一定的勘误工作,供读者参考。通过调查和以往的认识,性病流行趋势因流行程度、传播模式的不同被分为少数民族地区、城市和农村三个主要类型。这三类地区的主要流行情况如表 7 所示。

表 7　新中国成立前三类地区梅毒流行概况②

| 地区 | 调查方法 | | 检查人数 | 梅毒患病者 | 占比（%） |
	资料来源及年份	血清试验			
少数民族地区					
内蒙古牧区（蒙族）	普查（1950—1953）	瓦式康氏	163301	78337	48.0
四川甘孜自治州（藏族）	巡回门诊（1952—1953）	康氏	32170	9416	29.3
云南弥勒（阿细族）	普查（1957）	瓦式康氏	4814	1348	28.0
海南岛（黎族）	普查（1958）	瓦式康氏	7310	1588	21.7
广西（僮族）	普查（1959）	鲜血快速	3302	332	10.0

---

① 参见 Frazier CN, "The Prevention and Control of Syphilis", *China Medical Journal*, 1937, Vol. 51, p.1044。

② 胡传揆、叶干运、陈锡唐:《我国对梅毒的控制和消灭》,《科学通报》1965 年第 6 期,第504 页。文章曾在 1964 年北京科学讨论会上宣读。

地区		调查方法		检查人数	梅毒患病者	占比（%）
		资料来源及年份	血清试验			
城市	北京	北京医学院皮肤科初诊病人（1949）	瓦式康氏	3303	304	10.1[a]
	上海	上海医学院皮肤科初诊病人（1940—1948）	瓦式康氏	50877	2321	4.5[b]
	济南	齐鲁大学医学院各科门诊病人（1927）	瓦式	35087	2000	5.7
	全国	15个医院住院和三个医院门诊病人（1923）	瓦式康氏	92767	6449	7.0
农村	安徽大别山区五个县	按户普查每户首先以户主或主妇为检查对象（1958）	康式	1257600	41827	3.8[c]
	江西宁都	线索调查（有15个大队同时进行普查对比）（1959）	鲜血快速	317789	10371	3.2[d]
	江苏新沂、沛县两个中队	鲜血过滤普查（1959）	鲜血快速	36926	550	1.49
	河南内乡	验血过滤普查（15—50岁）（1958）	康式	22000	186	0.85

注：a.原文注释此数据由北京医学院第一附属医院皮肤科教研组提供。根据原文中的检查人数和梅毒患病者两项数据计算，占比应为9.2%，为尊重史料此处做注释处理。b.原文数据引自秦启贤等：《解放后上海市八个医院皮肤性病科二十万初诊病例的统计报告》，根据原文中提供的检查人数和梅毒患者病者两项数据计算占比应为4.6%，原文已以注释方式说明各分类疾病总数的百分率，可能有不满1%的误差，特此注释说明。c.原文未注明数据出处，根据文中提供的检查人数和梅毒患病者两项数据计算占比应为3.3%，特此说明。d.根据文中提供的检查人数和梅毒患病者两项数据计算占比应为3.3%，特此说明。

一、少数民族地区

新中国成立前虽然没有确切的数据，但是少数民族地区，尤其是蒙、藏地区的性病流行在新中国成立前就已经到了非常严重的地步。

由于生活习惯和风俗的关系，蒙古族在新中国成立初的调查中显示出非常高的感染率，不仅涉及蒙古族，同时还包括藏、哈萨克、维吾尔、黎、苗、彝、瑶、裕固、回、僮、阿西、撒尼、哈尼、傣、尼苏与撒拉等二十几个民族。其中蒙、藏、哈萨克和维吾尔族调查的地区较为广泛,其他民族多为试点区的单独材料。[1]

表8 新中国成立初期(1952—1960年)各民族梅毒血清阳性率[2]

族 别	地 区	检查时间(年)	检查人数	阳性人数	占比(%)
蒙古族	内蒙各盟		208982	90150	43.1
	新疆七县	1953—1957	10207	3362	32.9
	四川阿坝	1957	1490	593	40.0[a]
藏族	西藏拉萨	1952年1—6月	3471	1711	49.3
	西藏拉萨	1952—1954	4388	2134	48.6
	四川甘孜自治州	1952—1953	32170	9416	29.3
	四川阿坝	1952—1954	9690	1262	13.0
	四川阿坝松潘县		10481	456	43.59[b]
	青海贵德县	1955	831	268	32.2[c]
	甘肃夏河	1952—1953	3189	1220	38.2[d]
	甘肃天祝	1953	2883	460	16.0
	四川甘孜	1958	21496	3405	11.2[e]
	云南中甸	1958	1279	71	5.6
哈萨克族	新疆	1953—1957	24290	3422	14.0[f]
维吾尔族	新疆昭苏县	1956	5568	183	3.3
	新疆	1953—1957	3596	901	16.2[g]
黎族	海南岛	1958	7310	1588	21.7
苗族	贵州威宁	1959	6355	309	7.6[h]
彝族	贵州威宁	1959	3737	41	1.1
瑶族	广西瑶族县	1954—1960	23185	3852	16.6
索伦族	内蒙古呼盟	1950	690	110	15.9

[1] 全国性病防治研究中心:《新中国性病防治研究概况与成就》(内部资料),全国性病防治研究中心资料006号,1988年,第1页。

[2] 全国性病防治研究中心:《新中国性病防治研究概况与成就》(内部资料),全国性病防治研究中心资料006号,1988年,第3—5页。文中材料系直接引用,其中一些少数民族称谓与今天不同,为了尊重史料未做修改。

族　别	地　区	检查时间（年）	检查人数	阳性人数	占比（%）
布利牙特	内蒙古呼盟	1950	1896	794	40.8[i]
达干来族	内蒙古呼盟	1950	10	1	10.0
裕固族	甘肃	1957	4543	1097	24.1
回族	各地区		3326	147	4.4
	宁夏	1959	1134	11	1.0
僮族	广西岑溪	1958	3302	332	10.0[j]
阿西族	云南弥勒县	1957	4814	1348	28.0
撒尼族	云南宜良	1959	7049	675	9.6
哈尼族	云南元阳	1960	3540	383	10.8
傣族	云南元阳	1960	40	2	5.0
尼苏族	云南元阳	1960	568	17	3.0
撒拉族	甘肃藏族自治州	1958	13	2	15.3[k]

注：a、b、c、d、e、f、g、h、i、j、k：根据原档提供的检查人数和阳性人数两项计算，占比分别应为：39.8、4.35、32.3、38.3、15.8、14.1、25.1、4.9、41.9、10.1、15.4。

虽然表9中有些地区只能采集到试点监测结果，不能推论总体，但是依旧可以看到少数民族地区尤其是蒙、藏地区的梅毒严重程度。同时通过数据，人们还发现，由于生活方式的不同，感染率的差别也是很大的。一般而言，纯牧区发病率较高，半农半牧区次之，其发病率明显降低，在专门从事农业劳动的蒙古族地区就很低了。① 以呼伦贝尔盟为例：

表9　呼伦贝尔盟的4个牧业旗在1950—1953年间性病发病率与生产方式统计②

	检查人数	发病人数	发病率（%）	备　　考
牧业区	163301	78337	47.20[a]	1950—1953年在未治疗地区的检查结果
半农半牧区	59947	5200	8.67	1956年在未治疗地区的检查结果
农业区	11318	546	4.83	1956年在未治疗地区的重点地区的检查结果

① 参见全国性病防治研究中心：《新中国性病防治研究概况与成就》（内部资料），全国性病防治研究中心资料006号，1988年，第5页。

② 李俊：《内蒙人民保健事业发展简史》，《医学史与保健组织》1958年第1期。

续表

	检查人数	发病人数	发病率(%)	备　　考
城市	6139	437	7.2[b]	1956年在未治疗地区的重点行业中的检查结果
合计	240705	84520	35.11	

注:a、b:根据原文提供的检查人数和发病人数两项计算,发病率应分别为47.97和7.12。

由此可见,生产方式对于性病的感染率是有显著影响的。但是生产方式相同的地区也存在着显著差异,比如同在内蒙古自治区的乌兰察布盟和昭乌达盟(今内蒙古自治区赤峰市)。

表10　不同生活方式地区梅毒血清阳性率统计[①]

地　　区	乌盟[②]			昭盟[③]		
	调查人数	阳性数	占比(%)	调查人数	阳性数	占比(%)
牧区	2175	1316	60.5	24567	3600	14.7
半农半牧	741	194	26.2	7523	451	6.0
农业	102	28	27.2[a]	12507	219	1.8

注:a 根据原档提供的调查人数和阳性数两项计算占比应为27.5。

蒙、藏地区的性病感染率如此之高到底是何因素在起作用,当时并没有更加深入的流行病学调查可以证实,但是当时社会流传着很多种解释,最为普遍的一种是由于宗教的缘故,造成男女比例严重失调,加之汉地商旅、官吏介入,使得社会上呈现出性关系非常复杂的局面,这种情况下,传染源一旦进入就很容易大规模扩散,这一点在冯玉祥将军的自传里也可以得到印证:

满清利用喇嘛教以统治蒙古人民,凡有兄弟八人者,七人须当喇嘛;兄弟五人者,四人须当喇嘛;仅有一人可为娶妻生子的平民。当喇嘛者有

---

① 参见全国性病防治研究中心:《新中国性病防治研究概况与成就》(内部资料),全国性病防治研究中心资料006号,1988年,第7页。

② 今内蒙古自治区乌兰察布盟。

③ 今内蒙古自治区赤峰市。

红黄缎子穿,又可坐享优厚的俸禄。女子没有充当喇嘛的福气,但又难找得相当的配偶,于是都做了内地人泄欲的对象。因为由本部内地来的文武官吏及军队、商人,都因道远不能携带家眷,所以都可以在这里找到临时太太。一方面是七八个蒙古男子仅有一个妻子,一方面是一个蒙古女子,有若干的内地人为她的临时丈夫,事实上形成一个乱交的社会。同时男女卫生都不讲究,染上淋病、梅毒以后,唯有听其自然。当时活佛即患梅毒,烂塌了鼻子。

当时蒙古喇嘛教领袖即是活佛,名哲布尊丹巴。在过去,活佛的地位等于专制时代的皇帝,一切生死予夺之权都归他一人掌握。他可以为所欲为,没有任何的顾忌。每年各地的王公及其眷属要来朝拜一次;王公的眷属中有年轻貌美可使活佛中意的,活佛便有权强留她在官内,与她们做"欢喜佛"。王公们一则惧于他的淫威,二则恐怕也已积久成习,视为当然,对此横行,丝毫不加反抗。这位活佛因淫欲无度,不但患有花柳病,烂塌了鼻子,而且闹得身体虚弱达于极点,两眼渐致失明,甚至坐着不动时,也须人扶持。①

同时代的人对于蒙藏地区性病的泛滥也有其他的看法,认为除了性方面的原因,性交以外的原因也是存在的。正如民国时期一位非常著名的花柳科医生彭玉书在一本大众医学科普读物上提到的:"据我朋友的谈话及旅行家的报告,蒙古一带,花柳病意外地蔓延,求医的人,大半都是花柳病的患者。这或者是因该处的住民起居上的关系,使花柳病之性交外传染的机会较多。而卫生常识缺乏,莫之所防,遂有此现象。"②

一些参加过少数民族性病防治工作的医务人员是这样总结少数民族地区性病流行原因的:"在内蒙王爷压迫并奴役广大牧民,给王爷当兵,服劳役,并强迫多数男人当喇嘛,不劳动也不能结婚,这样女人多,而可以结婚的男人相对地很少了,于是产生了极不合理的制度——与生活用具名结婚(如马鞭子、旗杆等),而实际上仍然是没有丈夫,便与男人可随便发生关系,同时那些独

---

① 冯玉祥:《我的生活》,岳麓书社 1999 年版,第 412 页。
② 彭玉书:《花柳病之传播途径》,《大众医刊》1931 年第 4 期,第 60 页。

身的喇嘛、军队也是乱搞女人，造成性关系上的紊乱。在藏族地区也是同样，'头人'（土司）奴役着大批的农奴及其家庭，他们受尽地主与豪门的欺侮，例如拉萨附近一个村（然因青）一个有权势的人依势强奸妇女，染上了性病，结果辗转传染了六十余人。由于反动的统治与残酷剥削，少数民族人民的经济与文化极端落后，有了性病得不到医疗上的照顾，只有求神告佛，请喇嘛念经，请江湖医生胡治，往往不但没有把病治好，反而被敲诈了牛羊。有了病治不了也治不好，就这样促使性病蔓延。"①

由王光超带领的北京大学医学院 1950 年暑期抗梅队在蒙绥地区还发现，在男性中喇嘛的感染率是高于其他职业的。这一点似乎在梅·戈尔斯坦关于西藏现代史的重要作品中得到零星验证，他提道："西藏寺院制度所奉行的原则是，只有在喇嘛僧人犯了杀人罪或同异性发生关系时才会被驱除出寺。"同时注释说："西藏的寺院强迫僧侣独身善守，而对同性恋一般都不过问，只要不被发现就没事。"②所以性病通过同性性行为在喇嘛之间传播的可能性是存在的。

在少数民族地区性病的传播也与一些风俗习惯有关。"如广西瑶族有'爬楼'（妇女住于近住宅旁的吊楼内等候其他男人来共宿）、'点火把'（夜间点火把找对象）的风俗，海南岛的黎族有'放寮'的习惯，云南的阿细族有'跳月'的风俗，这些一方面是男女婚姻自主、自由结合的场所，但同时也促使性病的流行。"③

在中国一些少数民族地区，存在着较为严重的性病，对此，人们显然不认为是某种细菌在作怪。波密位于雅鲁藏布江大转弯的北面，是处在康藏高原上重叠的峡谷中的一个小区域。这里因为人们误信多吃猪肉会生淋病，所以都不十分爱吃。④ 当然，猪肉传播淋病肯定不能作为淋病流行的原因，但足以见得少数民族对于疾病传播的一种民间信仰。对于这种致病原因的错误认识

---

① 全国性病防治研究中心：《新中国性病防治研究概况与成就》（内部资料），第 38—39 页。

② ［美］梅·戈尔斯坦：《喇嘛王国的覆灭》，杜永彬译，中国藏学出版社 2005 年版，第 21 页。

③ 全国性病防治研究中心：《新中国性病防治研究概况与成就》（内部资料），全国性病防治研究中心资料 006 号，1988 年，第 38—39 页。

④ 参见林耀华、王辅仁：《波密简述》，中央民族学院研究部编：《中国民族问题研究集刊》（第二辑内部刊物），1955 年，第 5 页。

很可能使他们掩盖了性行为对于传播淋病的关键作用,而加剧疾病在这些少数民族地区的流行。因此,对疾病的民间风俗习惯和信仰也被解读为造成疾病传播的一个重要原因之一。

　　无论是名人日记、旅行家的笔记还是医生们初入藏地的见闻,大都是汉人对这些陌生地域、陌生族群的一面之词。其中充斥着矛盾和不解,以至于今天我们在收集这些零星文字的时候,依然困惑重重。比如,为什么这些风俗在少数民族地区存在了数百年甚至更长的时间,却没有引起性病的传播? 那么性病究竟是从什么时候开始进入这些相对封闭的地区的? 在不同的少数民族地区有何不同的途径? 当地人又是如何看待和应对这种疾病的? 对此,仅凭汉人的零星观察自然是不够的,我们还缺少更为可信的资料来解释少数民族地区的性病问题,同时也更需要精通本民族历史文化的研究者进行进一步地发掘。

二、大城市

　　新中国成立之初,北京、上海、沈阳等大城市也是性病流行的地区。这主要被归咎于娼妓的聚集、人口的流动和性关系的混乱。比如,1959 年在北京市宣武区所做的调查显示梅毒血清阳性率为 4.4%,朝阳区仅为 1.6%(见表11),就是因为宣武区所调查的地区是靠近过去妓女盘踞的地方(八大胡同),并且又是商业集中区,调查的对象中过去从事商业的人员较多,所以阳性率偏高,而朝阳区的数字还是比较具有代表性的,它也接近于通县市民调查的结果(1.5%)。娼妓毫无疑问成为最主要的原因之一。因此,消灭性病运动的突破口就是关闭妓院,医治妓女性病,这一点我们在后文会提到,在此不再赘述。

　　城市地区除了妓女的感染率比较高以外,像北京、上海、沈阳几个城市的总体阳性率是较低的,而一些中小城市,尤其是在民族地区集中的城市,阳性率均较高。从妊娠妇女产前检查来看,也可以佐证这样的判断,北京阳性率为2.0%,上海为1.9%[①],沈阳为2.0%,三地数据比较接近。这也说明三个城市

---

① 参见王宗元:《重视性病防治工作》,《上海卫生》1951 年第 1 卷第 8 期,第 53 页。文中记载市立性病中心防治所与嵩山区卫生事务所的血清反应试验结果,1947—1949 年检查的 4963 名妊娠妇女中 279 人梅毒血清反应呈阳性,感染率 5.6%。此数据与文中引用的普查数据相隔时间较长,无法简单比较。

梅毒情况大体相似,并且都不超过 2.0%。①

但是在参考表 11 和表 12 数据的时候应该注意,多数大规模的性病普查都是在 1958 年之后进行的,以前有些城市是在特殊对象中进行了检查,如妊妇、学生、行政人员、工人等。因此这些数据不能代表新中国成立后梅毒的发病情况,因为随着战事结束,国民生活回归正轨,有些人虽已经治愈,但血清仍呈阳性,所以这些数字不能代表发病情况;另外,由于使用的调查方法不同,调查范围不同,所以即使在同一城市内,也还存在着一定的差异。

表 11　城市地区梅毒血清阳性率②

地　区		对　象	调查时间 (年)	调查方法	调查人数	阳性人数	阳性率 (%)
北京市	北大医院	妊妇	1956	康瓦氏产前检查	1119	?	2.0ᵃ
	朝阳区	居民	1959	快速过滤普查	4450	72	1.6
	宣武区	居民	1959	同上	6105	267	4.4
	通县城内	居民、学生、工人等	1959	同上	46733	690	1.5
上海市		工人	1954	波氏过滤检查	25000	?	2.98ᵇ
		妊妇	1955—1958	同上	550971	10646	1.9
		小学生	1958	同上	64036	?	1.1ᶜ
	南市区	中小学、幼儿园	1959	同上	7730	91	1.2
	南市区	居民	1959	同上	31027	322	1.0

---

① 参见全国性病防治研究中心:《新中国性病防治研究概况与成就》(内部资料),全国性病防治研究中心资料 006 号,1988 年,第 25 页。

② 全国性病防治研究中心:《新中国性病防治研究概况与成就》(内部资料),全国性病防治研究中心资料 006 号,1998 年,第 25—26 页。

续表

地　区		对　象	调查时间（年）	调查方法	调查人数	阳性人数	阳性率（%）
沈阳市	皮肤性病防治所	门诊病人	1952—1957	血清检查	168802		3.6
	同上	妊妇	同上	同上	77858	1593	2.0
	同上	健康人婚前检查	同上	同上	128142	4318	3.4
	正阳街	居民	1959	波氏血清普查	17285	88	0.5
河北省秦皇岛市		居民、学生、工人	1959	快速血清普查	66234	3467	5.3ᵈ
内蒙古	包头市	行政职工	1956	血清检查	6139	437	7.1
	通辽市	行政职工	1956	血清检查	996	79	7.9
河南省开封市		居民	1959	快速血清检查	3161	115	3.7ᵉ
大连市		装卸工人	1956	村田氏血清检查	943	83	8.8
山东省	济南市	？	1959	？	114948	5747	5.0
	青岛市	？	1959	？	109350	5576	4.1ᶠ
	烟台	？	1959	？	45108	3194	7.2ᵍ
	威海卫	？	1959	？	25872	1154	4.6ʰ

注：a、b、c：原档中标注为"？"为尊重史料，此处未做推算，如实录入。d、e、f、g、h：根据原档中提供的调查人数和阳性人数计算，阳性率应分别为：5.2，3.6，5.1，7.1，4.8。

表 12　城区内梅毒在各种职业上的分布情况（均为普查材料）①

		厂矿	商业	服务行业	机关	学校	居民
山东省综合材料1959 年	阳性数	2702	672	216	43	45	863
	调查人数	36773	10995	2766	1613	4746	14089
	阳性率	4.7%ᵃ	6.1%	7.8%	2.6%ᵇ	0.09%	6.1%

---

①　全国性病防治研究中心：《新中国性病防治研究概况与成就》（内部资料），全国性病防治研究中心资料 006 号，1998 年，第 28 页。

		厂矿	商业	服务行业	机关	学校	居民
内蒙古 综合材料 1959 年	阳性数	103	75	206	44		
	调查人数	2011	1099	1796	1233		
	阳性率	5.1%	6.8%	11.5%	3.5%ᶜ		
吉林省 长春市 1956 年	阳性数			231			
	调查人数			3787			
	阳性率			6.8%ᵈ			
沈阳市 1958 年	阳性数			943			4318
	调查人数	2583		15361			128142
	阳性率	3.8%		6.1%			3.4%
北京市 通县 1959 年	阳性数	215	88	20	113	251	
	调查人数	14952	1155	1367	23478	11603	
	阳性率	1.4%	3.3%ᵉ	1.5%	0.5%	2.4%ᶠ	
江苏省 新沂县 1959 年	阳性数	48	15	23	8	75	
	调查人数	1142	428	265	92	3345	
	阳性率	4.2%	3.5%	8.6%ᵍ	8.7%	2.2%	

注:a、b、c、d、e、f、g:根据原档提供的阳性数和调查人数两项计算,阳性率应分别为:7.3%,2.7%,
3.6%,6.1%,7.6%,2.2%,8.7%。

由表 11、表 12 可见,城市的性病流行较少数民族地区少很多。且经由解放初各地关闭妓院之后,主要患性病的群体——妓女得到了一定程度上的医治,一方面治疗了她们自身的疾病,另一方面缩小了一个重要的传染源。到 20 世纪 50 年代末时,城市地区新发现的梅毒非常罕见,未见到皮肤黏膜的活动性梅毒及内脏梅毒。检测出来感染的也往往是潜伏的梅毒。①

---

① 全国性病防治研究中心:《新中国性病防治研究概况与成就》(内部资料),全国性病防治研究中心资料 006 号,1998 年,第 29 页。

三、农村地区

在性病流行的三类地区划分中,农村地区是感染率最低的。由于新中国成立前一直缺乏农村地区性病的流行病学调查,所以这一结论的得出主要依靠 1958 年以后的调查和一些已知的性病流行比较严重区域的数据。同时各地区的阳性率的差异也是比较大的,从 1.0%—15.8%,[①]这可能与调查对象、检测方法、调查地区等情况有关,因此当时的医生们对其科学性和代表性也持一定的怀疑态度。

表 13　农村地区(汉族)梅毒血清阳性率[②]

调查时间(年)	调查地点	调查方法	血清	调查人数	阳性人数	阳性率(%)
1956	江苏省高邮	重点普查	康氏血清	2354	55	
	宝应	重点普查	康氏血清	3370	56	
1959	贵州威宁	线索调查	康氏血清	10958	105	1.0
1959	江西兴国	抽样调查	快速血清	6688	304	15.8[a]
1959	江西宁都	线索调查	快速血清	320000	10371	3.2
1959	安徽大别山区五县	线索普查	康氏血清	351293	48439	13.8
1959	广西岭溪	重点普查线索	快速血清	3302	322	10.0[b]
1959	云南宜良	线索调查	快速血清	26478	620	2.3
1958	广东石龙	普查	康氏血清	3467	80	2.3
1959	四川新都	线索调查	快速血清	24689	421	1.9[c]
1960	四川广元	重点普查	快速血清	3070	459	14.9[d]
1960	北京通县、平谷、延庆及门头沟	线索调查	快速血清	167208	3627	2.2
1959	山东四县市	线索调查	快速血清	225090	1233	0.6[e]

---

① 全国性病防治研究中心:《新中国性病防治研究概况与成就》(内部资料),全国性病防治研究中心资料 006 号,1998 年,第 29 页。

② 全国性病防治研究中心:《新中国性病防治研究概况与成就》(内部资料),全国性病防治研究中心资料 006 号,1998 年,第 31 页。

调查时间 （年）	调查地点	调查方法	血清	调查人数	阳性人数	阳性率（%）
1959	甘肃 42 县			393152	43183	
1956	内蒙平地泉	普查	康氏血清	11318	546	4.8
1959	江苏新沂、沛县	血清过滤	波氏血清	36926	550	1.5

注：a、b、c、d、e：根据原档提供的调查人数和阳性人数两项计算，阳性率分别应为 4.5,9.8,1.7,15.0,0.5。

农村地区的性病流行主要与战乱有关：国民党与军阀军队盘踞的地方，性病的发病率就较高，如安徽省大别山区中国民党盘踞的地方，性病的发病率就高达 13.8%，而其他的县就比较低，反动军队从未驻过的太湖地区，一般不超过 2%。

第二节　医学建制化与新中国成立后
消灭性病运动的过程

以身体为首要关注对象的发展，不但决定着人文知识的成长速度与真理的检验标准，同时也赋予其个别的知识，如法律学、政治学、卫生学、人口学、生计学和教育学等一个特定的历史重要性。而他们最终所期望达到的，无非就是希望身体的存在和表现有一个更精确的计算、管制、掌握和发挥。这种以"群生"为出发点的知识建构，在国事为重的阶段，极容易与国家危亡和富强产生联结，甚至成为国家富强的一个基础条件。[①] 这种以卫生学、人口学为基础知识的治理方式需要建构一套自己的治理体系，医学的建制化过程在这样的历史帷幕前逐渐登场。

清王朝结束之前的十年，也是清朝统治者为了改变内忧外患的局面，安抚国内不断高涨的革命形势，开始改革的十年。在"新政"和"预备立宪"的改革

---

① 参见黄金麟：《历史、身体、国家：近代中国的身体形成（1895—1937）》，新星出版社 2006 年版，第 81 页。

中也涉及医药卫生的内容,如设立中央巡警部及民政部。中央官制改革完成后,1907 年又进行直省官制改革,在各直省增设巡警及佐治员等。

1905 年 9 月,清政府设巡警部。巡警部是集公安、民政、司法于一体的机构。分设五司十六科。五司之中的警保司又分为保安科、卫生科等。卫生科有员外郎 1 人,总理科务;主事 1 人,办理科务;一、二、三等书记官若干。卫生科掌管考核医学堂的设置,考验医生给照,并管理清道、防疫、计划及审定一切卫生、保健章程。这是在中国官僚体制中第一次出现"卫生"一词。

1905 年 12 月设置京师内、外城巡警总厅,专管京师地面内政、司法、公安事务,归巡警部统辖。内、外城巡警总厅分设三处:总务处、警务处、卫生处。其中卫生处分两科:第一科,掌管清洁、保健、防疫等事项;第二科掌管医务、化验、戒烟等事宜。第一科的保健职能中就包括诊断娼妓身体。

巡警总厅下设五分厅:每分厅也设总务课、警务课、卫生课。其中卫生课掌管分厅内的清道、防疫、医务、医学事项。①

1906 年,预备立宪厘清官制,清政府认为警政里包含民政不合理,巡警本为民政之一段,可谓本末倒置,应该倒过来,故改巡警部为民政部,并扩充其职能。此时卫生从巡警部时代的一个科,升为司,有郎中一缺,员外郎、主事各二缺,七品小京官一缺,并设六七品医官各一缺。卫生司下设三科:保健科、防疫科、方术科。

1905 年巡警部建立后,虽然开始管理各省巡警,但由于各省为建立统一的卫生行政机构,自行其是的局面仍不能从根本上改变。民政部时,依然如故。至 1907 年各省增设巡警道,各省的巡警职责才得以统一。巡警道应就所治地方,设立警务公所,公所分四课,即总务课、行动课、司法课、卫生课。其中卫生课掌管卫生警察之事,凡清道、防疫、检查食物、屠宰、考验医务、医科及官立医院各事项皆属之。

在州县卫生管理的层面,清末地方机构改革,地方自治成为热点。宪政编查馆合一了"城镇乡地方自治章程",从实行过程看来,只在少数几个地方实现了。所以厘定直省官制时,因为"地方自治一时难以实行",便在州县增设

① 邓铁涛、程之范:《中国医学通史近代卷》,人民卫生出版社 2000 年版,第 329 页。

佐治官,作为地方自治的基础,先期实行。地方自治专办地方公益事宜,其中就包括卫生一项,具体内容为:清洁道路、驱除污秽、施医药局、医院医学堂、公园、戒烟会以及其他关于本城镇乡卫生之事。

至此,从中央到各行省、各州县、各城镇乡都有专门机构和人员来掌管卫生事宜,形成了比较完整的卫生行政体系。而对于妓女身体的查验仅在一些地区被列入卫生课的管辖范围之内。

中华民国临时政府成立后,始设内务部,受大总统管辖。主管为总长,以次长为佐官,下设承政厅,由秘书长掌管;设民治、警务、礼教、土木、疆理、卫生6局,各设局长。民治局负责抚恤、移民及管理慈善团体等社会保障工作;卫生局除颁布有关行政条例外,还负责中央卫生行政,预防和治疗传染病及地方病、检查性病等。①

南京国民政府在1928年成立卫生部,几经改组,先后隶属于行政院、内政部等部门,负责妓女注册、体检和性病防治工作。但是其效果正如前文所说的,不甚理想。

清政府、北洋政府及其后的南京国民政府对卫生事业的制度化建设已经明显具有现代政治的特征。新中国在此基础上很快开始了医学的建制化程序。对于性病控制来说,本文通过建制化的视角分析消灭性病运动的过程,根据国家、政府参与这项运动的形式和程度及医学的建制化程度不同,将消灭性病运动分为如下三个阶段。

第一阶段(1949—1951年):关闭妓院工作。其主要内容是关闭妓院,拔除梅毒的重要传染源。这一阶段的时间与第二阶段有所重合,有些地区的关闭妓院工作延续到1953年才结束,但这只是特例。

第二阶段(1950—1955年):民族卫生工作时期。从1950年开始,卫生部等部委和地方相关部门派出的各类民族卫生工作队,到几个梅毒流行严重的少数民族地区进行调查防治工作。1954年在北京成立了中央皮肤性病研究所,作为指导全国梅毒防治及研究的中心,该所也派出了许多工作队,与各地协

---

① 中国第二历史档案馆编:《中华民国史档案资料汇编(第二辑)》,江苏人民出版社1981年版,第44页。

作开展了现场调查研究工作,并且就地培养训练专业干部。防治性病的医学建制化开始形成。

第三阶段(1956—1964年):全国农业发展纲要出台,将梅毒列为全国在一切可能的地区限期消灭的疾病之一。全国各地为了积极响应这一号召,先后成立了相应的专业机构,培养训练了大批干部。特别是1958年以后,全国各地都大规模地开展了群众性的灭梅运动。防治性病的医学建制化走向全盛,并在实际工作中发挥更加重要的作用。

一、关闭妓院

1949年11月21日,北京市第二届各界人民代表会议通过了《关于封闭妓院的决议》:

"查妓院乃旧统治者和剥削者摧残妇女精神与肉体,侮辱妇女人格的兽性的野蛮制度的残余,传染梅毒淋病,危害国民健康极大。而妓院老板、领家和高利贷者乃极端野蛮狠毒之封建余孽。兹特根据全市人民之一致决定,立即封闭全部妓院,集中所有妓院老板、领家、鸨儿等加以审查和处理,并集中所有妓女加以训练,改造其思想,医治其性病,有家可归者送其回家,有结婚对象者助其结婚,无家可归,无偶可配者,组织学艺,从事生产,并没收妓院财产以作为救济妓女之用。"①

北京市妇联筹委会主任张晓梅在宣读完这个议案之后,赢得了全场热烈的掌声,其中就包括毛泽东等领导人在延安时期的保健医生、即将上任的卫生部顾问——马海德。这位与中国共产党并肩战斗十余年的美国人此时已经成为第一个取得中国国籍的外国人。他的后半生将与中国消灭性病和麻风病的运动息息相关。

当晚,马海德回家匆匆吃过晚饭之后,告诉他的中国太太——苏菲,马上有人会来接他,完成一个任务。当然,他并没有告诉太太,或许他自己也没有意识到,这个任务将是中国历史上最为彻底的禁娼运动的开端。除了他个人

---

① 叶干运:《忆往事——记北京封闭妓院,为妓女诊治性病》,《中国麻风皮肤病杂志》2001年9月第17卷第3期,第229页。

以外,参加这次行动的部门包括北京市公安局、民政局、妇联等单位。行动的总指挥是时任公安部部长、北京市公安局局长罗瑞卿。当天下午 5 点半,北京市公安局按照聂荣臻市长下达的立即执行的命令,组织了 2400 余名官兵、民警和干部,这其中并不包括当时驻守北京的傅作义部队。这些人力被分成 27 个行动小组,于当晚 8 点准时开始行动,分赴外城 5 个区和东郊、西郊执行任务,经过一整夜的紧张工作,至 22 日凌晨 5 点,全市 224 家妓院被悉数关闭,同时集中了妓女 1268 人(后来陆续收容 48 人,总数为 1316 人)、妓院老板 269 人、领家 185 人,他们被分别安排在临时设置的 8 个教养院中。① 这 8 个教养院都是曾经辉煌一时的一等妓院。因为这些地方比较宽敞,所以被选为教养院的所在。

封闭妓院之后,北京市人民政府组织了 3 个机构,专门负责处理善后工作:一是审讯委员会,由公安局和人民法院组成,负责审讯处理妓院老板和领家;二是财产处理委员会,由公安局和民政局组成,负责处理没收妓院老板、领家剥削妓女所得的财产;三是成立妇女生产教养院,由市妇联、民政局、卫生局组成,负责对妓女的教育、治病、分送回家、助其择配、组织生产等工作。其中很重要的工作就是给妓女医治性病。在被解放的 1303 名妓女中进行性病检查,发现 1257 人患有性病,患病率达 96.5%。其中,梅毒 1107 例,患病率为 84.9%;淋病 700 例,患病率为 53.8%;第四性病 374 例,患病率为 28.7%。有 60% 的妓女为几种性病的混合感染,单独患梅毒的只有 386 人,占 30.6%,单独患淋病的只有 119 人,占 9.5%,单独患第四性病的只有 10 人,占 0.9%。② 其中有个女孩 7 岁时被领家强奸,检查发现她和大人一样有严重的淋病。③

为他们医治疾病的是一支由北大医学院、性病防治所、先农坛妇婴保健所、市立第一医院、结核病防治院和北京市卫生局巡回医疗队等单位的 60 多名医务人员组成的医疗队。④ 其中担任领队的是北大医学院院长、著名的皮

①　叶干运:《忆往事——记北京封闭妓院,为妓女诊治性病》,《中国麻风皮肤病杂志》2001年 9 月第 17 卷第 3 期,第 229 页。

②　北京卫生志编纂委员会:《北京卫生志》,北京科学技术出版社 2001 年版,第 179 页。

③　张洁珣:《1949:北京向妓院开刀》,《纵横》1998 年第 10 期,第 22 页。

④　张洁珣:《1949:北京向妓院开刀》,《纵横》1998 年第 10 期,第 22 页。

肤性病学专家胡传揆,这是中国消灭性病运动中另一个非常重要的名字。当时参与防治工作的还有北大医学院一位年轻的医师叶干运,1948 年他凭借一篇研究青霉素在治疗梅毒中的应用的论文从北大医学院毕业。他的人生也因为这次参与医治妓女性病的任务,而与新中国的性病控制运动发生了难解难分的关系。

北京一夜之间关闭妓院的行动为全国范围内关闭妓院、改造妓女的运动拉开了序幕。但是这一活动还没有取得全面的胜利。封闭妓院以后,公开的妓女没有了,野妓、暗娼仍然存在,且有蔓延发展之势。据 1952 年上半年不完全统计,北京市有野妓 350 多人。她们大多活动在中山公园、北海公园、天安门广场、东单、前门外、天桥等地区,有的经常与男女流氓混在一起。1952 年 8 月 11 日,北京市召开第四届第一次各界人民代表会议,通过了取缔乞丐、暗娼、卦摊、舞厅、舞女及无业游民的提案。为贯彻执行提案精神,市公安局制定了收容野妓、暗娼的工作方案,报市政府批准,于 1952 年 9 月,由市公安局治安处会同有关部门,仅用一周多的时间,就收容了野妓、暗娼 160 余人,全部送生产教养所教育改造,学习文化和生产技能。①

虽然北京关闭妓院在全国引起的反响很大,但北京却不是最先关闭妓院、取缔妓女的城市。早在 1947 年 11 月,石家庄市解放之初,市政府即宣布关闭妓院,72 名妓女送教养院学习。邯郸、邢台原有的妓女大都改务正业。1949 年 7 月,吉林市封闭妓院,收容妓女 103 人;10 月,南京市公安局召集妓女、鸨母 500 多人开会,会后妓女纷纷转业。②

这些城市处理娼妓业的经验都给北京市的行动提供了依据,但是由于北京独特的政治地位,所以这个城市的关闭妓院和妓女转业工作进行得尤为慎重。早在 1949 年春天,一批来自公安局、妇联的人员就开始了北京妓院的调查摸底工作,经过半年时间的详细走访和周密部署之后,一份翔实的关于北京市现存娼妓状况和对妓女安置计划的报告递到了时任北京市长彭真的手上,于是才有了 11 月 21 日下午的《关于封闭妓院的决议》以及当晚的大规模集

---

① 北京市地方志编纂委员会:《北京志·政法卷·公安志》,北京出版社 2003 年版,第 265—267 页。

② 杨洁曾、贺宛男:《上海娼妓改造史话》,上海三联书店 1988 年版,第 31 页。

中行动。北京市关闭妓院、治疗妓女的办法是最为彻底的:在尽可能短的时间内,集中相当的人力、物力,一举封闭全部妓院,集中所有的妓院老板、领家和鸨儿加以审查,所有妓女收容教育、治疗疾病。相比之下以天津为代表的其他城市则采用寓教于限的办法,逐步限制和缩小妓院和妓女的规模,劝其转业,最后再进行集中收容、救治。新中国成立前,天津市有妓女近 20000 人,到1950 年 3 月 1 日,天津市包括暗娼在内只有 800 余人仍未转业,裕德里 72 家一等妓院的 200 余名妓女已经全部转业。① 上海自 1949 年 5 月之后就着手开展取消娼妓制度的工作。新中国成立前盛极一时的娼妓伴随着客源的消失而迅速萎缩,从最盛时的 6 万—10 万人,减少到妓院 525 家,妓女 2227 人。② 又经过一年的工作,政府颁布了《管理妓女暂行规定》等限制妓院、妓女经营的条例,废止赎身费,令妓女自愿转业。直到 1951 年 11 月,彻底关闭妓院的时机才成熟。在这次妓女大收容前,只有妓院 72 家,妓女(公娼)180 多名。于是 11 月 13 日,上海市公安局治安行政处处长召集全市残余的 72 家妓院主管训话,通知他们立即停业。规定他们在停业后,要负责为妓女治好性病,帮助他们解决生活和出路问题,不得置之不理,不得采取强迫、哄骗等手段把她们逼出妓院了事,务必保证她们不再秘密卖淫。这样的规定显然不能起到彻底关闭妓院,取缔娼妓的作用。针对这种局面,11 月 23 日,上海市各界人民代表会议协商委员会举行第七次全体会议,专门讨论了取缔残存妓院、解放妓女的问题,并形成了决议。上海市政府接受决议,于 25 日下午 7 时,组织市公安局、民政局、妇联等单位 200 余名干部,经过 14 个小时的工作,关闭了残余的妓院 72 家,收容了公娼 181 名、暗娼 320 名,总计 501 名妓女。自此,上海市耗时一年多的关闭妓院,取消娼妓制度的工作宣告完成。③

　　纵观新中国成立初期全国各主要城市关闭妓院、为妓女医治性病的工作可以发现,这一时期妓女解放工作基本上是区域性的、地方性的,并没有一个全国统一的规定或者方针可循。在新中国成立伊始、百废待兴的局面下,很多地区,尤其是作为首都的北京把解放妓女、取缔娼妓制度作为首要的几件事情

---

① 参见杨洁曾、贺宛男:《上海娼妓改造史话》,上海三联书店 1988 年版,第 23 页。
② 参见杨洁曾、贺宛男:《上海娼妓改造史话》,上海三联书店 1988 年版,第 32 页。
③ 参见杨洁曾、贺宛男:《上海娼妓改造史话》,上海三联书店 1988 年版,第 33 页。

去办,无疑透露着某种政治意识形态上的坚决立场。尽管立场是坚决的——新的社会不能容忍"旧统治者和剥削者摧残妇女精神与肉体,侮辱妇女人格的兽性的野蛮制度"①存在,但是究竟如何取消这一制度,妥善解决妓女的出路以及治疗妓女性病的费用问题都在决策者的考虑之中。在这些条件的权衡中就出现了新中国成立初期解放妓女行动的不同样态,以天津、上海为代表的多数城市采取寓教于限的方式,缓缓而治;而首都北京则采取了在短时间内集中人力、物力,彻底关闭妓院,为妓女医治性病。参加治疗的医生叶干运回忆说:"当时治疗这种病,最好的药是青霉素,即油剂青霉素。梅毒注射 10 次就好,淋病也就是两三天,就好了。但是这个药非常贵,我们在门诊上有时候碰到得了梅毒或者淋病的人,就建议他们买这个药打,可是能买得起的人很少。我们在给妓女治疗性病的过程中都用得是这个油剂青霉素,政府掏钱,这个是非常贵的。"②为此,北京市在新中国成立之初财政并不富裕的情况下,拿出一亿多元(折合小米十一万六千八百三十四斤)③给所有被收容的妓女治疗性病。如此沉重的经济负担是为了解救那些旧社会的受苦人,树立这样一种形象——新成立的中国不允许任何旧制度的糟粕存在,不允许赤裸裸的剥削和压迫。新中国要告别以往腐朽、落后、羸弱的形象,走上民族复兴之路。

截至 1950 年 7 月底,北京被解救的 1316 名妓女当中,有 596 人和工人、农民、店员等公民结了婚,有 379 人被父兄领回家,有 62 人参加剧团和医院等工作,8 人被送往安老所,还有 62 人被查出是妓女兼领家另做处理。以上总计出院 1107 人。对 94 名尚未成年的孩子(包括妓女的孩子和领家买来的女孩),政府也妥善安置:24 人随母亲出院,43 人送育幼所,3 人由查实可靠的人家领养,年龄稍大些的送到工厂学技术;留下无处可去的学员 209 人,政府为她们购买了 82 台纺织机器,开办了新生棉织厂。分配到新生棉织厂的妇女,刚进厂时对劳动不太习惯,厂里开始安排她们半天劳动,半天学习。经过半年

---

① 北京市第二届各界人民代表会议通过的《关于封闭妓院的决议》,转引自叶干运:《忆往事——记北京封闭妓院,为妓女诊治性病》,《中国麻风皮肤病杂志》2001 年 9 月第 17 卷第 3 期第 229 页。

② 刘文(总监制):《荡涤尘埃》(电视纪录片),中国国际电视总公司,2011 年。

③ 张洁珣:《1949:北京向妓院开刀》,《纵横》1998 年第 10 期,第 22 页。

多的学政治、学文化、学技术，她们稳定了思想，掌握了技术。为了把她们的病彻底治好，厂里又坚持给她们普遍打了一年多的进口青霉素。以后她们逐渐成了家，大部分在劳动生产中表现很好，有的入团入党，有的当了工会主席，有的还当选为劳动模范。①

1952 年收入的部分妓女被集中在位于德胜门外华严寺的北京市生产教养所。除了医治性病以外，1953 年 7 月，北京市政府给教养所调集、购置了 62 台缝纫机，配备了 13 名管理干部和 2 名技术工人，并挑选了 6 名干部到北京被服厂学习管理生产的方法，全体学员由此开始转向技术学习，有的学剪裁，有的学缝纫，积极性很高。1953 年 10 月，"清河缝纫工厂"成立并正式开工生产，学员们也逐渐由接受教育改造向就业方面过渡。1954 年 12 月 22 日，清河缝纫工厂从华严寺迁至宣武区自新路北京市第一监狱外，并改名为"前进缝纫工厂"。至此，对野妓、暗娼的改造工作结束，妓女留厂就业。②

北京的妓女改造经验无疑是成功的：收容医治其性病，组织其转业，彻底地解决了娼妓制度给这些女性造成的一系列问题。但是这种经验并没有得到复制和推广。在公安部 1950 年 1 月下发给各下属机关的《中央公安部关于封闭妓院的经验通报》中也明确指出：北京这样做，是由于各种条件均成熟，其办法与经验只作各地各城市参考，不可机械搬用（上海、天津、广州等各大城市应更慎重处理）。③

根据这一精神，天津、上海等地主要采取的寓教于限的办法，显然没有北京更加有力和彻底。这在一定程度上表现出，北京之外很多地方政府对于如何关闭妓院、何时条件成熟、何为条件成熟的暧昧态度。上海市人民政府就宣称，处理娼妓问题必须全盘考虑，不能废除公娼又导致私娼泛滥，在政府力量不足以安置所有娼妓的情况下，不能直接宣布废娼。即使是 1951 年底，政府认为条件成熟时，且上海妓女的人数已经从全盛时的 10 万人，锐减为数百人，

---

①　参见北京卫生志编纂委员会：《北京卫生志》，北京科学技术出版社 2001 年版，第 205—206 页。

②　参见北京卫生志编纂委员会：《北京卫生志》，北京科学技术出版社 2001 年版，第257 页。

③　参见佚名：《建国初期取缔反动会道门、禁娼、禁毒斗争的文献选载（1950 年 1 月—1953年 2 月）》，《党的文献》1996 年第 4 期，第 7 页。

禁娼运动也进行得并不那么顺利和彻底。有调查显示,在上海市 1954 年 7 — 10 月新收容的妓女中,重操旧业者分别为 12.7%、25.9%、18.5% 和 23%。① 释放后再次卖淫者比例如此之高,很难说改造是成功的。

由于新政府人力、物力有限,各大城市关闭妓院、治疗妓女性病的工作并非都像北京一样彻底。很多城市采取的寓教于限的办法,致使相当一部分身染性病的妓女实际上没有得到医治就回到了城市和乡村中,成为分散的传染源,将治疗的工作留给了其后全民普查普治的过程,因此关闭妓院对于控制性病的实际作用远远小于其象征意义。正如安克强评价上海的妇女劳教所时所言:进行妇女改造的妇女劳教所就是新政权的一个商品陈列橱窗,服务于新政权的各项政策。② 妓女的身体在被收容、劳教和治疗的过程中成了权力发生作用的领域,她们在旧制度下被玷污,在新社会中被清洁,成为新政权合法性的明证和象征。相比这种象征意义而言,疾病控制的目的和结果只是关闭妓院的一个副产品。但我们也必须肯定,这种副产品的积极作用:共产党政权的确在证明其执政能力的同时,很大程度上遏制了性病的传播,以至于专门从事疾病控制,尤其是性病控制的医生和学者都将这一事件,作为全国范围内消灭性病的一个开端。而事实上,医学建制在这个过程中只是社会改造的一个辅助力量而已。

二、民族卫生工作时期

中央人民政府成立卫生部,后来又陆续在华东、中南、西北、西南四个行政区军政委员会和东北、华北人民政府设立了主管卫生工作的卫生部。③ 1949 年 11 月 1 日,中央人民政府卫生部一成立,就在公共卫生局下设有防疫处,专司传染病的预防控制工作。1950 年 3 月,中央人民政府卫生部正式成立中央防疫总队,总队下设 6 个防疫大队(以后随着需要陆续增加为 9 个)。所属第一、第二、第三大队被派赴黄泛区、皖北、苏北等灾区,配合当地治河、导沂等水

① 参见杨洁曾、贺宛男:《上海娼妓改造史话》,上海三联书店 1988 年版,第 111 页。
② 参见安克强:《公共卫生政策与殖民主义放任政策的对立——上海租界的性病与卖淫》,马长林主编:《租界里的上海》,上海社会科学院出版社 2003 年版,第 167 页。
③ 参见邓铁涛、程之范:《中国医学通史近代卷》,人民卫生出版社 2000 年版,第 9 页。

利工程和生产救灾工作,防治传染病,其中第七大队主要负责在青海、甘肃、内蒙古地区开展卫生防疫工作,其中涉及性病的防治工作。第七大队在内蒙古(陈巴尔虎旗)、甘肃(卓尼、夏河、东乡等县)的 14 个少数民族中工作了 9 个月,治疗初诊复诊患者 12.3 万人,种痘 1 万余人,培训接生员 800 余人和一批防疫干部。

继卫生部在甘肃、青海一带开展性病防治工作之后,1950 年,西北军政委员会卫生部的耿建在《健康报》上发表了一篇文章,从少数民族的角度谈到了西北少数民族地区性病流行的严重情况,随后相继召开的"中央人民政府卫生部第一届全国卫生会议"、"少数民族卫生工作座谈会"都提到了少数民族的性病问题的严重性。同年夏天,在卫生部的部署和领导下,胡传揆带领北大医院皮肤科 3 名教师、60 名高年级学生,组成暑期抗梅队,深入内蒙古乌兰察布盟和伊克昭盟(今鄂尔多斯市)进行性病调查和防治工作。

1951 年 8 月,中央人民政府在北京召开全国民族卫生会议,会议通过《关于建立和发展少数民族地区卫生工作的决定》以及《防治少数民族地区性病、疟疾与推行少数民族地区妇幼卫生工作方案》等文件。1951 年 12 月,中央人民政府政务院文化教育委员会批准的《少数民族地区性病防治工作方案》进一步明确了民族卫生工作的重点之一是防治性病,并决定抽调人员组成民族卫生工作大队。1951 年 11 月 29 日,以第七大队为基础,抽调北大医院、协和医院、妇产医院以及西南卫生部和西康省卫生厅直属医院的医务人员共 130人,组成民族卫生工作大队,由叶干运任大队长,马扎布任副大队长,开赴西康藏区开展卫生防疫工作。

这一年,年轻的医生叶干运刚刚到北京大学医学院皮肤性病科工作不久。此前他曾经参加了在北京关闭妓院之后,为妓女医治性病和中央防疫第七大队在内蒙古等地开展的医疗工作。经他学生时代的导师——北京大学医学院院长胡传揆教授的推荐,他成了这支民族卫生工作大队的队长,中央民委和西南军政委员会卫生部各派了一名干部任副大队长。经过半个多月的长途跋涉,他们于 1951 年 12 月中旬抵达西康省藏族自治区(今四川省甘孜藏族自治州)首府——康定。

当时的西康省藏族自治区位于康藏高原,东起大渡河,西至金沙江,面积约 15 万平方公里,相当于山西省的面积,但人口只有 60 万人。工作队在西康工作的 2 年时间里,共诊治了患者 20 多万人次,其中,确诊为梅毒的患者 8000 多人,淋病患者 1700 多人,均用青霉素治疗。卫生大队还为 38000 人接种牛痘,为 477 名孕妇用新法接生,培养了 40 名中级卫生人员和 500 多名新法接生员。① 1953 年 8 月和 11 月,中央卫生部又相继向西藏派遣两批共 114 人的民族卫生工作队。

作为民族卫生工作大队,治疗疾病、培训人员只是工作的一部分,他们同时还要宣传党的民族政策,促进民族团结。在少数民族开展工作很重要的一点就是如何处理宗教信仰、民间医疗信仰与本土医生、官方防疫队的关系问题。当年作为队长的叶医生,分享了这样一个故事:

> 他这个地方有个特点,他这儿的老百姓都信教——佛教,得了什么病啊,都要到庙里去,磕头、打卦。我们是这个样子,凡是到每一个地方都有庙,都有活佛啊。我们到那个地方都先到活佛那儿送哈达,说明我们是派来给老百姓看病的。活佛也高兴啊,也给我们准备一包茶什么的。等到以后有病人到活佛那儿打卦,说有病了,活佛就说你这个病啊,我也打卦了,你就到那个医疗队,他们那儿有好药。结果这个病人就来了。
>
> 他们这种病因为没吃过西药,所以西药效果在那儿最好。你看像磺胺这种,很多人都耐药了,在他们那儿没接触过这种药,很多人一片两片就解决问题。所以当地老百姓病了之后就流传开了,说这个活佛的卦啊,真灵!让咱们去找医疗队,这医疗队的药还真好,就把病治好了。所以说又夸了活佛了,又夸了医疗队了。这样就跟活佛没有抵触,你不能说你那个打卦那是迷信,不能宣传这个,只能宣传民族团结。②

在实践中,宗教成了外来医生合法化的一个重要担保人和介绍人。

这一时期,民族医疗队派出的部门非常多,已经谈到的卫生部派出的中央

---

① 参见叶干运:《50 年前一支防治性病的医疗队》,《中国麻风皮肤病杂志》2002 年第 9 期,第 325 页。

② 摘录自笔者对叶干运教授的访谈资料。

防疫第七大队和卫生部与中央民委派出的民族卫生工作队只是其中规模比较大,工作时间较长,效果较为突出的两支队伍。新中国成立初期的各大区、省、市也分别派出自己的性病防治队伍或者巡回医疗队进行性病防治工作。一些地区由于科研和临床力量比较强就能投入更多的人力进行性病防治。如1952年,西北医学院皮花系刘蔚同教授开办性病学习班,学员49人,学时254,由刘树德带队赴甘肃天祝县牧区普查性病,检查3个乡共42484人,检得性病患者2403人,患病率19.20%(见图4)。并培养少数民族学员487人,用青霉素加"914"治疗,治愈率80.90%。

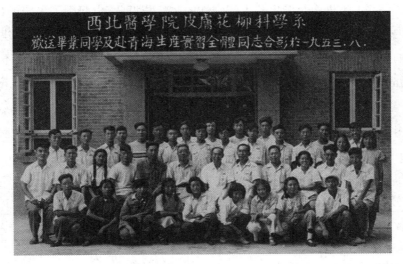

图4　1953年,西北医学院刘蔚同教授、刘树德等医师带队赴青海天祝县防治性病

这与新中国成立初期各地社会经济发展水平悬殊、建设步伐和程度差异较大,无法开展统一的建制有关。"在此期间中央与地方的关系就处于过渡状态,呈现中央统一领导和以大区为首的地方分权共存的格局。一方面中央为解决全国范围内的问题,如统一财经、土地改革、社会改革等,需要统一领导;另一方面中央还无力顾及的地方事务,必须让地方拥有充分的自主权,以完成百废待兴的艰巨任务。"正如刘少奇在新中国成立前夕的一份《关于新民主主义国家性质和政权性质》的报告上说:"中国的人民民主专政将实现中国的统一……但是由于中国的落后,交通不便,过去帝国主义势力和封建势力割据,全国统一的经济体系还没有形成,所以在目前还不能不给地方政府以较大的自主权,以便发挥地区的积极性。"中央卫生部第七大队和中央民族卫生工作队以及各大区派出的医疗队,在新中国成立初期,中央统一领导和以大区为首的地方分权共存局面下,为少数民族地区的性病防治作出了积极的贡献(见表14)。这种过渡时期的政治格局也是1956年农业发展纲要出台之前,各地关闭妓院和少数民族性病防治工作中各自为政,缺乏统一的建制的特征存在的依据。

全国民族工作会议对少数民族地区卫生机构的建设提出的要求是,"先后建立了一些卫生机构及派出若干流动性的医疗防疫队,也起到了一定的作用,并在内蒙地区收效不小,但离需要仍甚远,应有计划有步骤地从上到下建立一系列的卫生机构,作经常的行政与业务的少数民族卫生机构或已成立但不健全者,均应逐步成立并充实起来,并为特殊需要,宜在少数民族地区建立若干专门防治一定疾病的机构,如性病防治站、疟疾防治站等。"①根据这一方针,截至1953年,在少数民族地区恢复、扩建和新建城市、乡村综合医院、县卫生院347所,病床5332张,性病防治所3所。这些机构都承担性病的防治工作。②

表14　1950—1955年民族卫生工作中各地派出的性病防治队、防治站列表

名　　称	派出机构	工作时间	地　点	人　数	治疗人次
北京医学院师生抗梅队	北大医学院	1950年7月	绥远省伊克昭盟、乌兰察布盟	68人	不详
内蒙古援绥抗梅队	不详	1950年冬	伊克昭盟	27人	
中央防疫总队第七大队	卫生部	1950年11月起	青海		40132人
内蒙古性病防治队、驱梅站	内蒙古自治区	1950年2月开始定期巡回	内蒙古全区及1954年前的绥远省	188人	
内蒙古性病防治所	内蒙古自治区	1950—1965年	内蒙古自治区	57人人	18.7万人

① 佚名:《当前少数民族地区卫生工作任务》,《健康报》1951年9月13日。
② 参见佚名:《全国民族工作会议在京召开》,《人民日报》1960年4月12日。

名　　称	派出机构	工作时间	地　　点	人　数	治疗人次
中央民族卫生工作大队	卫生部	1951 年 8 月	西藏	130 人	不详
西北卫生部防疫队①	西北军政委员会卫生部	1952 年 8—12 月	喀什、莎车、和阗等地	不详	4765 人
刘蔚同、刘树德等	西北医学院皮花系	1952 年	甘肃天祝县	49 人 培训学员 487 人	2403 人
蒙绥地区性病防治工作队②	蒙绥地区人民政府	1953 年	蒙绥地区蒙族聚居地	120 人	32296 人
新疆性病防治所和民族卫生工作队	新疆地区皮肤性病防治所	1953 年	全疆	不详	不详
青海省民族医防队③	青海省卫生厅	1954 年 4 月起	黄南藏族自治区	不详	2300 人
甘肃民族医防队④	甘肃省卫生厅	不详	甘南藏族自治区、肃南裕固族自治区和内蒙古自治区	不详	不详
新疆民族卫生工作队（11 个地、州）	新疆地区皮肤性病防治所	1953 — 1962 年	全疆	不详	85813 人
西北医学院师生医疗队	西北医学院	1955 年	甘肃省天祝藏族自治县	刘蔚同等	99825 人
安徽大别山区性病防治工作队	安徽省皮肤病防治所	1955 年	大别山区	不详	48574 人
云贵川黔、豫皖赣宁八省下乡医疗队	中央皮肤性病研究所	1958 年 7 月起	云贵川黔、豫皖赣宁八省		云南 23625 人
海南黎族、苗族自治州医疗队	中央皮肤性病研究所	1958 年	海南黎族、苗族自治州	马海德、范廉洁等 14 人	不详

①　佚名：《西北卫生部防疫队深入南疆各地为各族人民治疗疾病》，《健康报》1952 年 1 月 31 日。

②　佚名：《毛主席对少数民族健康的关怀》，《健康报》1953 年 9 月 10 日。

③　佚名：《青海省民族医防队开展免费治疗性病工作》，《健康报》1954 年 12 月 10 日。

④　佚名：《人民日报》1955 年 4 月 12 日。

在大城市相继关闭妓院之后,性病防治工作的重点放到了少数民族地区。如果说少数民族工作早期存在着各为为战、临时性、区域性的特征,那么1954年中央皮肤性病研究所的成立则是性病防治医学建制化过程中非常重要的一步。1954年5月15日,在北京甘水桥,苏联红十字医院旧址上,中央皮肤性病研究所成立了。1954年10月,中央皮肤性病研究所开办了第一期少数民族地区性病防治检验干部训练班(见图5)。

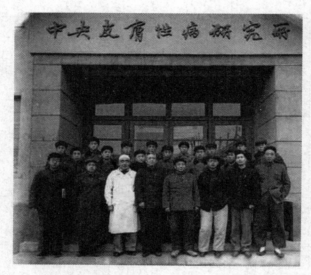

图5 1954年,中央皮肤性病研究所少数民族地区性病防治训练班结业

它是按照苏联莫斯科中央皮肤性病研究所的模式构建的。早在1952年,中央人民政府卫生部的苏联专家组长捷多夫和北京苏联红十字医院皮肤性病科专家叶果洛夫就曾经提议成立性病防治所。在此之前,也就是北京刚刚结束关闭妓院,医治妓女的运动之后,卫生部的另一位顾问马海德就曾经提出建立一个研究皮肤病、性病和麻风病的研究所。然而这个建议并没有带来任何回应。① 很显然,两年后他的苏联同事的建议起到了实际作用,1953年11月,卫生部根据中央人民政府政务院文化教育委员会的指示,开始筹备建立中

---

① Porter,Edgar A, *The people's doctor*: *George Hatem and China's revolution*, University of Hawai'i Press, Honolulu1997,p.201.

央皮肤性病研究所。在两年的筹备工作中,叶果洛夫等苏联专家根据苏联皮肤性病研究所的经验,结合中国国情,对即将建立的研究所的工作方向、工作条例、组织规章和设备方面提出了很多建议。1954 年中央皮肤性病研究所成立时,他被委任为研究所的顾问。

三、农业发展纲要出台之后的性病控制工作

关闭妓院和防治少数民族地区的性病,只是大规模地消灭性病运动开始之前的"攻坚战",而且无论从组织还是从参与程度上来讲,这两项工作都没有达到群众运动的水平。直到《1956 年到 1967 年全国农业发展纲要(草案)》(以下简称《纲要》)的出台,这一局面才有了根本性的改变。《纲要》提出,从 1956 年起,在 12 年内,在一切可能的地方,基本上消灭危害人民健康最严重的疾病,如血吸虫病、天花、鼠疫、疟疾、黑热病、钩虫病、血丝虫病、新生儿破伤风和性病等,标志着性病控制运动在性质、目标、组织机构方面的巨大提升。

根据《纲要》的要求,性病成了在一切可能的地区,限期消灭的疾病之一。这一方面给性病控制规定了具体的目标,即消灭性病;另一方面给消灭性病的任务限定了期限——12 年内,即 1968 年以前。

政治任务的下达、政治议程的设定使性病控制的标准上升到了前所未有的高度,对实现这一目标的组织机构的建设也提出了新的要求。以往开展的关闭妓院、医治妓女性病、少数民族地区性病控制以及新成立的中央皮肤性病研究所所进行的个别地区的性病防控工作都具有临时性、地域性的限制。而《纲要》提出的消灭性病的任务,显然需要将更多的人力和物力投入到更广大的地区中去。地方政府中相应的职能部门迅速扩张,以满足消灭性病任务的需求即是其中一项。以内蒙古为例,1950 年有性病防治所一处,全区只有防治干部 57 人,很大程度上依靠中央和西北军政委派来的各种各样的医疗队来治疗和控制性病,而 1956 年,除了综合性医疗、保健和防疫机构大幅增加外,性病防治所、站已在各盟、行政区、旗都建立了起来,性病防治干部增至 500 余人。[①]

---

① 参见胡传揆、叶干运、陈锡唐:《我国对梅毒的控制和消灭》,《科学通报》1965 年第 6 期,第 504 页。

　　作为一场轰轰烈烈的社会运动，没有群众的积极配合，短时间内进行大规模的筛查和治疗是不可能实现的。所以机构的扩张只是开始，它还需要更多、更深层次的群众参与。在这样的特殊背景下，各种各样发动群众的工作策略开始发挥作用。

　　1958年3月初，河北省隆化县提出了"县长、书记挂帅，科、站长出马，卫协全员出动，训练驱梅骨干，区、乡有领导小组，社、队设专人负责，层层贯彻，步步宣传，自报互报，座谈串联，解除顾虑，查清现患，造福子孙，支援生产"的行动口号。3月17—22日，在十八里汰乡举办了现场会，并就地开了医生训练班，训练出40名骨干医生，于3月25日，由县委宣传部向区、乡支部印发了宣传材料；至4月1日，全县四面八方、千军万马向现症梅毒发起了总攻。①河北省隆化县首创了群众自报互报的办法。继之，河南省南阳专区采取同样办法解决了500多万人口中的性病问题。1959年经过"全国防治性病、麻风、头癣宁都现场会议"的总结，河北省等内陆省份首创的所谓"技术下放、自申请代申请"的经验得到了推广应用。

　　这套方案由一套系统的性病防治组织机构体系组成：县一级成立县除害灭病指挥所，由县委书记、县委宣传部长及副县长担任指挥所长；下设办公室，由卫生科长及县人民医院院长担任主任。办公室的工作人员为：性病防治全体人员、县人民医院脱产医务人员（抽调）、防疫站脱产医务人员、上级派来的专业防治人员或医疗队、共青团、妇联、红十字会等团体代表，办公室内设秘书宣传组、供应组、业务组负责具体工作。并分别在公社、管理区、大队、中队成立除病灭害指挥所、站、组和小组。同时在宁都的消灭性病运动中，还研究出了干部摸底的方法，其他地区（如北京市平谷区）也采用过。上述两种群众路线的方法都适用于农村地区，特别是在人民公社成立之后。

　　农村地区的防治工作通常是这样开始的。由村干部和上级来的防治人员首先召集全体村民开动员大会。《性病防治工作手册》附录中有这样一篇演讲稿②，供防治人员动员群众使用：

① 参见河北省卫生厅编：《消灭梅毒的好方法》，河北人民出版社1958年版，第31页。
② 参见中国医学科学院皮肤性病研究所编：《性病防治工作手册（原稿）》，中国医学科学院皮肤性病研究所档案，1960年4月，案卷号KX-2-4-5-1，附录一。

我们都还记得,在解放前国民党反动派和三大敌人把咱们老乡们逼成什么样子:要吃的没有吃,要穿的没有穿。可是反动派呢? 刮了咱们的血汗钱,娶了三妻四妾,整天里吃喝嫖赌。咱们穷人呢? 吃不上饭,娶不上老婆,遇到荒年卖儿卖女,沦为娼妓,咱们穷人的病从反动派那里传来的,咱们连饭都吃不饱,哪有钱来治病呢? 就这样一代传一代,使这样的病直到今天还在流行着。老乡们! 过去有谁管我们的死活? 更不用说关心我们的身体健康了,得了病还不是只有忍着,能扛过去就扛过去了,扛不过去就死掉了,再不就残废了。瞧,在旧社会里,咱们哪里像个人哪?! 幸亏毛主席、共产党解放了我们,分了地,天下是咱们的了,现在吃得饱,穿得暖,成立了人民公社,粮食用不完,吃不完。毛主席、共产党要咱们过得一天比一天更好,让咱们好好保健身体别生病,有了病快治,快消灭疾病,好延年益寿,更好地劳动生产,早日进入更美好的社会主义社会。老乡们,旧社会带来的性病,根本不允许在新社会里存在,我们要把这些病孽连根拔掉。可是能不能连根拔掉,全靠咱们大家有没有决心啦! 有决心就能拔掉![1]

诉苦是共产党群众工作的法宝,在新中国成立初期用于妓女解放时就屡试不爽,在很多妓女抵触、不合作的情况下打开了局面。在有土改工作基础的农村地区,这种工作方法更加如鱼得水,应用自如。当然,动员工作形式多样,有时不只是讲话,还有展览、标语、黑板报、广播、识字课本、小型街头演出[2]等。在这里我们节选一个小快板书,来重现当时宣传性病防治工作的场景:

快板[3]

诸位老乡听我言,我是本组宣传员

现在来到某某县,先向老乡来问安

---

① 中国医学科学院皮肤性病研究所编:《性病防治工作手册(原稿)》,中国医学科学院皮肤性病研究所档案,1960 年 4 月,案卷号 KX-2-4-5-1,附录一。

② 参见河南省卫生厅:《河南省性病防治工作情况介绍》,载卫生部医疗预防司编:《全国防治性病、麻风、头癣宁都现场会议资料汇编》,人民卫生出版社 1959 年版,第 106 页。

③ 中国医学科学院皮肤性病研究所编:《性病防治工作手册(原稿)》,中国医学科学院皮肤性病研究所档案,1960 年 4 月,案卷号 KX-2-4-5-1,附录二。

今天不谈别的事,我把性病说一番
性病本为有传染,旧社会就有流传
反动政府真腐败,这种事情他不管
光顾自己赚洋钱,性病流传几百年
传染妻女幸福光,解放以后变了样
人民做主把身翻,土地改革合作化
现在又把公社办,生产生活两上升
幸福生活在明天,我们一定要大干
努力生产莫偷闲,生产要有好身体
健康身体是本钱,怎样能把身体健
这个问题很简单,经常锻炼有必要
检查身体要当先,有位老乡开言道
检查需要到医院,我们没有这时间
生产都在大跃进,黑夜当做白天干
谁能经常去医院,请老乡!慢开言
我的话,没说完,解放以后这些年
毛主席处处关心咱,从东北到西南
从高山到平原,从城市到乡间,
到处派了医务员,我们县,
性病梅毒有流传,省里派了性防队
帮助人民把病看,看病手续很简单
不费时间不要钱,性病梅毒很危险
我把梅毒讲两点,梅毒升天鼻子烂
梅毒落地腿就残,这些事实还不算
性病还能代代传,你要提前来检查
这些毛病都发现,消灭性病有计划
准备一举消灭完,别看你身体很健康
也许梅毒未发现,性病不治能变好
日后可能还要犯,大家抓时间

　　早日快诊断,早治身体得安宁
　　恢复健康好生产,看病检查是免费
　　吃药打针要点钱,说到此处是一段,
　　内容都是好良言,治好了病闹生产
　　希望大家快诊断!

　　诊断的标准就是当时防治人员所说的"线索",也就是今天流行病学中的"流行病学线索"。这就是当时在广大农村地区寻找感染者的根据,也是大部分线索调查数据来源的选择标准。八条登记线索的内容和根据如下:

　　第一,嫖过妓女,或有不正当男女关系的人。性病一般是通过性交传染的,妓女十之八九有此病,因此新中国成立前嫖过妓女的人都有感染性病的可能,乱搞男女关系的人,也同样容易得病,因此符合这条线索的人应当主动申请检查。

　　第二,父母或爱人患过梅毒的人。梅毒可以胎传给子女,如果知道自己的父母过去得过梅毒,自己就有患梅毒的可能,同样知道自己爱人得过性病,自己也就有可能被传染。

　　第三,两次以上离婚或重婚的人。离婚与重婚次数多,性关系对象也多,因此得性病的机会也就多些。

　　第四,婚后共同生活三年以上未曾生育,或有多次死产、流产、生有梅毒儿的人。一般来说,结婚后双方共同生活三年以上不生育的人多半是有病的人(避孕的不在此例)。患过淋病的男女常不生育,同时有淋病的人也常有梅毒;此外,梅毒妇女常有死产、多次流产以及生产梅毒儿的情况。

　　第五,过去或现在阴部长疮、尿淋、龟口或身上有常年不好、不疼不痒的烂疮,或全身出现不疼不痒疙瘩的人。尿淋就是小便流脓,并有刺疼,这是急性淋病的表现;龟口就是在两侧大腿根的鼠蹊淋巴结发生了肿胀或破溃、流脓、结疤(多为性病的一种软性下疳的症状);二期梅毒不疼不痒;三期梅毒疹(树胶肿)崩溃后成为不痛不痒的慢性烂疤,所以遇到这些情况,要考虑梅毒的可能。

　　第六,有塌鼻梁、上膛穿孔、小舌头(悬雍垂)烂掉的人。三期梅毒的表现是常常把鼻梁骨、上口盖、小舌头破坏,可以造成鼻梁塌陷(俗称马鞍鼻),上腔穿孔,以及口腔与鼻相通,小舌头烂掉就是软口盖组织缺损,说话带鼻音。

第七,过去或现在长过梅毒,或验过血梅毒,或治疗过梅毒的人。有人过去由于某些疾病,医生曾给验过血说血中有毒,或打过"606",吃过治疗梅毒的药,这些人患有梅毒的可能性最大,此外有些人虽然没有嫖妓史和不正当的性关系,但是和梅毒病人有过较亲密的接触,因而怀疑自己有梅毒者也包括在内。

有这七种情况的人被要求首先自申请,报的时候采取"愿者公开,不愿者保密"的形式;如果自己不申请,他的邻居、亲友有义务帮助他(她)申请检查,这被认为是对同志们的关心。

当然有几种特殊的情况不在对群众宣传的范围之内,由公社干部及卫生人员掌握,也就是线索调查的第八条:新中国成立前曾当过妓女、暗娼、地痞、流氓、二流子、姨太太、国民党和敌伪官兵、伪保甲长、跑买卖的人;过去曾在服务性行业(如澡堂、理发店、旅店、戏院等)工作过的人;以及梅毒病人的直接家属。①

不在群众中宣传的原因是:以上这些人(第八条中的人)的性病发病率比一般人要高。但是,如果这些内容拿到群众中去宣传,会使群众在思想上产生顾虑和造成混乱,使人把性病和某类人、某些行业密切联系起来,而没有认识到性病是旧社会遗留下来的。

这种宣传充分考虑到了一些人的顾虑,并制定出打消各种顾虑的办法。"有人爱面子,怕难为情,不好开口,怕说自己得了杨梅疮丢人,怕人家看不起,怕报出后找不到对象"等,凡此种种,针对每一种顾虑都有非常具体详细的解答。可见消灭性病的工作完全是按照共产党群众工作的经验和方式去推广和实施的。

在农村地区消灭性病工作的设计就是按照群众运动的模式进行的,而且对于基础政权有极大的依赖,这就降低了医生在这个过程中的能动性。医学权威在这样的群众运动的浪潮中愈发成为一种工具性的存在,而政治力量在寻找病人、动员检查、治疗、随访等各个原来看似是医学专利的领域中都起到了不可或缺的作用,这一点在对参加过 1958 年八省防治工作的、中国医学科

---

① 中国医学科学院皮肤性病研究所编:《性病防治工作手册(原稿)》,中国医学科学院皮肤性病研究所档案,1960 年 4 月,案卷号 KX-2-4-5-1。

学院皮肤病研究所前所长徐文严教授的访谈中也得到了验证。

> 徐文严:"搞流行病学有一个办法,那时候叫作线索,找线索。比如有的人在男女关系方面作风差,包括过去长过杨梅疮的啊,有这样几条线索。然后呢,发动群众。到了那时候大队啊,小队啊,有这种情况的都找来,找来了抽血。老百姓、农民还是挺怕的,抽血就给你抽啊。抽了以后就做梅毒血清试验。特别是让当地干部也知道哪些是线索,他去找哪些人来。那时候还是让干部把大家召集起来我们才去查体,靠我们不行啊。"

> 笔者:"农民没有什么顾虑吗?尤其是在那个时候。"

> 徐文严:"顾虑也是有,但是那个时候队长说话你得听的。有公社的,那时候还好组织,所以那时候好做。我们带了技术员下去。下去之后做几个检查,看看有没有梅毒的表现,然后结合梅毒血清检查,有的话就治疗。根据线索来筛查。要不然,你就得一家家地搞去,这么多人搞不过来。也有的有顾虑,也有跑的,跑的肯定是有问题的。但是要找还是能找回来的,干部知道他到哪里去了,干部厉害啊。"

> 笔者:"那么完全是靠基层的政治力量。"

> 徐文严:"对了,这个只能是靠当地,不靠当地不行。上面的任务,下面要配合的。现在(指 21 世纪的今天)要做这个更不容易。"①

在农村地区,基层干部的作用是消灭性病运动得以实施的保障,并且成了运动得以运行的关键力量。

在城市中,由于居民的工作和生活方式与农村不同,彼此互不了解病情,集体动员和代申请比农村困难些,但是城市居民组织性更强,因此在城市地区的组织领导机构,采取医疗机构和普查队相结合的形式。在大中城市由卫生局(科)领导性病防治工作,没有另成立防治机构。普查队由区卫生科从各医疗机构抽调化验人员组成,负责血清过滤普查的析验工作。工厂、学校等机关团体,由其附属医疗机构或公费医疗医院负责析验及诊疗。普查对析验结果呈阳性

---

① 摘自笔者对徐文严教授的访谈资料。

的名单交有关医院或诊所等医疗机构进行诊治。比如北京市就是将普查对象定在 20—55 岁范围内,其他则根据传染(主要是先天梅毒)线索(即母亲有梅毒)追查,但在集体机耕时(如工厂)也有采用自申请、代申请的方法的。①

无论是城市还是农村,消灭性病作为政治任务都是凭借着一层层的基层政权的渗透,作用到每一个人中。同时,通过"自报互报"发动了群众,让群众的眼睛成了梅毒检验最敏感的"试剂",使得发现病人、检测和治疗的成本大大降低,效率大大提高。到这一时期,性病防治工作真正成为一项群众运动。虽然这项运动持续的时间很短就以全胜告终,并不像声势浩大的爱国卫生运动一样持久和影响深远,但是它仍然是共产党在卫生工作中开展群众路线的一个比较早且成功的实践。

任何国家理想和被其激发起来的情感模式,都需要一套制度保障才能得以实现,这就是医学建制化的肇始。建制(institution)作为一个科学社会学的概念,有制度、管理、公共机构、风俗、组织等含义,是指一种结构上的确定性。关于"医学建制"(Medical institution)一般有两种理解:一指机构,如医院、医学校、研究所及研究学会等;另一含义是指一种笼统的医疗卫生服务的行为方式,如医疗收费制度、职业管理等。② 中国消灭性病运动一方面是医学建制化,尤其是防治性病的医疗机构建制化的过程,也是广泛深入发动群众进行群众运动的过程。两者的相互作用,使在任何国家和文化中都没有获得全胜的性病控制在中国得以实现。

第三节 消灭性病运动中的"去性化"特征

性病一贯被认为是由于性事招惹的疾患,无论是我们常说的"花柳病"还是西方人所谓的"维纳斯病"都含有这样的意义。然而中国在 1949 年以后开始的这场消灭性病运动并没有将矛头指向"性",而是刻意规避性这种传播途

---

① 参见全国性病防治研究中心:《新中国性病防治研究概论与成就》(内部资料),全国性病防治研究中心资料 006 号,1988 年,第 52—53 页。

② 参见张大庆:《中国近代疾病社会史(1912—1937)》,山东教育出版社 2006 年版。

径。而同一时期其他国家对抗性病的运动中,性行为和性道德仍然是宣传的主题。两次世界大战之中及结束之后,法国、苏联、英国、美国等很多国家都曾经出现过大规模的抗击性病运动,以应对战争带来的性病流行。只是这些国家的运动都没有达到消灭性病的效果。与中国情况另一个明显的不同之处在于,这些国家的运动毫不例外地将矛头指向"性"尤其是女性。一些当年开发的海报很好地体现了这种指向。

第二次世界大战期间的一份《星条旗报》上刊登过这样一篇评论,警告他的读者们(主要是士兵)要小心"杰里的致命武器——性病"。文章将矛头直指与妓女的接触,称妓女是"定时炸弹"、"地雷"、"陷阱"。那些对此缺乏常识和警惕的士兵很有可能因为与妓女的性接触而感染上德国士兵留下的性病。① 图6的海报就将花枝招展的"妓女"比喻为上膛的手枪,只是手枪装的是子弹,而她们携带的可能是性病。

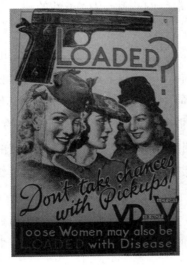 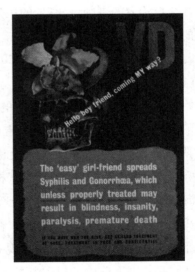

图6　美国军方抗击性病海报②　图7　英国信息部预防性病海报③

① 参见"Jerry's Deadliest V Weapon—VD",Stars and Stripes,Paris ed.(18 October 1944)。
② 参见 John E.Gordon,to Chief Surgeon,ETO,Re:Educational Posters—Venereal Disease Control(31 August 1943),File:726.1,Box 61,G1 Decimal File 1943–1946,European Theater of Operations,U.S.Army,RG 498,NACP。
③ 参见 Reginald Mount,British Ministry of Information,Science Museum London,http://www.scienceandsociety.co.uk/。

图 7 是来自英国的海报,用骷髅这种死亡恐惧作为性病的隐喻。美丽的女式礼帽戴在骷髅头骨之上,暗示美丽"女友"很可能传播梅毒、淋病等致死、致残的疾病。同时这些战时的海报,都将致病的女性与战场上的敌人联系在一起,暗示着士兵们如果不能把握欲望的防线,那么他们战场上的防线也会溃败。

苏联人民公共卫生委员部(People's Commissariat of Public Health)建立于1918 年 7 月。它发起了广泛的"卫生启蒙"运动或称健康、卫生教育,①激发大众抵抗国外敌人,也将性病描绘为一种侵害国家战斗力的致命、致残疾病。

在两次世界大战期间及以后,传达此类信息的海报不胜枚举,控制性行为在西方控制性病的种种健康教育运动中,无疑是控制性病的关键,而这种情形在中国却几乎不存在。极少有预防性病手册②或其他宣传材料中提到性行为对于性病传播的重要意义。而最主要的信息是:性病是旧社会的病,性病是由于旧社会统治者的剥削、侵略者的压迫、常年的战乱、卫生条件的缺乏等原因造成的。

首先从梅毒的起源问题来讲,20 世纪初当性病进入社会改革家的视野时,在很长一段时间内,研究的重点是性病在中国和东亚其他国家的传播由何时开始。观点主要有土肥庆藏认为的葡萄牙人的东航给中国和东亚其他国家带来了梅毒;中国著名医学史家王吉民推论中国古代医书中所记载的"妒精疮""阴蚀疮"即是梅毒,因此可以上溯到汉唐时期等。由于没有确实的骨骼病理资料,因而没有产生定论。对于梅毒在中国的流行,王吉民倒是详细描写过上海龟鸨妓女到处泛滥、性病蔓延流行的状况,他后又补充说:"这样的描写只适用于城市,尤其是通商口岸。在乡下,道德状况要好一些。不道德的女人在那里往往不被人容忍,一旦发现立即就会解决。"③他通过关于梅毒的讨论来证明是外国人造成了现在中国的窘境。

---

① 参见 Davidson Roger, *Sex, Sin and Suffering : Venereal Disease and European Society since 1870.* Florence, KY, USA : Routledge, 2001, p.96。

② 参见李洪迥 1952 年主编的《性病的故事》一书介绍一个城市青年,如何在生活中结交坏人,感染性病的故事。

③ 王吉民:"Origin of syphilis and Gonorrhea in China", *National Med Journ. China*, 1918, 4(2);*China Med Journ*, 1918, 32(4)。

同样归咎于外国人,新中国成立后的归因则只谈主义,不谈个人了。1950年中医进修学校中皮肤花柳科的《皮肤花柳病学》教材则明确地传达了这样的信息:"梅毒病最初是美洲印第安人间的一种性病。哥伦布发现新大陆以后,即将梅毒传至西班牙,再渐渐传遍欧洲。当时是严重的流行病。中国梅毒病的开始,据说是由葡萄牙人首先带至澳门一带,1505年王石川著的《石川医案》最先记述了梅毒的症状。1632年陈司成著的《霉疮秘录》也记述说中国梅毒是在岭南一代首先发现的。这些记载可以说明梅毒在中国发生是和16—17世纪资本主义国家向封建统治时代的中国进犯有密切关系的。"①

由此,梅毒被贴上了资本主义的标签,成了资本主义国家侵犯中国的某种证据。在这一时期的医学教育中,显然梅毒这种看似是纯医学范畴的疾病被赋予了阶级意义。梅毒成了源自资本主义国家的疾病,而中国成了资本主义国家侵略的受害者。这与20世纪初期对性病的问题化有异曲同工之处,不同的是阶级话语开始在新一轮的疾病建构中充当重要角色。

对最能代表政府声音的《人民日报》进行文本分析,根据1949—1964年在其上发表的涉及"性病"这个关键词的文章得到一个比较完整的,代表官方态度和导向的疾病建构的图景。

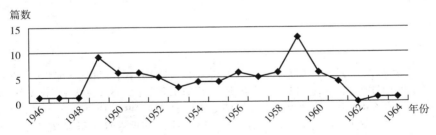

图8　《人民日报》1946—1964年发表涉及性病的文章分布

首先从数量上看,这一时期《人民日报》共刊发了83篇文章涉及性病问题,其中在1949年(9篇)和1959年(13篇)达到了两个小高潮,期间保持着比较稳定的频率去讨论这个问题(平均每年5篇)。

从主题上看,我们将文章分为妓女的性病问题、少数民族的性病问题、政

①　王光超、麻寿国、陈锡唐:《皮肤花柳病学》,人民卫生出版社1954年版,第33页。

策法规机构、防治成绩、美国和中国台湾的性病问题、防治经验交流和其他六大类,其分布如下图:

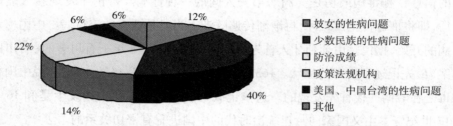

图 9　1946—1964 年《人民日报》发表涉及性病文章的主题分布

这样的议程设置暗示着:少数民族的性病问题是关注的主要方面,其次是妓女中的性病问题①,农村地区②和工矿企业中的性病问题③分别有两篇文章,故没有单独分类,列入"其他"类别中。在介绍中国的性病流行情况和政策法规的同时,还有不少针对美国和中国台湾地区的负面报道,诸如"美国的时髦——结婚离婚似儿戏:近来离婚率逐年增加。百分之二十五是由于不忠、嫉妒和性病"④,"受色情腐朽的'美国文明'的影响,使中国台湾的社会风气败坏,性病也在台湾普遍流行"⑤。"中国台湾妇女为生活所迫,沦为娼妓,因而性病在台湾极为流行。性病不但在城市中流行,而且传布到山地中,并已严重危

----

① 参见《解放妓女》,《人民日报》1949 年 11 月 22 日第 1 版;《北京市二届各界人民代表会议:关于封闭妓院的决议》,《人民日报》1949 年 11 月 22 日第 1 版;《迅速执行各界代表会决议:北京市府封闭全市妓院,千余妓女摆脱摧残剥削》,《人民日报》1949 年 11 月 22 日,《北京市二届各界人民代表会议第二日热烈讨论聂市长报告》,《人民日报》1949 年 11 月 22 日,杨重野:《石家庄市是怎样改造妓女的》,《人民日报》1949 年 11 月 24 日,《北京市妇女生产教养院开始政治文化学习》,《人民日报》1949 年 11 月 29 日,《北京妇女生产教养院四百新生妇女出院参加生产》,《人民日报》1950 年 2 月 25 日,周慧之:《新生的姊妹在前进》,《人民日报》1956 年 7 月 27 日,新华社:《摆脱强作笑颜的痛苦生涯——张市妓女大部转业》,《人民日报》1946 年 7 月 15 日。

② 参见河北日报:《打破"八信八不信"思想》,《人民日报》1958 年 7 月 19 日。

③ 参见国务院二办工作组:《磁山铁矿工业卫生工作经验》,《人民日报》1959 年 9 月 18 日。

④ 王朴:《美国社会万花筒》,《人民日报》1949 年 5 月 20 日。

⑤ 新华社:《美帝国主义把台湾变成人间地狱,台湾同胞对美国侵略者十分仇恨》,《人民日报》1960 年 6 月 18 日。

害了高山族人民的健康"①。

这些只是对新中国成立初期性病建构的一个大致了解,至于执政者以及宣传者们究竟如何建构这种疾病,我们将通过对造成性病流行的归因来进一步阐释。

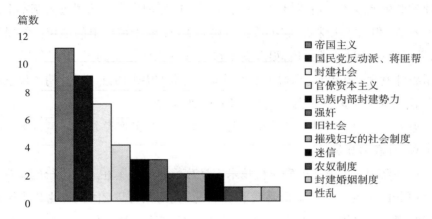

图 10　《人民日报》1946—1964 年发表涉及性病的文章对性病流行原因表述的排序

在所有 83 篇涉及性病的文章中,共有 34 篇文章谈到了梅毒和其他性病1949 年以前在中国流行的主要原因,为了不曲解其意,我们提取原文中所用的词汇进行编码,并对一些文章进行了重复编码。对"国民党反动派"和"蒋匪帮","帝国主义"和"日本帝国主义"等显然具有等价关系或者包含关系的编码进行了合并。经过分析和处理,由图 10 可见"帝国主义""国民党反动派""封建社会""官僚资本主义"是被归咎最多的。而性行为和性关系则很少被提及,唯一一次提及性乱是在论及造成乌盟性病主要原因的文字中:"乌盟人口减少、性病流行与长期的反动统治是分不开的。三百年前,满清在蒙地施行毒辣的'灭蒙十策',大倡喇嘛教,并强迫男子出家当喇嘛。以四子王旗为例,喇嘛即占全旗男子百分之三十六以上。可以结婚的男子逐渐减少,再加上蒋匪帮统治时期大肆拉夫抓兵和屠杀进步的青年,造成了女多男少的畸形现象。现在,除开喇嘛外,全乌盟女子比男子多一倍,很多女子找不到结婚对象。

---

① 　佚名:《蒋贼统治下的台湾疾病流行》,《人民日报》1954 年 9 月 14 日。

这里喇嘛虽不准结婚,但乱找女人已成公开事实,这使男女性关系异常混乱。我们在草地见到不少像英的格玛这样的女子:她十三岁已开始被迫同男子发生性关系,十五岁拜斧子梳头(梳头是蒙地女子已婚的标帜),二十五岁当查不干齐(蒙地尼姑,仍留居家中,并可结婚),现在仍与很多男友来往。其次,封建的婚姻制度也是造成男女性关系不正常的原因之一。这里过去基本上是由苏木达(相当于区保长)包办或买卖婚姻,女子处于被压迫的地位。结婚年龄,男子往往超过女子一倍,很多女子被迫和她们所不爱的男子结婚,甚至有抢婚事件发生。"①可见,乌盟男女性关系不正常的原因仍然是"长期的反动统治""满清灭蒙十策"和"封建的婚姻制度"造成的。

另外三次提到与性有关的是"强奸",而强奸的实施者分别是美帝国主义的士兵、日寇和妓院领家。

在一篇记录天津三处警法科技术室吴慕周回忆美军在天津暴行的文章中写道:"美国营盘门口摆着保险套和性病药,美国兵可以随便拿,他拿去干什么呢? 满街上电线杆子挂箭头,箭头指着性病疗治站是干什么的呢? ……交通大队十分队王嘉祺带来了同志们搜集的一些美军暴行材料。常福生说,'八一五'后不久,在三义庄曾有美国兵把一个中国姑娘架上吉普车,带到利顺德饭店被六个美国兵轮奸了。结果那个姑娘被脱光了衣服,只裹着一个被单逃出来。这女孩子的心境是不难想见的。刘济文说美国兵曾经将一个十六岁的小女孩用糖果诱进兵营,强奸了。她过了一刻钟连哭带骂地跑出来。孙惠民在郑庄子派出所时,一个女人曾披头散发地跑去报告,说她被美军轮奸了之后,被打晕了,而且身上的钱也叫美兵偷走了。交通四分队队员宋宝仑讲述了一九四五年九月美国兵在贵州路曾经把一个年轻妇女拉入岗楼,宋宝仑骗这个美国兵说"查岗的来了"把那女人放走了,结果每天那美国兵去找他。郭学良说,两个美国兵在他值勤时曾一次把南艺剧团女演员朱莎劫进兵营,当他同着其他美国兵找到她时,发现她嘴里塞着毛巾,裹着两条美国军毯,被放在铁箱里。十分局外事组赵恩贵说,假如不到医院去检查,谁也不会相信一个六十岁的乞妇会在圣诞节前夕被美军强奸。'这次,美国兵赔了一点钱。因为

---

① 艾丁:《蒙古人民幸福的日子开始了》,《人民日报》1950 年 9 月 12 日。

那正是北京沈崇事件之后不久,美国兵怕激起中国人民更大的愤怒!'"①

这条题为《津公安局员警控诉美军暴行,群情激愤坚决要防奸除特保家卫国》的报道揭露美军暴行的同时,也传达了这样一种信息——美军是性病的传染源。性病这种疾病具有了敌人的隐喻,而我们的国家就像这些受害的妇女一样,遭受着疾病的威胁,而这毒害人民的疾病正是源于我们的敌人,罪恶的美帝国主义。这样的归因,远远超过肉体层面,将疾病的传播建构为敌我矛盾。被强奸的妇女是受害者,而施暴者正是万恶的侵略者。

除了美军的暴行,少数民族的性病流行也有日军的"功劳":内蒙古"索伦旗的人口,在图表上变成了中间大,两头尖的形状,即中年人多,老年与少年人少。这幅令人心酸的图表,明显地告诉我们,历史上任何统治过他们的人,都没有打算为牧民们驱除这个会促使他们自趋毁灭的性病。统治了他们十四年的日本帝国主义者,曾扬言为他们医治梅毒,结果,与医治梅毒的言辞完全相反,是牧民的成批牛羊被掠夺了,年轻的妇女被强奸了。如陈巴尔虎旗妇女乐玛玛,因为治疗梅毒,就被日寇连续奸污过两次"②。

封建社会妓院中的领家是这一罪恶的另一个实施者,记录妇女教养院故事的《治好性病,感谢政府》一文中就提到了许多幼女在七八岁时被领家强奸感染上性病,后来被新社会医治好的故事。

虽然这些文本中隐隐约约谈到性、性关系混乱或强奸,但作者们要谴责的不是性行为本身,不是某些人的性欲不节,而是范畴化了的"帝国主义""封建主义"和"旧社会"。性与纵欲,那些被 20 世纪初的社会改良者反复强调的议题,在共产党对性病问题的建构中不再是重点,取而代之的是意识形态化的抽象的敌人。性病的性传播特征被淡化了,它和除病灭害工作中的许多其他疾病一样,成为旧社会的遗毒。而这种宣传重心的转移背后有更为深远的政治意图,即将毒化的隐喻赋予真正的敌人——帝国主义、封建主义、国民党反动派。通过建立这样的意义关联,来建立新政权的合法性。

---

① 佚名:《津公安局员警控诉美军暴行,群情激愤坚决要防奸除特保家卫国》,《人民日报》1950 年 11 月 17 日。

② 白植品:《人畜两旺的呼伦贝尔草原》,《人民日报》1951 年 10 月 23 日。

当然还有一种去性化的具体做法是,对"性"绝口不提,只是说旧社会得了性病,被新社会治好了。①

这是"去性化"宣传的两个主要策略,一种是转移矛盾,一种是回避矛盾。通过这样的机制,使得这种主要通过性传播的传染病逐渐丧失了生物学意义,而变身成一种社会病。在树立这三个主要敌人的过程中,其宣传策略也各有不同:

1. 帝国主义

中国在 1840 年鸦片战争后沦为半殖民地半封建社会,西方列强侵占国土,划分势力范围。19 世纪末,山东成为德国的势力范围,并在青岛倾注了大量的人力、物力和财力,打造殖民城市,期间性病流行,1900 年每千名士兵中平均有 231 人患性病,至 1901 年,患病率急剧上升,达到每千名士兵中平均有 332 人患性病。1947 年驻青岛美军患梅毒者达 35%。其他各国侵略者性病发病率无不如此,凡是租界、侵略军驻扎之地性病流行,如上海、天津、青岛、大连等地。在中国备受外敌侵略的历史中,日本帝国主义对中国国土的蹂躏和肆虐无疑是最为严重的。据张崇熙医师 1935 年所著《花柳病学》中记载,日本陆军性病发病率为 46.4%,其中梅毒占花柳病中的 26.3%,平均每年发病 5693 人。日军对广大妇女的性暴行,给中国带来了深重的社会灾难,以华北人民为例,据中国解放区救济总会 1946 年 4 月的统计,晋绥、晋察冀、冀热辽、晋冀鲁豫等四个解放区的妇女中,因遭受日军强奸和性奴役,而身患性病者达 620388 人,其中晋绥有 28959 名妇女患性病,晋察冀有 70339 名妇女患性病,冀热辽有 399000 名妇女患性病,晋冀鲁豫有 122090 名妇女患性病。就是说,以妇女约占当时人口的一半计算,在华北五大根据地中,平均每 50 名妇女中,就有因遭受日军奸污而患性病者 1 名以上;较严重的冀热辽区,每 18 名妇女中,就有 1 名以上的妇女因遭受日军奸污而患性病。②

新巴尔虎左翼旗 1933 年有蒙民 10360 人,到了 1950 年只剩下 7525 人。日本帝国主义者在占领内蒙古期间,曾经借口"驱除梅毒",勒索牧民的牛羊,

---

① 参见林沫:《感激》,《人民日报》1955 年 7 月 15 日。
② 参见中国解放区救济委员会:《中国解放区抗战 8 年中损失初步调查》,1946 年 4 月。原件存中央档案馆,转引自田苏苏:《日军在中国华北的战争犯罪述论》,《河北师范大学学报(哲学社会科学版)》2005 年 7 月第 28 卷第 4 期,第 23—30 页。

奸淫蒙族的妇女,给蒙族人民带来极大的痛苦。后来,日本法西斯到底说出了它的真实意图:"不待武力征服,五十年内,内蒙人民将为梅毒所自行消灭。"①

2. 国民党反动派

作为执政党和治理者,国民党是造成旧中国性病流行,生灵涂炭的另一罪魁祸首,如一篇报道中介绍的情况:"以性病、天花来说,据去秋中央访问团的调查:性病患者在蒙古族同胞中占人口的百分之五十左右,个别材料竟达百分之九十以上。如某次代表会,三十三个代表中,有三十二个有性病。在患性病的妇女中,一般不生育的比能生育的多,出生后的孩子死的又比活的多,因此在性病较严重的地区,人口逐年减少。如伊犁专区的巩哈县,二十多年前有一万户人家,到解放时,只剩了三千户。其主要原因是性病蔓延影响人口繁殖的结果……例如在喀什一个设备比较好的医院,自国民党反动政府派去的'院长'黄家农到任后,在他公开贪污和秘密盗窃下,医院里的设备一天少于一天,等医院资产给他盗窃得差不多时,这位'院长'便'不辞而别了'。"②

作为治理者,国民党也被指责为不称职:"国民党反动政府素不重视人民健康事业,保健医疗机构简陋,分布不平衡,有的徒有其名,脱离实际,中西医间、西医之间形成了派别分歧,互相倾轧,只为少数人服务,广大农村普遍缺少医药,农民只有求神拜佛,遇有疾病流行,只能听天由命,而我国人口的发病数累计每年约一亿四千万人,死亡率在千分之三十以上,其中半数以上是死于可以预防的传染病上,如鼠疫、霍乱、麻疹、天花、伤寒、痢疾、斑疹伤寒、回归热等是危害最大的疾病,而黑热病、日本住血吸虫病、疟疾、麻疯、性病等,也大大侵害着人民的健康,妇女生育绝大多数尚操之于旧接生婆之手,造成了百分之四十左右的婴儿死亡率。"③

与国民党政府的腐败无能相对应的就是对其执政能力的怀疑,对其面对疾病泛滥的局面不作为或者无能为力的谴责,当然还伴随着对贪官污吏鱼肉

---

①　沈石:《为了人民的幸福》,《人民日报》1952 年 8 月 22 日。

②　叶群:《卫生医疗工作在新疆——记与新疆省卫生处长雅库甫伯克的谈话》,《人民日报》1951 年 2 月 10 日。

③　李德全:《中央卫生部李德全部长关于全国卫生会议的报告(九月八日在中央人民政府政务院第四十九次政务会议上)》,《人民日报》1950 年 10 月 23 日。

人民的声讨。由此,国民党政府统治在文本中被描绘为新中国成立前性病流行的另一个罪魁祸首。

3. 封建主义

封建主义最被诟病的是其腐朽、落后和无能。

一本介绍如何预防花柳病的小册子这样写道:"花柳病的基地,就是娼妓,"八一五"光复前哈尔滨市有一千余名妓女,其中年妇女患梅毒者占81.3%。为什么许多女人流落为娼妓呢? 可以说没有一个女人甘愿做那个事情的,都是由于旧社会的统治者、官僚、地主给社会造成的深重灾难,使得老百姓因为经济上的困难,生活无着落,或由于男女不平等被坏男人卖到妓馆里后不得已沦落为娼妓的。有的人说:'天生贱骨头。'可是我们想一想:那种封建社会的制度及道德,再加上阶级的严苛压迫! 而且旧社会不但未与这种现象作斗争,还从各方面麻醉她,更没有人给她们一个转业的出路。她们在旧社会里一辈子也不能翻身的!"①

过去广大牧民在国民党反动统治剥削、欺骗宣传和封建迷信的教育下,从来不知道讲卫生,有了病总是去庙里叩头求神;达尔罕旗牧业区 3000 多蒙古族男女中,患性病的即达 1198 人,虽已彻底治好 780 人,但尚有不少牧民认为草原上蒙民得病是"天意"。②

虽然在那个年代很多宣传文字中都可以看到"帝国主义、封建主义、官僚资本主义""国民党反动派"这样一连串的表述,但是在性病流行原因上他们却承担着不同的责任。即使责任不同,但这几种反动势力都可以被放入旧社会的范畴:旧社会被塑造成一个可以把人变成鬼的主体,而新社会自然成为把鬼变成人的"神医",而这个"神医"的武器并不只是抗生素,还有文化上的抗生素。这一隐喻在下面的表述中淋漓尽致。

"在党和政府的亲切关怀下,下排村的性病已经基本上被消灭了,现在全村六十多个正在生育年龄的妇女,除了有几个人因为在旧社会被疾病摧残得太厉害以外,其余都有了胖娃娃。新中国成立以后,差不多每户都增添了人

① 东北人民政府卫生部编:《怎样预防花柳病》,《国民卫生常识丛书》,沈阳,1950 年,第1—4 页。

② 师海云:《内蒙草原上的爱国卫生工作》,《人民日报》1952 年 9 月 13 日。

口。一到村子里,到处都可以看到一群群壮实的孩子在蹦蹦跳跳。下排村现在不仅人丁兴旺,而且由于居民健康情况一天天好转,劳动效率不断提高,也促进了生产的发展。"①

"在旧社会被疾病摧残得太厉害"显然不是一个医学的诊断,而是对于社会的控诉。疾病和反动落后的社会制度相联系,在中国妇女的身体和生育上投下阴影,而新社会则是铲除这种阴影的唯一办法。

从疾病控制的角度上讲,这种去性化的宣传无疑是一种策略。这种策略意在淡化以往花柳病所带有的对于性的负面评价,减轻患有性病的人的心理负担,提高了治疗的覆盖度;同时达到了打击旧制度、树立新政权的形象和威望的政治目的。基于这样的目的,中国人身体上的性病成了旧的社会秩序的创伤,而不再是由于寻花问柳、片刻风流而招来的横祸了。这无疑是中国共产党除病灭害工作上的高明之处,在很多学者关于爱国卫生运动中和激发群众情绪的研究中也得到了体现②③。

去性化的机制,也是确立政权合法性、进行意识形态教育的一种手段。意识形态的合法性依靠民众的自觉接受,而对民众的规训、说服过程,即"合法性"确立的过程总是由占统治地位的意识形态来完成的。中国共产党区别于其他社会改良者,将"意识形态"化的"阶级敌人"作为中国社会病态、中国人受性病困扰的罪魁祸首,通过消灭疾病,一定程度上完成了消灭敌人的仪式。这无疑是中国共产党将政治目的与疾病预防完美结合的典范之作。

"去性化"的宣传无疑利用了隐喻这种修辞手法。只是对本体、喻体及其关系之间进行了微妙的处理。

而去性化宣传更为深远的意义在于,将"性"置于话语之外。重新审视"性病"命名的问题,可以印证这一点:首先,"性"相比花柳来说是一个更为隐晦,更为现代的词汇。我们在前文已经考证过,"性"在中国人的词典中本身

---

① 杨立本、李启平:《欢乐的藏民村》,《人民日报》1960 年 2 月 4 日。
② 参见杨念群:《再造"病人"中西医冲突下的空间政治(1832—1985)》,中国人民大学出版社 2006 年版,第 288 页。
③ 参见[美]罗芙芸:《卫生的现代性:中国通商口岸卫生与疾病的含义》,向磊译,江苏人民出版社 2007 年版。

并不具有男女差异、两性交合的意义,它只是知识精英的新鲜词汇并不为大众广泛接受和使用,而"花柳"则是赤裸裸的寻花问柳、男欢女爱的代名词,在对民间文本的考察中,"花柳病""脏病"也是被广泛使用的词汇。用"性"取代"花柳",虽然使"性"这个现代感实足的新含义昭然若揭,走进话语的空间,却从事实上淡化了"性"作为"性"的意义。福柯在对"性"的话语的考察中指出,权力并不总是决定生死的统治权力、司法权力,具有压抑的性质,权力同样是生产性的,它通过一系列的审查手段制造出一个被监控的性,而恰是这种看似压抑性的手段却使得"性"得以在话语结构中存在。① 反观,对于"花柳病"的重命名和消灭性病中的"去性化"特征,正好是生产性权力的反作用——通过消除和转移性的污名,制造更深刻地对"性"的压抑。尤其是在 1964 年,宣布基本消灭性病之后,"性病"和"性"更成为中国人字典中的"you know who(你知道是谁)"一样的存在———种无声的指涉。

第四节　性病的治疗——路线之争

我们把新中国成立后的消灭性病运动称为"国家拿起针筒"的运动,这不仅仅表现在国家组织建设医疗机构和发动群众运动进行自报互报的行动,不仅仅是国家意识、国家理性对于身体疾患处理的态度,国家甚至在一定程度上左右着医疗这个愈发封闭的知识体系,将医学的工具化推向极致。

20 世纪 20 年代的上海,在处理娼妓和性病流行的问题上,医生与国家权威之间,曾经并不是一种简单联手的关系,医生在自己的专业领域中忌讳政府的干预。1920 年,公共租界的行政当局实行颁发执照,后又禁娼,结果铩羽而归,上海医学学会于是提出应把性病主要当作一个公共卫生问题,而不要当作一个道德问题来处理。学会成员虽然并不主张对卖淫业采取颁发执照的办法,但他们却也没有走到要求警方实施禁娼的地步。他们主张的,是在公共卫生署之下设立一个性病科来对诊所实行监管,训练一些女性监管人员,并向从

---

① 参见 Foucault Michel,*The History of Sexuality*,*Volume* 1,New York:Vintage,1978,p.25。

事预防和救援工作的单位提供帮助。

最重要的是,上海医学学会的医生们一心要在性病控制问题上确定医学的权威。这不仅意味着要对那些"药师""江湖郎中"的秘药偏方实行取缔,而且政府官员也应该停止干预——"在疾病防治问题上应该由医学专业人士而不是行政管理人士来负责"。总之,医生们提出,是把公共健康问题与道德问题分开的时候了,应该把疾病重新界定为最好由他们这些专业人士来处理的问题。①

1937 年,北平协和医学院的切斯特·弗雷泽得出结论说,预防和教育都已失败;梅毒的控制只能通过治疗。此时关于治疗的文章,提到卖淫是一种传染源,有一种将妓女非罪化的效应,因为它们同时把嫖妓者也看成是需要医疗关注的对象。②

20 世纪初对性病的干预中,医生们首先将性病问题化,并成为解决性病问题的倡导者。他们曾经试图建立在这一领域中的绝对权威,认为治愈这种社会疾病的最终解决方案是身体的治愈。但是,无论是政府还是医学的干预都没有取得成功,哪怕是将事情向积极方向引导的可能也没有出现。因此,政府和医学精英在这一问题上的矛盾并没有凸显出来,究竟由医生还是由国家来领导和组织这样的社会净化工作也就没有讨论的意义了。

而新中国成立后,当消灭性病被作为政治任务编入新政权的议事日程之后,医学力量很快被整编到这项社会改造工程中来。医生从社会肌体的救治者、疾病预防的主导者一下子变成国家意志的实施者。"政治挂帅"是这一过程最为合适的概括,医学的科学性和医生们对此的笃信与骄傲,也开始在这种特殊的体制中产生戏剧性的变化。

正如时任北京医学院院长的著名皮肤性病学专家胡传揆所说:"由于贯彻了'政治挂帅',卫生工作便有了正确的方向,崇高的奋斗目标,因此产生了无穷无尽的力量,能千方百计地克服一切困难,完成任务;党和人民要求消灭性病和麻风,医务人员便有了决心奋斗到底。"③"政治挂帅"的影响在性病治

① 参见[美]黄萧:《危险的愉悦:20 世纪上海的娼妓问题》,江苏人民出版社 2003 年版,第 233 页。

② 参见 Frazier CN, "The Prevention and Control of Syphilis", *China Medical Journal*, 1937, Vol. 51, pp.1043-1046。

③ 胡传揆:《政治挂帅,群众路线与消灭疾病》,《中华皮肤科杂志》1960 年第 1 号,第 7 页。

疗方案选择的两个重要分歧上,表现得尤为显著。

一、青霉素疗法

在少数民族地区的普治,城市医疗机构的治疗,以及一些有条件重点地区(如厂矿、学校、机关等)的普治大都采用青霉素治疗这种方法。在用量及用法上曾大体按照 1956 年全国性病专家座谈会上所提出并经卫生部发到各地参考的材料执行的(见附录二),在普查工作中超过一半的人使用 300 万单位或 600 万单位的油剂青霉素,分 10 日注射完毕。各地较大的医疗单位或教学医院也都有自己的方案。

在实际应用中青霉素疗法具有很多优点,首先,如治疗日期较短,节省了时间,保证了绝大多数人能够完成治疗,治疗中断的现象较少。其次,使用方法简便,只作肌肉注射,药品性质也容易掌握,药品也易得到,这样就使广大范围的医务工作者,不论是高级或是初级医务人员,不论是皮肤科医师或是其他科医师均可以进行治疗。在治疗反应上,毒性也很小,很少有严重的不良反应发生。它的不足之处就是需要打针,而且是连续 10 日,在有些实施困难的地区,延效青霉素可以解决这个问题,但当时尚不能普遍应用。青霉素疗法的远期效果特别是对潜伏梅毒血清改变的效果是显著的。当时在国外这方面材料是较少的。新中国成立初期中央皮肤性病研究所与内蒙古合作对乌拉特前旗的试点进行长期观察,对 1952 年开始普查普治的 1339 名患者进行了治疗后的五年随访,发现使用青霉素疗法治疗后 5 年复发人数为 5 人,复发率只占总复查人数中的 0.8%,血清阴转者 270 人,阴转率为 49.7%。由此可见单纯使用青霉素 300 万单位治疗潜伏梅毒,尤其是晚期潜伏梅毒,效果很好,对儿童梅毒以及预防梅毒的效果亦相当好,青霉素 300 万单位组与第二年再用 600 万单位加上铋剂治疗组比较,后一组效果并不比前一组优越。因此,使用青霉素 300 万单位的五针疗法在性病流行地区的普治中可以消灭传染性,基本上阻止晚期梅毒症状的出现。此材料与国外同样用量结果大体接近。①

---

① 参见全国性病防治研究中心:《新中国性病防治研究概况与成就》(内部资料),全国性病防治研究中心资料 006 号,1988 年,第 75 页。

在其他地区试点中也曾进行了治后观察（全部血清使用康氏反应），其结果大体上是一致的，在临床上血清转阴率较低（0.8%—2.7%），传染型梅毒无早期复发，晚期良性梅毒的症状得到治愈，治疗后一年的血清阴转率在16%左右，治疗后二年血清转阴率为34%—42%之间，治疗后五年转阴率为49.7%；可以完全预防先天性梅毒，基本上可以控制晚期梅毒的发生。从当时的经验看，在一些高流行的少数民族地区中，特别是绝大部分人为晚期潜伏梅毒，而传染型梅毒和早期潜伏梅毒甚少的情况下使用300万单位青霉素治疗可以达到消灭梅毒的目的，当然也可以看出这个量对于传染型梅毒的治疗量还是不足的，其血清阴转率还不够让人满意，对这一类的病人或者是在传染型较大的地区中进行普治，如果有条件的话要考虑使用600万单位的青毒素治疗。[1]

至于用青霉素治疗梅毒的反应，根据内蒙古材料的统计，在总计6683例梅毒病人治疗中（均采用油剂普鲁卡因青霉素，大部分为600万单位，平均为450万单位，每日注射一次），有232人出现了过敏反应，反应率为3.5%，此中各类过敏反应症状者101例，占总人数的1.5%，荨麻疹61人（0.9%），其次为紫癜、麻疹样疹、局部红斑等。有全身症状者93人，此中主要是头痛、不适、胃肠反应和发热等。值得提出来的是共有7人发生休克（占0.1%），未见到死亡者。[2]

可见，青霉素300万单位组与第二年再用600万单位分10次注射的方案的确在不同类型的梅毒流行区域都表现了很好的治疗和愈后效果。所产生的过敏反应人数占总治疗人数的1.5%，且未见死亡者。这无疑是一种值得信赖的治疗方法。但是与此同时其他疗法的实践和试点也在进行，其间争议远远超出了疗效和副作用大小的范畴。

叶干运在接受笔者访谈时甚至提到："实际全国百分之九十九都是靠青霉素治好的。那个（中医疗法）等于就是试验用，苏联疗法就在新疆用，结果

[1]　参见全国性病防治研究中心：《新中国性病防治研究概况与成就》（内部资料），全国性病防治研究中心资料006号，1988年，第76页。

[2]　参见全国性病防治研究中心：《新中国性病防治研究概况与成就》（内部资料），全国性病防治研究中心资料006号，1988年，第77页。

那边后来复发率还是比较高。所以我们说全国基本消灭,为什么这么提? 因为新疆没有,新疆还是有复发。"①亲历者的说法也充分肯定了青霉素在治疗性病中的显著疗效。

二、社资之辩

在大城市纷纷关闭妓院,解放妓女的工作取得一定成效之后,1950 年卫生部等部委和地方相关部门开始派出各类民族卫生工作队,到几个梅毒流行严重的少数民族地区进行调查防治工作。1954 年在北京成立了中央皮肤性病研究所,作为指导全国梅毒防治研究的中心,该所也派出了许多工作队,与各地协作开展了现场调查研究工作,并且就地培养训练专业干部。防治性病的医学建制化开始形成。

《1956 年到 1967 年全国农业发展纲要(草案)》出台,②将梅毒列为全国在一切可能的地区限期消灭的疾病之一。全国各地为了积极响应这一号召,先后成立了相应的专业机构,培养训练了大批干部。性病防治也在全国范围内取得了一定的成绩。

正在此时关于性病治疗的路线之争开始初露端倪。20 世纪 50 年代中期,中苏关系正处在"蜜月期",全国各行各业都在积极学习苏联,这一点在医学界也不例外。1957 年 11 月,时任卫生部副部长的傅连暲在《中华医学杂志》上发表了题为《坚定不移地学习苏联先进医学》的文章,高度肯定了苏联医学的先进性和苏联医务工作者对于中国卫生防疫、卫生监督、医疗预防、医学教育、妇幼卫生、科学研究等各个方面进行的帮助和取得的成就,并指出在学习苏联过程中的一些问题,诸如机械硬搬、不够深入等,他尤其指出:"在学习苏联的问题上,并不是所有医务工作者思想都想通了。有少数人对苏联医学的先进性还抱有怀疑态度。资产阶级右派分子更在这方面兴风作浪,歪曲污蔑,妄图贬低苏联医学的成就,阻挠我们学习苏联,挑拨离间中苏友谊,他们

---

① 摘自笔者对叶干运教授的访谈资料。
② 《1956 年到 1967 年全国农业发展纲要(草案)》提出:从 1956 年起,在 12 年内,在一切可能的地方,基本上消灭危害人民最严重的疾病,例如:血吸虫病、天花、鼠疫、疟疾、黑热病、钩虫病、血丝虫病、新生儿破伤风和性病。

往往用个别技术问题作对比，认为苏联不如资本主义国家。这是一种以局部混淆全面的看法。"傅连暲明确提出："苏联医学的先进性，首先表现在它是真正为人民谋福利的。苏联医务工作者为这一崇高目的所鼓舞，因而能发挥高度的积极性和创造性，能运用辩证唯物主义的科学世界观，去探索医学领域的奥秘，取得优异的成绩。事实也证明苏联医学不仅在指导思想、组织制度等方面是先进的，即在很多学术、技术问题上也为英美所不及。"①

尽管青霉素疗法在治疗梅毒等性病的效果上已经取得国际认可，且1956年全国性病专家座谈会上也已提出"使用300万单位或600万单位油剂青霉素，分10日注射"的治疗方案，并经卫生部发到全国各地参考执行，但是各地仍然存在着多种疗法并存，且存在争议的情况。其中以代表苏联经验的砷铋混合疗法争论就是其中之一。1953—1955年是《中华皮肤科杂志》这本全国最权威的皮肤科杂志介绍苏联性病疗法的高潮时期（见附录三），此后则逐渐减少。这段时间也正是苏联疗法和青霉素疗法的路线斗争最为激烈的时期。

长期以来苏联一直采用砷剂、铋剂为主的混合间歇疗法进行治疗。这种间歇疗法非常复杂，一般分为三个疗程，首先先用铋剂（914）若干和砒剂若干静脉注射，每周注射两次；结束之后休息4—6周，其间还要适当口服碘化钾水剂；第二个疗程再使用一定量的砒剂和硫酸汞进行肌肉注射10—12次，配合涂抹水银软膏，之后再休息一个月；第三个疗程依旧是注射砒剂……如此往复一般需要4到5个疗程。② 在中国很多参与一线性病防治的专家认为苏联的混合间歇疗法毒副作用较大，疗程太长，不少患者不能完成治疗，不建议推广。在中央皮肤性病研究所成立之前，中央防疫第七大队及后来的民族卫生工作队都按照胡传揆教授及其他专家制定的以青霉素为主的梅毒治疗方案治疗，并且取得了良好的效果。③

而苏联专家对青霉素疗法的基本评价是这样的："梅毒的治疗上，采用青

---

① 傅连暲：《坚定不移地学习苏联先进医学》，《中华医学杂志》1957年11月，第43卷第11号。

② 参见贺彪：《中国卫生工作者赴苏参观团团员贺彪，介绍苏联皮花病防治工作》，《健康报》1953年3月19日。

③ 参见叶干运：《建国初期中苏专家对梅毒治疗方案的争执》，《中国皮肤麻风病杂志》2009年7月，第566页。

霉素越来越有巩固的地位。与其余药物相比,尤其是病人对他良好的耐受性,是这种抗生素的很大优点。可能不是夸大地说:青霉素对于很多因为各种原因而不可能用新胂凡纳明或其他阿斯凡纳明化合物治疗的病人,的确是一条生路。青霉素在先天梅毒的治疗上亦发生光辉的作用。孕妇在全部妊娠过程中,对它的耐受性都是优良的。青霉素在那些早先治疗困难而现在临时又不可能用阿斯凡纳明制剂治疗的病例(早期视神经萎缩、听神经严重病变、肝脏病、造血器官失调等)是很有效的。在早期神经梅毒的治疗上亦显出了优良的疗效。青霉素用于隐性梅毒效果较小,因此没有特殊需要者不应用之。"①可见尽管充分肯定了青霉素的优点,但是苏联医生还是认为驱梅原则需要"注意患者机体及螺旋体对某种药物的习惯性,故应避免只用一种药,即在全部过程中,轮流交替地应用各种药物"。这些主要的驱梅药物包括:汞剂、铋剂、碘剂、砷剂、青霉素。②

对于混合间歇疗法的争论将矛盾引向了中央皮肤性病研究所的会议室中。一次在叶果洛夫召集的讨论梅毒治疗方案的会议上,叶果洛夫强调了苏联砷剂、铋剂为主的混合间歇疗法的优越性,而参与过大量一线治疗工作的胡传揆、李洪迥和叶干运等人则以自身经验坚持强调青霉素疗法的优越性。不同疗法的政治背景在医学场域中发生了激烈的碰撞。看似有坚实实证基础的医学也在意识形态的土壤上发生了偏离。官方的立场很明确地倾向于苏联模式,认为苏联医学不仅在指导思想、组织制度等方面是先进的,即在很多学术、技术问题上也为英美所不及;而对苏联医学持怀疑态度则是"资产阶级右派分子"在兴风作浪,歪曲污蔑,妄图贬低苏联医学的成就,阻挠我们学习苏联,挑拨离间中苏友谊。

在这次讨论梅毒治疗方案问题的会议最后,叶果洛夫强硬地声明"我是苏联的公民,我必须执行苏联保健部制定的治疗方案"③。研究所内的中方人

---

① H.C.Cmeπoβ 氏原著:《梅毒治疗的原则》,丁善庆编译,《皮肤性病治疗学》,上海医学出版社 1956 年版,第 141 页。

② 参见 H.C.Cmeπoβ 氏原著:《梅毒治疗的原则》,丁善庆编译,《皮肤性病治疗学》,上海医学出版社 1956 年版,第 141、147 页。

③ 叶干运:《建国初期中苏专家对梅毒治疗方案的争执》,《中国皮肤麻风病杂志》2009 年7 月,第 566 页。

员,谁也不愿意让问题碰触到姓资姓社的警戒线,迫于这种强大的政治压力,勉为其难地开始执行苏联的方案,不仅在所内执行,而且还由马海德大夫带领一个工作组前往内蒙古进行试点推广。

内蒙古和新疆两地是进行苏联疗法试点的主要地区:据内蒙古卫生志记载,1953—1955 年,由于之前在全区治疗采用的短期青铋混合疗法或青霉素治疗的远期效果报告很少,一些人担心远期效果不可靠或出现大量神经梅毒。他们认为,为了"根绝"性病,必须彻底治疗。而要彻底治疗,必须采用苏联1948 年和 1949 年的治疗性病方案。在一切都向苏联学习的形势下,这种观点占了上风。于是,从 1953 年 9 月开始,自治区东部地区一度收缩队伍,集中力量在陈巴尔虎旗与索伦旗改用砒、铋、碘、汞等重金属药物交替注射的"长期间歇混合疗法"。西部地区也于 1954—1955 年在郡王旗试点。结果1953—1955 年只治疗了 1003 人,其中 14 个发生了严重副作用,因剥脱性皮炎而死亡 4 人。后来,在内蒙古党委的干预下,才停止了上述治疗方案,重新采用单纯青霉素疗法,一直到防治性病结束。[1]

试点地区的数据证实:苏联这种疗法的优点是疗效较好,血清阴转率达20%左右,特别是在预防晚期内脏梅毒的远期效果上,对于其他疗法无效的个别病人上,以及其他一些需要长期治疗的病人上。但它的缺点是反应率过高,且副作用严重,中央皮肤性病研究所在 1954—1956 年有 841 例病人接受这种疗法,可是到 1958 年完成治疗的只有 184 例。即使在苏联,根据 1959 年的报告,中断率也达到 41.9%。这些都是该疗法在执行过程中存在的较大的问题。[2]

在对曾经参加过消灭性病运动的老专家的访谈中,可以看出对于当时使用苏联疗法的强烈无奈:

徐文严[3]:"苏联还是一个老办法治疗,用砷剂,有机砷,914 啊,606

---

① 参见郑泽民等:《内蒙古自治区志·卫生志》,内蒙古科学技术出版社 2007 年版,第165 页。

② 参见全国性病防治研究中心:《新中国性病防治研究概况与成就》(内部资料),全国性病防治研究中心资料 006 号,1988 年,第 80 页。

③ 摘自笔者对徐文严教授的访谈资料。

这种都是。用这个治疗梅毒是可以的,这个老办法是可以的,但是有两个致命的缺点,一个呢,副作用大,砷剂,有毒性啊;第二呢,疗程长,治疗一个病人需要一年到一年半。这样的话病人能接受吗?所以我们现在讲依从性,病人来不了啊,打了几针不来了,病人没治好。所以开始推行的是这个东西。当时也是斗争啊,当时国外已经有青霉素了,青霉素治疗梅毒到目前为止还是最好的药。特别那时候油剂青霉素,十天,每天一针,完了。也没什么痛苦,肌肉注射就完了。但是开始不行啊,要学苏联啊!”

正如徐教授所说,当时的青霉素疗法已经以其出色的疗效和疗程短等优势,在西方世界得到广泛应用,甚至成为对付性病的“神奇子弹”(Maggic Bullet)。时至今日,青霉素疗法仍然凭借对梅毒和淋病良好的疗效和较低的耐药性受到 WHO 的推荐。但就是这样一种被历史和实践证明为“正确”的治疗方法,在意识形态的天平上却被压上了资产阶级的沉重砝码,因为其“临床上正确,政治上不正确”而在一段时间内被弃用。

这种疗法的路线之争在打击资产阶级医学权威和他们拥护的“青霉素”疗法的气焰的同时,认为征服疾病是“大跃进”的需求。因此,疗法的争议在政治任务的压力超过了政治正确的诉求的时刻,发生了戏剧性的变化:叶干运在《中级医刊》上发表文章,论述青霉素疗法是如何符合“多快好省”的时代要求的,加之苏联疗法的确难以适应这一政治要求,在学习苏联和“消灭性病”的政治任务的权衡下,苏联的疗法逐渐退出历史舞台,而青霉素这个“资产阶级”治疗办法在全国得以全面推广。而那些为了路线斗争而参与到疗法试验中的患者,则遁入民族治愈的群体话语之中,永远缄默。

三、中西之争

无论是青霉素疗法还是苏联疗法,1958 年以前,西医在性病防治工作中都是占绝对的主导地位的。中医在这一阶段的主要任务是学习西医。中央人民政府卫生部为了团结中医,使中医科学化,就在北京成立了中医进修学校,使多数中医者都能够学到很多的科学知识;同时在这里也发挥了中西医团结友爱的互助精神。1954 年,根据 1950 年开始的中医进修学校中皮肤花柳科的教程修编了《皮肤花柳病学》一书。在这所中医进修学校中,皮肤花柳病课程共 18 小时,其中 12 小时为皮肤病学,6 小时为梅毒学。① 这本教材主要内容是以常见的疾病为基础,介绍症状、病因及治疗,所有这些疾病都是以现代西医的病理学、病因学为根据的。可见,在新中国成立初期中医在性病的治疗中并没有起到重要的影响,在具体的疗法上,中医主要是学习西医的皮肤性病学理论和疗法。如果不是一场运动一举扭转了中医的颓势,很难说这份祖国医学的宝藏如今是何境况。

1956 年,国务院发布公告,撤销贺诚卫生部副部长职务,指出:贺诚同志于任职期间,严重违背了党和政府对于卫生工作的方针路线,在对待祖国医学遗产、医学教育、工农业卫生工作和干部政策等方面,都犯了原则性的错误,给人民卫生事业造成了很大的损失。② "贺诚同志的错误,早经党中央和毛泽东同志多次的批评教育,令其切实改正;但他长期固执己见,坚持错误,拒绝党对他的领导。他的理由是:卫生工作是'特殊'的科学技术工作,党中央'不懂的科学技术',所以就指导不了卫生工作。这种否定党对科学技术工作的领导的荒谬思想,正是贺诚同志的资产阶级思想发展的顶点,是他的一切错误的根源,是他的一切错误中最根本的错误"。③

原卫生部副部长王斌在中医存废的问题上也受到牵连,对他的批评占据了当时《健康报》连续几期的头版头条。两任卫生部副部长的下马,给了中医存废问题一个明确的答案:对待中医的态度也从 1950 年全国卫生会议上号召的"团结中西医""中医科学化"发展为"西医学习中医"。一连串的运动之后,《中华医学杂志》1956 年发表文章《加强中医研究工作的重要步骤》指出,目前全国各地的各种流行病,对于人民健康和工、农业生产的危害还是严重的。而中医对流行病,如疟疾、黑热病、性病、钩虫病、小儿麻痹症等,都有各种治疗方法和有效药物。消灭这些流行病,是卫生部门的迫切任务。中医研究工作人员应该更多地发现和收集有效的民间疗法和药物。此前从来没有刊发过介绍中医性病疗法的《中华皮肤科杂志》也从 1959 年第三号开始,将原来的"临床医学"改为

① 参见王光超、麻寿国、陈锡唐:《皮肤花柳病学》,人民卫生出版社 1954 年版,第 1 页。
② 参见国务院办公厅:《中华人民共和国国务院公报》1956 年第 6 号。
③ 任小凤:《批判贺诚同志在对待中医的政策上的错误》,《人民日报》1956 年 12 月 20 日。

"论著",并在论著中特别开辟了"中医中药""经验介绍与验方"这样专门介绍中医中药的部分,同时也使中医界的研究者得以在这本中国最权威的皮肤性病学刊物上发表文章,一定程度上肯定了中医在学术界的地位和空间。

这份国内最有影响力的皮肤性病学杂志在1959年第三期开篇即刊登了程之范的专文,介绍了中国梅毒病的历史和梅毒在中国的传播及流行以及中国医学治疗梅毒的方法;①中国医学科学院皮肤性病研究所、北京中医学院附属医院联合研究小组对黄饮子方剂对于晚期梅毒症状脊髓痨的有效作用进行了阐述,认为黄饮子并不驱梅,但是扶正②;福建省中医药性病治疗研究小组用四种中药方法治疗梅毒,平均血清转阴率为78%③。同时,"中医研究工作人员应该更多地发现和收集有效的民间疗法和药物"的号召,开始了一些地区对中医治疗梅毒和其他性病的民间疗法的发掘,这种政治风向的转变激发了一些地区利用中医开展性病防治工作的"创意"。

河北省是最早开发中医疗法的。1958年7月18日《河北日报》发表文章,介绍省内利用中医中药,在短期之内消灭现症梅毒的经验,对于原来采用的青霉素或者砷砒混合疗法,他们是这样评价的:

> 全国解放不久,我省就开始了性病防治工作……这两种方法疗程时间长,花钱多,必须医护人员亲自掌握操作,因此难以推广,不能达到迅速消灭性病的目的。1956年,发现隆化县中医盛子章先生治疗梅毒的秘方后,经几次试验效果很好,并具有价格便宜、使用方便、便于推广、治愈迅速等优点,但是不敢大力推广。今年承德专区用它消灭了全区的现症梅毒,按理应该没问题了吧? 但是不然,又有人怀疑它是否真的能够治愈。据说因为它是中国的、是中医秘方,说它不能达到百分之百血清治愈。我们认为这是一种严重的迷信思想。根据有三:首先让我们看看事实吧,承

① 参见程之范:《我国梅毒病的历史》,《中华皮肤科杂志》1959年第1号,第1页。

② 参见中国医学科学院皮肤性病研究所、北京中医学院附属医院联合研究小组:《中西医合作治疗脊髓痨的初步报告》,《中华皮肤科杂志》1959年第6号,第357页。

③ 参见福建省中医药性病治疗研究小组:《中医中药治疗72例梅毒临床初步观察报告》,《中华皮肤科杂志》1960年第2号,第78页。

德专区盛子章用他的秘方治疗梅毒有三四十年的经验,凡经他治愈的,无一人再犯;其次是直到目前国内外专家还没什么好办法使晚期梅毒血清达到百分之百治愈;再次,据省性病防治所在赤城县检验证明,盛子章秘方的血清治愈程度,与西药青霉素相同。①

那么,这位帮助河北省承德专区贡献秘方的盛子章是何许人呢? 盛子章,字朝辅,1894 年 8 月生于承德市城隍庙,中医兼古玩商家,1915 年迁居隆化县城,拜热河名医、原清朝十八里汰行官太医武凤詹为师,深造中医医术。1919年迁居隆化县北窝铺三道沟村,1920 年学医期满,身怀治梅绝技与其父活动于热河省境内,为广大群众治病。1943 年,只身行医于热河、内蒙古两省区,因治梅毒病有奇效,声名远扬。之后盛子章加入县卫生协会,开办诊所,投身于医疗卫生事业。

1957 年,他毅然将秘方"清血搜毒丸""三仙丹""漱口灵"全部献出。同年 9 月,经河北医学院和北京皮肤性病研究所到隆化检验,由盛子章治疗的不同病期梅毒患者 87 例,100%治愈,无一复发。

而北京中央皮肤性病研究所关于河北省等地三仙丹、清血搜毒丸和漱口灵药物的治疗效果档案则显示:在 14 例三期活动性梅毒中,平均每人接受2.5 个疗程治疗,治疗结束时痊愈及接近痊愈者共 9 人(64.3%),疗后观察 3个月至 1 年,在原治愈的 6 人中有 3 例复发。在 83 例潜伏梅毒治疗后半年复查时 8 例阴转,阴转率为 9.6%。② 而在使用青霉素疗法治疗的内蒙古乌拉特前旗 1339 名不同时期梅毒患者和云南弥勒、宜良复查的 316 人中,阴转率分别达到了 49.7%③和 48.1%④,这显然与河北省关于盛子章秘方在治疗梅毒效果的记录上有很多矛盾之处。

---

① 河北日报:《打破"八信八不信"思想》,《人民日报》1958 年 7 月 19 日。
② 全国性病防治研究中心:《新中国性病防治研究概况与成就》(内部资料),全国性病防治研究中心资料 006 号,1988 年,第 81 页。
③ 佚名:《1958 年单纯青霉素治疗梅毒五年疗效观察的初步报告》,《性病麻风防研工作》(内部通讯)第 1 期,第 12 页。
④ 秦作樑等:《青霉素 600 万单位对于晚期皮肤骨骼及隐性梅毒之比较》,《中华皮肤科杂志》1960 年第 3 期,第 142 页。

对此,当时的解释是这样的:神奇的疗效主要表现在对梅毒症状的治愈上,就像《河北日报》的社论上说的:在没有好办法使血清完全治愈以前,把病人症状治愈了,痛苦解除了,可使病人恢复健康投入生产。①

为了迎合"大跃进"的要求,对性病做一个速战速决的了断,1958 年,河北省大力推广中医疗法。盛子章的秘方为承德地区治愈 3542 人,为河北省 92 个县市治愈 2.7 万余人,使河北省成为全国第一个消灭梅毒的省。同年 9 月,盛子章出席了"全国医药卫生技术革命经验交流会议",做了发言,受到了"全国医药卫生技术革命先锋"的表彰。会后周恩来总理邀请他出席了国宴,送给他一项珍贵的水貂皮帽子,并与他合影留念。时任国家卫生部副部长的钱信忠在大会闭幕词中说:"河北盛子章同志的'清血搜毒丸''三仙丹'治疗梅毒,是医学史上的奇迹,突出疗效如神。"盛子章随后汇临床经验与祖传秘方为一体,在《中医杂志》上发表了中医治疗梅毒的秘方,国家卫生部将其秘方铅印 5000 册在全国推广使用。由此,"清血搜毒丸"和"三仙丹"的论著,成为全国灭梅医务工作者的必读书和教科书。②

除了三仙丹和清血搜毒丸以外,还有很多中医古方在这一时期被发掘并应用于性病防治的实践。这些方剂大体上可以分为四类:第一,三仙丹(八宝丹、五虎平西丹等也属于此类);第二,轻粉合剂(驱梅片、将军丸、一突散等也属于此类);第三,八味消毒散(驱梅烟熏散也属于此类);第四,土茯苓合剂(清血根治散属于此类)。

然而对这些古方在动物试验和临床上的效果进行研究,结果显示差异非常之大。综合各种研究的数据,当时负责指导全国性病防治工作的中国医学科学院皮肤性病研究所的研究人员得出这样的结论:从临床疗效上来看,两种含水银的三仙丹及轻粉合剂疗法对早期活动性梅毒效果是较差的,轻粉合剂尚不如三仙丹,对晚期梅毒的疗效是可以使病人达到症状的消失,但在症状已消失的病人中以后仍可以有 50% 的人又出现症状复发,以上这些现象在动物实验中也大体上得到类似的结果。我们可以这样说,这些含水银的三仙丹及

---

① 河北日报:《打破"八信八不信"思想》,《人民日报》1958 年 7 月 19 日。

② 于凤、王振平:《百年隆化》,吉林大学出版社 2010 年版,第 536 页。

轻粉合剂疗法不适用于早期梅毒,因效果不显著,而对于三期良性梅毒具有一定的临床上的疗效,可使 2/3 的病人达到临床症状消失,但仍不能完全预防其症状的复发(临床效果失败率在 30%—50%),中医疗法治疗脊髓痨效果比青霉素为佳。

关于三仙丹、轻粉合剂等蕴含物对潜伏梅毒的效果,目前只能单独从血清阴转率上来衡量,可以得到一部分的血清阴转,但在各报告间出入也较大,特别是在轻粉合剂疗法中表现得更为突出。有的阴转率达 80% 以上,而有的材料上写着完全未阴转,这种现象也与动物实验材料间差异较大有关。

表 15 中药治疗对实验兔梅毒螺旋体的远期影响①

治疗药物	早期梅毒			晚期梅毒		
	兔数	有效 *	无效 * *	兔数	有效	无效
三仙丹	14	1(7.1%)	13(92.9%)	17	14(82.4%)	3(17.6%)
轻粉合剂	15	2(13.3%)	13(86.7%)	9	6(66.7%)	3(33.3%)
土茯苓	7	0	7(100%)	9	1(11.1%)	8(88.9%)
青霉素	3	3(100%)	0	3	3(100%)	0

注: * 有效,即用淋巴结移种法查不到梅毒螺旋体。

   ** 无效,即用暗视野或淋巴结移种法查到了螺旋体。

临床与临床材料之间,或临床对于实验材料之间差异最大的还是土茯苓疗法,其在临床三期良性梅毒症状的消失上有一定的效果,但在动物试验中这种疗法的效果在几种所试验的方法中是最差的一种,与临床上有着很大的矛盾。同样地在血清阴转率上临床上彼此报告之间,临床与实验之间相互有着较大的差异,从临床上看,其血清阴转时间过快、过多且不稳定,这些都与一般疗法的疗后过程不大一致,是不能肯定它的疗效的。

这几种疗法临床疗效的差异,同时也受疗程多少、治疗时间长短、个人体质、胃肠的吸收能力和反应大小等有关因素的影响。所使用的血清种类也与观察的结果不同有关,特别是鲜血快速试验治疗后的变化如何,当时尚需要

① 全国性病防治研究中心:《新中国性病防治研究概况与成就》(内部资料),全国性病防治研究中心资料 006 号,1988 年,第 89 页。

进一步收集资料。

值得提出来的是除了土茯苓疗法以外其他所有含水银的疗法的治疗反应均较多，一般占病人的 1/2—1/3，此中一部分反应严重的，不但影响了身体健康，并且比较多的病人完不成治疗，甚至可能造成不幸的后果。三仙丹严重反应发生可能有以下几个原因：第一，药品本身炼制得不好，如炼的时间、火候不当。第二，每顿服量过大，或把几天的药一次吞下。第三，治疗前未能仔细注意禁忌证及重要脏器的疾患等，①但这一点是在采用中药消灭梅毒的地区没有公开分享的经验。当然医科院皮肤性病研究所的研究成果也没有公开或作为技术指导方案，而是尘封在研究所的档案室里。

因为此时的中医药疗法和起死回生的祖国医学一样，有了政治上的正确。20 世纪 50 年代初期，"中医"几乎成了趋于西医化的国家医疗体系中的一颗棋子，可以功利性地加以安置和使用。② 这使得很多中医学者在被迫学习西医，赶上时代要求的同时，却不能获得和西医一样的地位而产生了强烈的身份认同上的危机。而中医疗法在性病上的应用使得中医药终于在防疫这个战场上找到了自己的用武之地。比如在评价"土茯苓"这种疗法的时候，这种对新中国成立前肆虐中国的性病没有太大作用的古方被描写成了"神药"。

> 四百多年前我国祖先用土茯苓复方治疗梅毒的经验，现在中医研究院外科研究所正在用现代科学方法进行进一步的研究。外科研究所临床实践表明：中药土茯苓复方对晚期梅毒有较好的疗效，没有副作用，使用方便而且经济，这些病人中七十九例以前都经过其他各种驱梅药（汞、砷、碘、铋、青霉素等药剂中的一种或几种）治疗无效，而土茯苓复方仍有疗效。③

---

① 参见全国性病防治研究中心：《新中国性病防治研究概况与成就》（内部资料），全国性病防治研究中心资料 006 号，1988 年，第 90 页。

② 参见杨念群：《再造"病人"中西医冲突下的空间政治（1832—1985）》，中国人民大学出版社 2006 年版，第 288 页。

③ 佚名：《丰富的祖国医学限制的医疗效果——土茯苓复方治疗晚期梅毒》，《健康报》1956 年 8 月 10 日，第 1 版。

因此一些地方,如河南南阳专区,[①]广西梧州专区,[②]打出了"土洋结合"的口号开展性病防治,实际上是用"轻粉合剂疗法""土茯苓疗法"和"青霉素疗法"混用的办法,但其具体效果如何以及是何药物发挥主要作用,就不得而知了。

四、问题的终结

无论是青霉素疗法、苏联疗法还是中医疗法,最终决定他们合法地位的都是一个指标:政治正确。1954年之前学习苏联是政治正确,即便苏联的混合间歇疗法具有诸多缺点,如反应率高,反应症状复杂,不少病人不能耐受,处理不当且可造成危险;治疗时间长,需时一年半,病人大部分不能按期治疗完毕;治疗费用昂贵,平均每人需要100元;需要一定的技术条件和人员,如内蒙古少数地区集中了全内蒙古专业干部500余人,在两年内才在一个集中点上治疗了千余病人。[③] 有这样诸多的缺点仍然被作为试点推广的原因无疑是因为它符合了"政治正确"的最大诉求。

1958年河北等省份利用"三仙丹""土茯苓"等中药消灭现症梅毒时也是以其优点确立其存在价值的:第一,经济,治好一名患者平均只需2.5元,用砒铋制剂需用40—60元;第二,服用简单,适应广大人民的习惯,不影响生产,其他驱梅药不适于病人自己用药,需医护人员亲自操作,所以难以全面推广,而且影响生产;第三,疗效高,治愈快,对各期现症梅毒有特效,治愈率高达100%,轻者仅用7天,重者一个月即可治愈,如用砷铋制剂至少得6个月;第四,便于推广、普遍应用,只要学习三五天就能掌握用法;第五,比其他驱梅疗法副作用小,并且可以预防和救治,而用砒铋制剂副作用较多,救治亦较麻烦。因此这一秘方符合多、快、好、省的原则。[④]

---

　① 参见王肖言:《南阳专区消灭梅毒》,《人民日报》1958年9月24日。

　② 参见佚名:《梧州专区去年十二月至今年四月积极普查普治五种疾病》,《人民日报》1959年5月23日。

　③ 全国性病防治研究中心:《新中国性病防治研究概况与成就》(内部资料),全国性病防治研究中心资料006号,1988年,第80页。

　④ 参见河北省卫生厅编:《消灭梅毒的好方法》,河北人民出版社1958年版,第9—10页。

　　当然,这种疗法最大的优点是充分发挥了祖国医学在消灭性病这项社会改造运动中的伟大力量。但是被盛赞的中医疗法,最后还是与青霉素在治愈率的竞争中败下阵来。当然,疗效并不是评价治疗方法的唯一标准,最后在疗法之争中起到关键作用的,则是青霉素疗法在疗效上的优势更加符合政治生活在这一阶段的主题——"大跃进"。

　　起初"资产阶级专家还在有形和无形地抵制与抗拒党的领导"①是跃进不快最根本的原因。随着"大跃进"的愈演愈烈,性病成了限期消灭的疾病之一。疗法的争议在政治任务的压力超过了政治正确的诉求的时刻,发生了戏剧性的变化。这一变化有一个重要保障那就是1958年底,中国人自己选育出的第一株生产用青霉素菌种 XP-58-01 在华北制药研制成功,打破了苏联专家"只有科研单位才能搞育种"的断言和技术垄断,结束了用飞机从苏联空运孢子的历史。一直以来由于西方实施的禁运,"1949 年,1 瓶 20 万单位的'盘尼西林'(即青霉素),虽然仅重 0.12 克,却相当于黄金 0.9 克的价格。1951年,上海第三制药厂建立,年产青霉素几十公斤,但仍远远不能满足全国的需要"②。为了扭转这一局面,新中国成立后大量青霉素的研究和生产工作开始进行,1953 年全国青霉素产量约为 1952 年的 12.6 倍,1955 年约为 1952 年的160 倍。③ 但这还是不足以满足国内的需求。

　　1955 年 6 月,中国科学院院长郭沫若在学部成立大会报告中提出"抗生素的研究"为中国科学院第一个五年计划期间的十项重点任务之一。④ 按照"一五"计划,医药工业限额以上的建设单位共 4 个,其中 2 个由苏联帮助设计。华北的 2 个制药厂,生产各种抗生素、磺胺和葡萄糖等药品;东北的 2 个制药厂,生产磺胺、氯霉素和生物制品等。⑤ "一五"计划中提到的华北的 2 个制药厂其中之一就是日后成为中国著名抗生素生产基地的华北制药。也正是

---

　　① 河北省卫生厅编:《消灭梅毒的好方法》,河北人民出版社 1958 年版,第 9—10 页。

　　② 王思达:《"华药"和石家庄:一厂一城一甲子》《河北日报》2014 年 10 月 8 日。

　　③ 中国科学院编:《中国科学院一九五五年抗生素学术会议会刊(1955 年 12 月 1—6 日)》(会务部分),科学出版社 1958 年版,第 38 页。

　　④ 郭沫若:《在中国科学院学部成立大会上的报告(1955 年 6 月 2 日)》,《人民日报》1955年 6 月 12 日。

　　⑤ 参见《建国以来重要文献选编》第 6 册,中央文献出版社 1993 年版,第 464 页。

直到 1958 年 6 月华北制药厂建成投产,中国缺乏抗生素药物的局面才得到显著改善。

　　时任国家医药管理局局长的齐谋甲,当时在华北制药厂担任青霉素车间主任,亲自见证了华药第一支青霉素诞生的全过程。"华药青霉素的下线,迅速带动了青霉素的普及和降价。没多久,曾售价数倍于黄金的青霉素,就降为几毛钱一支。"①青霉素疗法能够在性病治疗的论争中最后胜出和青霉素成本的大幅下降是有很大关系的。

　　不久叶干运就在《中国医刊》上发表文章,论述青霉素疗法是如何符合"多快好省"的时代要求的,②加之苏联疗法的确难以适应这一政治要求,在学习苏联和"消灭性病"的政治任务的权衡下,苏联的疗法逐渐退出历史舞台,而青霉素这个"资产阶级"治疗办法在全国得以全面推广,并保障了基本消灭性病这一目标的最终实现。

　　国家在消灭性病运动过程中,一定程度上左右着医疗这个愈发封闭的知识体系,将医学的工具化推向极致。权力在如何使知识为其所用上颇有建树。利用建制化的手段,将知识生产的机构掌握在股掌之间,建立以政治任务为根据的,自上而下,从中央到地方的层级防治机构,指挥和监控着医学知识为其政治目标所用。医生的自主性和能动性在"政治挂帅"这一原则下,受到了空前的限制,某项治疗方法的合法性不再取决于其疗效,而是取决于是否符合政治上的正确。医生在这样的体制中彻底成为政治任务的工具和执行者,虽然垄断着医学专业知识,但却丧失了对这种知识的使用权和解释权。

　　由此可见,疗法与疗效这样看似被包围在严谨的医学知识围墙内的领域也深深受到政治的影响。拿起针筒的国家,改造的不仅仅是患病的国家躯体,同时也包括医学知识本身。这样微妙的权力互动无疑是权力—知识关系中一种独特的样态。

---

①　王思达:《"华药"和石家庄:一厂一城一甲子》,《河北日报》,2014 年 10 月 8 日。
②　参见叶干运、陈锡唐:《从多快好省的方针来看梅毒的青霉素疗法》,《中国医刊》1958 年第 11 期,第 58 页。

第五节　疾病控制的议程设置

在前面的所有论述中,我们一直将精力集中于性病上,这种过分集中的讨论有些限制我们的分析。事实上性病只是国家将控制疾病纳入日程之后,很多种需要被控制和消灭的疾病中的一种。

1950年4月,中央人民政府卫生部召开全国卫生科学研究工作会议,讨论全国卫生科学研究工作的总方针:在为人民保健事业服务的目的下,团结全国卫生科学工作者根据预防为主的方针,有组织、有计划地配合中国人民实际需要,进行卫生科学研究工作,首先应集中人力物力,解决危害人民最大的传染病、职业病和地方病问题,以保障生产及国防建设。会议根据这个总方针,初步确定了1950年研究计划大纲。在传染病方面,确定首先研究危害最大的鼠疫、斑疹伤寒、回归热、黑热病、血吸虫病、疟疾、性病、结核病等;在地方病方面,研究甲状腺肿、桠拐子病、克山病。①

1951年10月19—23日,中央人民政府卫生部在北京召开全国防疫专业会议,进一步决定把危害人民健康最大的20种传染病作为防治目标,又选择其中威胁国防与经济建设最大的天花、鼠疫、霍乱作为重点防治目标。② 性病作为慢性传染病与黑热病、日本血吸虫病、结核病一起得到了高度的重视。

在这一时期性病的防治工作除了城市中关闭妓院的行动之外,主要是在少数民族地区开展的。中央为此投入了很大的人力、物力。叶干运教授回忆了当年在少数民族地区防治性病的时候,遇到的一次药品短缺的情况,反映了当时中央对防治工作的大力支持:

---

① 参见谭备战:《新中国成立初期卫生方针的确立:以第一届全国卫生会议为例》,《第十四届国史学术年会论文集》2015年。

② 参见《李德全部长在政务院第一百零七次政务会议上的报告》,《中央人民政府卫生部全国防疫工作的报告》,1951年10月19日。

那时候我们都用油剂青霉素,都是进口的,那药很贵,当时我们在甘孜那边快用完了,我们报告卫生部,这个药啊,还得继续用几千支啊。结果卫生部就给我打电话,说:'那你直接到香港去采购,我们付款。'我想不行啊,那会儿也没去过香港,再说了在西康那么老远,跑那儿去?我说最好能通过医药公司给我们转运过来。后来就用这种方法进了一大批。我们不在西康工作了以后,剩下的药、汽车、帐篷、器材都留给了当地。①

1956 年 1 月 23 日,中共中央政治局提出《一九五六年到一九六七年全国农业发展纲要(草案)》(以下简称《纲要》),并在 4 月 10 日第二届全国人民代表大会第二次会议上通过,标志着性病控制运动在性质、目标、组织机构方面的巨大提升。《纲要》第 28 条提出要努力消灭危害人民健康最严重的疾病,计划从 1956 年起,在十二年内,在一切可能的地方,基本上消灭危害人民健康最严重的疾病,例如血吸虫病、天花、鼠疫、疟疾、黑热病、钩虫病、血丝虫病、新生儿破伤风和性病。其他疾病如麻疹、赤痢、伤寒、流行性乙型脑炎、脊髓灰质炎、白喉、肺结核、麻风、沙眼、甲状腺肿大、大骨节病、克山病等,也应当积极防治。积极培养医务卫生人员,包括中医在内。由此包括性病、血吸虫病等在内的九种疾病排在了全国疾病防治工作中最首要的位置。但是这位列前九位的疾病其实也是有轻重缓急之分的。

1955 年 11 月,根据毛泽东同志的建议,党中央成立了中共中央防治血吸虫病领导小组,组织卫生、农业、水利、化工、商业、教育、民政等部门以及军队和共青团、妇联等组织参加,并成立了专门办事机构——在上海市设立办公室,处理日常工作。在流行地区,各级政府设立防治业务机构。

1956 年 2 月 26 日,在最高国务会议上,根据毛泽东同志的提议,成立了专司血吸虫病防治工作的领导小组,直接受中共中央领导。各地方市县,也成立了相应地由党委领导的血防小组。血吸虫病的防治无疑成为《纲要》中计划消灭的九种疾病中的重中之重。它一定程度上也吸收了一些原来投入在性病防治工作上的经费支持。

---

① 摘自笔者对叶干运教授的访谈资料。

　　自 1956 年开始"毛主席派来的医疗队"进行了为期两年的消灭血吸虫病的"人民卫生战争",1958 年 5 月江西余江县基本结束了血吸虫病的传染史。新华社最早以"第一面红旗"为题发表了关于余江县消灭血吸虫的长篇电讯。稍后《人民日报》第一时间全文转载了新华社的电讯。①

　　看到这篇电讯时,毛泽东正住在中国东南城市杭州西湖边的汪庄。他为这场人民的卫生战争取得的成果兴奋不已,挥笔写就《送瘟神》二首:

七律二首·送瘟神

毛泽东

一九五八年七月一日

　　读六月三十日人民日报,余江县消灭了血吸虫。浮想联翩,夜不能寐。微风拂煦,旭日临窗。遥望南天,欣然命笔。

　　绿水青山枉自多,华陀无奈小虫何!千村薜荔人遗矢,万户萧疏鬼唱歌。坐地日行八万里,巡天遥看一千河。牛郎欲问瘟神事,一样悲欢逐逝波。

其二

　　春风杨柳万千条,六亿神州尽舜尧。红雨随心翻作浪,青山着意化为桥。天连五岭银锄落,地动三河铁臂摇。借问瘟君欲何往,纸船明烛照天烧。

　　该诗写成后,即于当年 10 月 3 日由《人民日报》公开发表,标注的写作时间为 1958 年 7 月 1 日。迎合着大跃进的热潮,南方疫区省份开始如火如荼地消灭钉螺、消灭血吸虫病这项更适合群众参与的运动。性病由此在除病灭害的议程设置中位置则更为靠后。防治工作的参与者也对这种防治重心的转变表示出了无奈:

---

　　①　新华社:《第一面红旗——记江西省余江县根本消灭血吸虫病的经过》,《人民日报》1958 年 6 月 30 日。

作者:"我看宣传消灭血丝虫、血吸虫都有很多海报,大字报,声势非常浩大。"

叶干运:"因为毛主席提出那个'一定要消灭血吸虫病'。那时候都有血办,血吸虫办公室什么的,都是一套班子,集中很多人。但是性病麻风就没有这种情况,如果那时候毛主席要说'一定要把麻风消灭掉'那情况肯定就不一样了。"

作者:"那当时国家防治了很多种疾病,您觉得性病在这些疾病中是在一个什么样的地位上呢?"

叶干运:"在没有提出防治血吸虫病之前啊,农村发展纲要提出防治性病、麻风,说明那个时候很重视。为什么重视呢? 东亚病夫啊,主要是指的这个。再说了,这两种病确实影响也大,一说这个国家性病多,麻风多,一看就不先进。另外学习苏联也是一方面,苏联也有这个性病、麻风病多的问题,他也很重视,也设立了很多麻风医院,它首先成立的就是中央皮肤性病研究所。但是在提出血吸虫病防治之后,性病防治就不像防治血吸虫病那么大张旗鼓了。①

我们揣测性病之所以在重要性和资源分配上走下坡路,一方面是疫情控制工作取得较大成就,在重点地区的防治已经取得了阶段性胜利;另一方面很可能是因为这种疾病的防治除了群众"自报互报"之外,再难有群众参与的空间和可能,显然不如血吸虫病的防治更加能够调动群众的积极性,发挥群众的能动性,证明制度的优越性。从这一方面看,政治风向也决定了性病防治的前途和方向。

---

① 摘自笔者对叶干运教授的访谈资料。

第三章　消灭了性病的中国

第一节　最后的胜利

　　世界科协北京中心于 1964 年 8 月 21—31 日召开北京科学讨论会。① 这是新中国成立后第一次举办大型国际学术会议。

　　胡传揆教授代表中国宣读了一篇题为《我国对梅毒的控制与消灭》的论文,宣布历时 15 年的梅毒防治工作已在全国范围内控制了梅毒的流行,并在许多地区基本消灭梅毒。其他性病也同时得到了控制。② 从新中国成立前性病流行的三类区域来看:城市地区的梅毒病人已经大量减少,发病率明显下降(见图 11),特别是早期梅毒很少见了。上海市 1954—1962 年检查了 1262403 名孕妇,梅毒患病率从 1954 年的 4.38%下降到 1962 年的 0.56%。内蒙古等少数民族地区的梅毒患病率和早期梅毒患病率在梅毒总人数中的比例,在1951—1960 年的 10 年间显著下降,某些地区早期显发梅毒已经绝迹,在内蒙古乌拉特前旗、昭乌达盟和云南弥勒县 1962 年、1960 年的复查中都没有发现一例早期传染型梅毒(见图 12)。人口增长率也实现了逐年上升;农村地区和全国其他地区一样,梅毒也得到了控制,如江西兴国、宁都、河南固始县等原来一些感染率较高的地区也实现人口增长。1972—1973 年在全国又进行过一

―――――――――

　　① 参见熊卫民:《在科学与政治之间:1964 年的北京科学讨论会,薛攀皋先生访谈录》,《科学文化评论》第五卷,第 2 期,第 63 页。

　　② 参见胡传揆、叶干运、陈锡唐:《我国对梅毒的控制与消灭》,《科学通报》1965 年第 6 期,第 504 页,本文曾在 1964 年北京科学讨论会上宣读。

次大普查,未发现现症梅毒患者。①

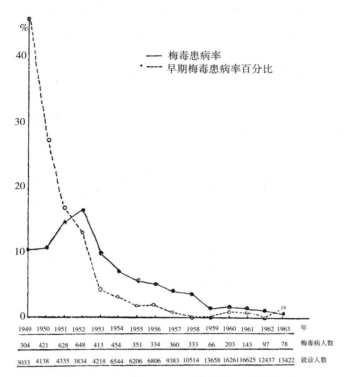

图例:
— 梅毒患病率
----- 早期梅毒患病率百分比

年	1949	1950	1951	1952	1953	1954	1955	1956	1957	1958	1959	1960	1961	1962	1963
梅毒病人数	304	421	628	648	413	454	351	334	360	333	66	203	143	97	78
就诊人数	3033	4138	4335	3834	4218	6544	6206	6806	9383	10514	13658	16261	16625	12437	13422

图 11　北京医学院附属医院皮肤科门诊梅毒病人和
早期梅毒患病率百分比逐年下降曲线

注:1951—1952 年的曲线上升是由于实行公费医疗和孕妇梅毒减费、免费治疗等的影响。
资料来源:北京医学院第一附属医院皮肤科教研组提供的资料,转引自胡传揆、叶干运、陈锡唐:《我国对梅毒的控制与消灭》,《科学通报》1965 年第 6 期,第 504 页。

　　这一胜利虽然因为缺乏全国性的普查和监测数据,而被西方的批评者怀疑有政治压力的作用和过分宣传的嫌疑,但是丝毫没有影响到中国人对这一成就的欣喜。"去性化"机制的模型,在这一阶段实现了完善——只有胜利才能证明敌人的恶毒和腐朽,及新政权才是最顺应民意的力量。性病的消灭荡涤了旧社会的余孽,也为新社会的人们带来了健康、子嗣和快乐。

————————

　　①　参见邓铁涛、程之范:《中国医学通史近代卷》,人民卫生出版社 2000 年版,第 168 页。

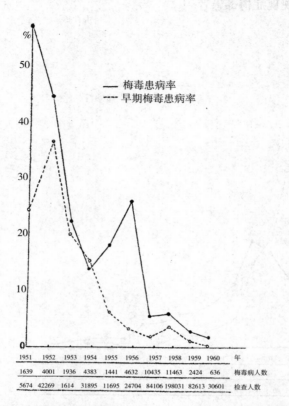

年	1951	1952	1953	1954	1955	1956	1957	1958	1959	1960
梅毒病人数	1639	4001	1936	4383	1441	4632	10435	11463	2424	636
检查人数	5674	42269	1614	31895	11695	24704	84106	198031	82613	30601

**图 12　内蒙古、新疆、广西、云南、甘肃等五省（区）梅毒患病率和
早期梅毒患病率百分比逐年下降曲线**

注：1955—1956 年的曲线上升是由于有两省增加了新开展防治工作的地区及检查方法的不同所致。
资料来源：胡传揆、叶干运、陈锡唐：《我国对梅毒的控制与消灭》，《科学通报》1965 年第 6 期，第 506 页。

　　一篇报道中这样写道："乌尔逊河和达赉湖沿岸，过去患梅毒或淋病的
人，走路的姿态恰像骑马一样，经过普遍治疗后，牧民们说：'骑马式的时代
已经一去不复返了。'围聚在蒙古包里的妇女，知道我是从北京来的时，便指
着孩子对我说：'同志！请你为我们向毛主席报喜吧！感谢我们的救星，解放
了我们，又给我们带来了孩子。'健康！孩子！草原上的人们朝夕渴望，甚
至在梦里也不能遗忘的事，花多少时间、用多少牛羊、焚香念经所不能达到
的事，仅在内蒙古自治区人民政府成立刚满五年，仅在驱除梅毒工作刚刚开
始了两年之际，就使广大的牧民恢复了健康，有了孩子。草原上的人们都知

道他们的幸福是谁带给他们的，因此，毛主席的恩情，正被家家讴歌，处处传颂。"①

《人民日报》中的引文延续了那一时期报道的传统，抛开其细节上的真实性不讲，起码文本被赋予的意义是，少数民族感谢毛主席、感谢共产党。新政权的胜利被抽象成意识形态的胜利并具象为一个人——毛泽东。

人们不厌其烦地对比新旧社会的种种反差：

　　1949 年秋天，无恶不作的匪军被人民解放军彻底消灭了，在党和政府领导下下排村人民大搞生产和各项建设，粮食产量一年比一年增加，亩产从新中国成立前的一百来斤提高到去年的三百二十多斤。经济生活的改善和提高，使人民生活安定，心情舒畅。为了解除下排村人民长期所受的疾病痛苦，党和政府领导他们大力开展卫生工作和给他们防治性病。从 1951 年到去年，除了贵德县人民医院经常派人在这里防治性病以外，中央、省、自治州还先后七次派来防治性病的工作队，进行免费检查、治疗和复查。规模最大的一次是 1954 年，好几个工作队在村里住了几个月，对全村居民作了全面的防治，一举消灭了显发性的性病。从这一年起，村里生养娃娃的妇女就逐渐多了起来。现在，全村的人口已由解放初期的二百七十八人增加到三百六十一人，净增加 30% 左右，其中解放以后新添的孩子就有一百一十二个。1957 年一年当中，就新生了三十七个娃娃。由于扑灭了性病，一些三四十岁从未生育过的妇女也怀了胎，许多解放前悲叹"命该绝后"的人家，也有了后人。②

中国学者鲜有质疑这一时期性病防治成就的，通过访问③也可以得知在 1964 年之后临床上几乎见不到性病的病例。政府进而停止了对孕妇的梅毒筛查。但是，如何看待这场消灭性病运动的成果，在中外研究中国性病史的学者中存在着争议。冯客认为中国在夸耀 1964 年性病已完全根除，这是同情共

---

①　沈石：《为了人民的幸福》，《人民日报》1952 年 8 月 22 日。

②　杨立本、李启平：《欢乐的藏民村》，《人民日报》1960 年 2 月 4 日。

③　作者对叶干运、徐文严、殷致宇等曾经参与过消灭性病运动或知情的医生的访谈。

产党制度的外国观察者普遍的陈述。他坚信大城市中心性病的发病率已接近为零,但还没有可靠的资料能使历史学家长期准确地估计共产党群众运动的成功。"文化大革命"是一个特别的社会分裂时期,此期间性病发病率在某些地区可能会明显上升。① 科恩(Cohen)和汉德森(Henderson)夫妇带着怀疑来到改革开放前的中国,他们认为政治压力可能会压制疫情的报告,但是通过在武汉对医生进行的访谈,同样得到这样的结论:这些医生在临床上根本没有再见到过性病的病例。②

对此叶干运这样解释:

> 那时候的治愈其实就主要是指临床治愈,即没症状了、不传播了,血清阴转。但实际上有一部分血清不阴转,但是临床上没有症状了,他(病人)也不发病了,叫血清固定,就那样了。后来我们常遇到这种问题,比如人家要请保姆啊,厨师啊,一查血清阳性,怎么查还是那样,这种就是血清固定,没有什么传染性。这种人很少。

> 新中国成立后,没有了妓院,传染源少了,治疗也的确好了,青霉素也有国产的了,再加上人民的觉悟也提高了,整个来说,的确是下降了。你要说有人还怀疑,我们可以做个实例,到了1964年宣布基本消灭性病以后了,确实想在门诊找个典型的病例给学生做试教,在医学院嘛,根本找不到,以前我们随便就可以找到,比如说找个二期梅毒病人给医学生看,当天就可以找到,什么样的皮疹,什么样的特点,化验的结果等,学生一看就清楚了。到了1964年以后,学生再想找找不到了,很难了。③

在宣布基本消灭性病的42年后,时为中国疾病预防控制中心的性病控制中心在回顾当年由该中心的前身——中国医学科学院皮肤性病研究所参与的

---

① 参见 Frank Dikötter,"A History of Sexually Transmitted Diseases in China",Milton Lewis etc.,*Sex,Disease and Society:A comparative History of Sexually Transmitted Dseases and HIV/AIDS in Asia and pacific*,London:GreenWood PRESS,1997,p.75。

② 基于笔者对科恩和汉德森夫妇的访谈。

③ 摘自笔者对叶干运教授的访谈资料。

消灭性病运动时,这样评价:"少数民族地区如新疆在大规模性病防治中漏查、漏治、复发、再发在所难免,从而遗留了传染源。20 世纪 60 年代在南疆仍发现数量不等的传染性梅毒患者,说明性病在我国个别地区仍有流行,造成这种情况的原因是应用两滴血过滤法普查不能彻底查出患者,南疆大片地区应用砷剂、轻粉合剂治疗,不少患者不能坚持服药,特别是"文化大革命"时期,干扰了性病防治的扫尾工作。另外,社会上的商业性性行为,又增加了性病流行的社会因素,以致 20 世纪 70 年代在新疆性病患者数量大增。1976 年甘肃通渭县调查 1364 人,确诊梅毒患者 33 例,说明当地可能存在小范围梅毒再次流行。"①在 1983 年于南京召开的"全国性病疥疮防治座谈会"上,上海市皮肤病防治所就反映,"该市淋病从未绝迹,近几年急性淋病的发病又有增多的倾向"②。

即便承认在消灭性病工作中还存在着一些隐患和问题,一些地区还存在着区域性的流行,但是在其后的十余年中,性病并没有出现大规模流行。与1964 年提出的"基本消灭了性病"的论断是大体相符的。且这里的"消灭"也并不指没有淋病、梅毒感染者的存在,而是不再有性病的大规模流行。

一些西方研究者的怀疑也情有可原,毕竟在 15 年之内在一个有 6 亿人口,社会经济尚不发达的国家,基本消灭某种传染病可以说是世界医学史上的一个奇迹。但是一些体制性的、社会性的因素必须在这个成功经验的考虑之中。

新中国成立之初,为了巩固和发展无产阶级政权,发展社会主义经济,开展了社会主义改造,实行严格的国家计划经济体制,极大地限制了商品经济的发展。凭借户口制度,人为划分城镇和农村居民,割断了城乡联系:在农村,通过土地集体所有制和人民公社制度的准军事化的管理方法,把农民牢牢禁锢在土地上;在城市,通过单位制度、街道居委会等各种社会组织和团体对城镇居民实行全方位的监管。严格限制城乡之间、地域之间的人口流动,使城乡内部的人口流动甚至私人生活,暴露在无孔不入的基层社会组织的监控之中,而

①　马振友等:《中国皮肤科学史》,北京科学技术出版社 2015 年版,第 181 页。
②　佚名:《全国性病疥疮防治座谈会纪要》,《医学研究杂志》1983 年第 12 期,第 5 页。

变得无可遁形。加上长期严格有效的社会主义思想教育运动和极度"政治化"的男女关系,使得公开的卖淫嫖娼失去土壤和可能。

有组织、大规模的性病治疗,使得性病的感染率大大降低,传染性梅毒和其他性病几乎绝迹,在一些地区即使没有达到完全治愈(即血清学治愈)的标准,也基本上控制了其传染性。加之在"无性化"的政治环境中,性关系也是暴露在权力视野中的行为,因此性病在一段时间内绝迹是完全可以想象的。

这同样也可以解释为什么在 1977 年,尤其是 20 世纪 80 年代以后,随着改革开放的发展,贸易的发展、人口的流动会带来性病的死灰复燃。

第二节　污名重现

虽然基本消灭性病对于新政权来说是一个巨大的成就,但是对于性的隐晦态度使中央和各地政府都没有太大热情去宣传这一成就,性病被认为是曾经的耻辱而很快成为尘封的往事。1964 年之后,不仅原有的性病防治机构消失了,医学院校也基本上停止了性病学教学。经过一系列"去性化""去污名化"的宣传,性病已经被归因于旧社会的遗毒,腐朽社会制度的残害了。但是这种隐喻的魔法并不能抹去人们心中的那一缕心照不宣。所以在 1964 年宣布基本消灭性病之后,"性"又一次成了中国社会的禁忌。

在 1965—1980 年间,公开发行的报纸上几乎没有任何关于"性病"的报道。从前作为新中国卫生事业成就的叙述也不复存在了。在这一时期,只有以内刊形式发表的《参考消息》上刊登有 16 篇文章涉及性病:其中 6 篇是介绍外国客人称赞中国消灭性病伟大成就的,另外 10 篇文章分别介绍了捷克斯洛伐克、英国、美国、日本、西德、南斯拉夫以及中国台湾地区的卖淫和性病问题。在描述这些问题的时候,社会制度的腐败毫无疑问是主要原因之一。陈思源在访问中国台湾之后,民族自尊心受到了深深的伤害,因为同机的美国客商兴奋地向他描述,数年前美国《时代周刊》登载的那张北投女郎替美国兵洗澡的裸体照片,这些"台湾是'男人的天堂'"的例证。陈思源亲历台湾后写道:

宝斗里、延平北路及后车站一带的"绿灯区"（即香港所称的"红灯区"），妓寨内的横街陋巷里，脸容惨白的少女倚在木建的平房前，强颜欢笑地向途人兜搭；台北、高雄市林立的性病医院。而对那些身在"人间地狱"的妇女，台北还要调整提高全省"特种营业"（台湾色情场所的官方名称）的"许可费"五倍！作者认为骇人听闻的是：靠摧残妇女去加强搜刮，竟然是"民主自由"！

这不仅是对国民党反动统治的批判，性关系的混乱、道德的堕落也开始浮现在文字中受到批判。比如这篇摘自前南斯拉夫《体育与世界》周报的文章写道：

各种各样香烟的烟雾，混杂着酒精的味道，穿着背心和绒线衣、不戴领带的外国水手……的确，在里耶卡的"蓝色的亚得里亚海"酒吧间中，唯有乐队上面的不时透过烟雾的红绿灯光实际上标志着跳舞的音乐，也许是象征着气氛……在这里，港口的一批不眠的姑娘把上述这家咖啡馆变成了自己的王国，占据了，或者说包下了各张桌子，为了一张、两张钞票……死乞白赖地要陪"顾客"过一个夜晚……

里耶卡是一个海港城市。船只来自四面八方，海员来了后，马上就驶进了第二个港口——"蓝色的亚得里亚海"酒吧间。

仅这个城市的皮肤病、花柳病防治所就认识大约 170 名行动最不约束的姑娘。这些姑娘卖淫。

为使这些姑娘习惯于医生的定期检查而作的尝试的结局却是这样一个令人不愉快的真情实况：这些姑娘中的绝大部分，大约占 80%，都患着最严重的性病——梅毒，还不算危险性较小的其他疾病。

下面这样一个事实可以证明情况确是这样：每天平均有 8 名男子向上述防治所求救。为了"好"名声而牺牲健康，不去求教医生的人，很可能还要多得多。或者，在疾病的潜伏期还未告终时，船只、火车和汽车就把他们载走了。①

---

① ［南斯拉夫］贾季奇：《体育与世界》，《周报》1962 年 12 月 4 日。

　　虽然在消灭性病运动中,人们为了保证治疗的普及性,尽了很大努力消灭与性病有关的污名,消除人们的顾虑。但是当政治任务基本完成,这种努力则立即回到了它的反面——更强大的污名到来了。在这场知识与权力的游戏中,性又一次回归了它本来就有的意涵,性病意味着道德的堕落和社会的腐坏,但是这样的回归已经不再重要,因为在针对大众公开的话语实践中,性又一次成了缄默的代名词,存在于话语之外,消失于无声。

第四章　死灰复燃

20 世纪 70 年代,国际上出现了一个新的医学名词——STD（Sexually Transmitted Disease）,并且很快形成了取代 VD（Venereal Disease）的趋势。其原因主要有两点:首先,传统的 VD 概念主要指淋病、梅毒、软下疳、性病性淋巴肉芽肿、腹股沟肉芽肿这五种"经典性病"。当生殖器疱疹、非淋菌性尿道炎、阴道毛滴虫感染、生殖器疣、乙型肝炎等新的经性途径传播的疾病发病率激增之后[1],人们发现原有的概念"VD"不足以涵盖现实的情况了,于是越来越多的医生开始使用（STD）也就是"性传播疾病"这一概念来定义这一新的疾病类别。其次,一些医生认为 VD 这个词本身具有过于强烈的隐喻色彩,暗示着得这种疾病的人往往是滥情和道德堕落的,所以应该使用更为科学的名词来规避原有命名的污名色彩,只强调性行为作为传播途径,而将矛头从某个或某种人上转移开。

这一转变无疑是与细菌学说和现代病因学的发展有密不可分的关系的,正是细菌学说将人们的目光从水手、嫖客、妓女身上移开,揭示了造成感染的真正原因并不是某些人的堕落生活方式,而是梅毒螺旋体、奈瑟淋球菌、人乳头瘤病毒、艾滋病病毒等以细菌、病毒、原虫形式存在的病原体。这些病原体经由性行为等传播途径才造成了疾病,因其具有性传播的特征,故而称为性传播疾病,借此以医学的合法性将爱神之名"祛魅"。于是在 20 世纪 70 年代之后,VD 这个沿用数百年的名词逐渐退出了历史舞台。[2]

---

[1]　Charles E.Campbell and R.Jeffrey Herten,"VD to STD:Redefining Venereal Disease",*The American Journal of Nursing*,Vol. 81,No. 9(Sep. 1981),p.1629.

[2]　Charles E.Campbell and R.Jeffrey Herten,"VD to STD:Redefining Venereal Disease",p.1630.

就在国际医学界对性病的看法发生重大转变的时候,性病已经在中国销声匿迹很多年了。1964年宣布基本消灭性病后,国内绝大多数皮肤性病防治机构开始撤销,或转向其他皮肤病如麻风、头癣的防治;医学院校也取消了性病教学课程,这一阶段性病防治工作几乎全面停止。国际医学界关于性病诊疗的变化似乎都与这个近乎封闭的国家毫无关系。

20世纪70年代末,性病在中国重新出现,并迅速蔓延。1977年湖南报告了首例淋病,[①]4年后仅有2—3个省报告有性病,1980年全国仅报告48例性病,从1981年起报告性病例的省份和病例数逐年增多,例如新疆和田地区防疫站门诊,1980—1982年三年间共发现梅毒343例;乌鲁木齐市防疫站调查三所医院的1980—1981年门诊病历,共发现传染性梅毒83例,急性淋病249例;西安医学院第二附属医院1980年9月至1981年10月发现传染性梅毒10例;兰州医学院第二附属医院1980—1981年,发现现症梅毒4例。[②]1977—1988年的短短12年间,全国各省均有性病报告。[③]正如社会学家王金玲所讲:"如果说,性病在70年代末的中国还只是一个鬼鬼祟祟四处飘荡的幽灵的话,那么,在今天(1989年),它已成为一种大摇大摆到处横行的瘟疫了。"[④]

为此卫生部在1981年发出了《关于加强性病防治和疫情报告的通知》,并分别在1983年和1985年召开"全国性病防治座谈会",了解国内性病问题,研究控制措施。

1983年9月6日至12日,卫生部在南京召开了"全国性病、疥疮防治座谈会"。在这次会议的纪要中,对性病再次流行的背景是这样介绍的:

"十年浩劫破坏了社会主义法制,不少青少年沾染了恶习,乱搞两性关系,以致有些地方出现了梅毒、淋病死灰复燃的现象……近年在实行对外开放这一正确政策的情况下,由于国外资本主义思想和生活方式的侵蚀,以及国内

---

① 参见宋薇、梁国钧、夏强:《1977—1993年我国性病流行病学分析》,《疾病监测》1995年第2期,第57页。

② 参见佚名:《全国性病疥疮防治座谈会纪要》,《医学研究杂志》1983年第12期,第5页。

③ 参见龚向东、姜文华、王全佩、张君炎:《我国1979—1998年梅毒流行病学分析》,《中国公共卫生》2000年第11期,第1021页。

④ 王金玲:《1989:中国的重要任务——对性病重现的社会学思考》,《浙江学刊》1989年第3期。

有些同志对这个问题的严重性缺乏警惕,在一些地方,特别是大中城市和工矿区,又出现了卖淫活动,随着旅游事业的发展与对外交往的扩大,侨胞与港澳客商、国际海员、旅游人员来往频繁,其中杂有性病患者,有的成了新的传染源。"①

这段背景介绍微妙而明确,"文革"十年破坏了法制和社会风气,政治上的错误造成了性病传播的现象;而改革开放这一正确政策的大前提下,由于外来影响的渗透和一些同志缺乏警惕,性病才得以重新流行——政治错误、资本主义侵蚀和个人过失应该为疾病的重新流行负责。

此后学者总结了中国 29 个省份的第一例性病报告,发现 29 例首发性病中,淋病 20 例,梅毒 9 例,其发病时间最早为 1977 年 4 月,最晚为 1987 年 5 月。患者主要通过婚外性交而感染,已查明的传染源者中有 4 例为境外者,16 例为暗娼,2 例为嫖客。这次报告认为,中国于 20 世纪 70 年代末再度出现少数散发性病病例,80 年代才逐渐形成性病的流行,早期性病主要由境外传入。这些首例性病患者和暗娼、嫖客在性病的进一步传播中起了主导作用。② 这样的分析和 1983 年"全国性病、疥疮防治座谈会"召开时大家的认识是基本一致的,那就是境外传入是性病复发的外因,而内因是卖淫嫖娼这一曾经被消灭的社会丑恶现象。

1977—1990 年③全国共报告性病 465322 例,性病发病率逐年上升。1985 年后,发病率增长更为迅速。1989 年后即达到 10/10 万以上(见表 16)。

表 16　1977—1990 年全国性病发病情况④

年　份	病例数	发病率(1/10 万)
1977	13	—

---

① 王金玲:《1989:中国的重要任务——对性病重现的社会学思考》,《浙江学刊》1989 年第 3 期。

② 姜文华、邵长庚:《我国性病再度流行后 29 个省市自治区的首例》,《中华皮肤科杂志》1993 年第 1 期。

③ 1991 年卫生部颁布的《性病防治管理办法》规定,艾滋病、淋病、梅毒、尖锐湿疣、非淋菌性尿道炎(宫颈炎)、软下疳、生殖器疱疹及性病性淋巴肉芽肿等 8 种性病为必须报告的性病。因此 1991 年后数据较为准确,且方便比较。此处以 1991 年为界,将前后两个时期的性病流行情况分别论述。

④ 徐文严、邵长庚:《近 20 年来我国性病的流行情况》,《中华医学杂志》1997 年第 2 期。

年　份	病例数	发病率（1/10 万）
1978	2	—
1979	1	—
1980	48	—
1981	166	0.02
1982	627	0.06
1983	996	0.10
1984	2162	0.21
1985	5838	0.56
1986	23534	2.24
1987	49234	4.64
1988	85977	7.04
1989	139724	12.32
1990	157108	13.85

1991—2000 年[①]全国性病发病呈增长趋势，年均增长 19.30%，增长幅度在 2.59%—36.88%之间（见图 13）。各省性病发病基本呈上升趋势，但增长速度不完全一致。年均增长幅度在 30%以上的省份为：北京（32.76%）、天津（33.68%）、河北（38.12%）、山西（30.07%）、江苏（32.81%）、安徽（41.46%）、西藏（53.08%）和宁夏（36.73%）；增长幅度在 20%—30%之间的省份为吉林、黑龙江、上海、浙江、江西、山东、湖北、重庆、陕西和甘肃等；广东、海南、河南和四川等地年均增长幅度较小，但一般也在 10%以上。

报告病例数位于前列的省份为广东、江苏、四川、浙江、山东、安徽和上海等。1998 年以前，报告病例数最多的省份为广东省，1999 年后江苏省超过广东省，居第一位，2000 年性病报告数位于前五位的省份依次为江苏、浙江、广

---

① 全国各省、自治区、直辖市上报的性病疫情材料中 1988 年以前填写上报的是《各地性病情况调查表》，1989—1995 年为卫生部推荐的《性病疫情报表》，1996 年后为国家统计局公布的《性病疫情年（季）报表》。前一种报表内容较为简单，后两种报表内容较丰富，且基本一致。

东、安徽和四川,这五个省的报告病例数占全国性病总数的 45.73%。①

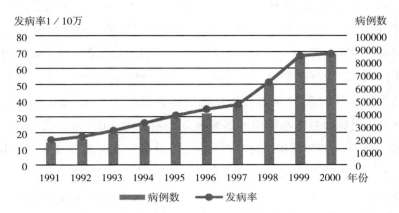

图 13　1991—2000 年全国性病报告病例数及发病率变化

在发病率发生变化的同时,性病的病种也在发生着变化。20 世纪 90 年代以前,淋病报告的病例数在全部性病中占绝对优势,如 1985 年淋病病例占全部报告性病数量的 87.34%,1989 年占 76.94%。进入 90 年代以后,淋病在全部性病中所占比率逐年降低,其他性病如非淋菌性尿道(宫颈)炎(NGU)、梅毒、生殖器疱疹的报告病例数逐渐增多,淋病报告病例数所占比例由 1991 年的 65.22%下降至 2000 年的 33.25%;NGU 则由 1991 年的 5.64%升至 2000 年的 28.06%,梅毒由 1991 年的 1.08%上升至 2000 年的 9.33%,生殖器疱疹由 1991 年的 0.34%升至 2000 年的 3.60%;尖锐湿疣所占比率变化不大,1991 年为 25.12%,至 2000 年为 25.47%。②

第一节　旧炉添新火

值得一提的是,此时卷土重来的"性病"已经不仅是新中国成立之初的淋

---

① 龚向东、叶顺章、张君炎等:《1991—2001 年我国性病流行病学分析》,《中华皮肤科杂志》2002 年第 3 期,第 178—182 页。

② 龚向东、叶顺章、张君炎等:《1991—2001 年我国性病流行病学分析》,《中华皮肤科杂志》2002 年第 3 期,第 178—182 页。

病、梅毒、软下疳、第四性病(鼠蹊淋巴肉芽肿)和性病性淋巴结肉芽肿了。"性病"这个饱含意义的暧昧词汇,在此时摇身一变,又有了新的意涵。前文提到过,在国内虽然20世纪70年代就有学者翻译国外文章介绍尖锐湿疣①、生殖器疱疹②等疾病,甚至用到了"性传播"这个名词,但是国内正式使用性传播疾病(STD)这个概念来指涉一系列疾病,始于何南祥对1984年6月在加拿大蒙特利尔召开的第32届性传播疾病国际会议的综述,他简要介绍了1975年世界卫生组织面对由性传播的病原体逐步增多的局面,提出以"STD"一词来取代"VD"③一词的背景。此后叶顺章、田世瑞等人开始译介来自美国、日本等国关于性传播疾病的流行病学研究和控制方法的文章,④⑤崔君兆则较为具体地介绍了传统性病与性传播疾病的不同,对于出现性传播疾病一词的背景,他提道:"近廿多年来由于娼妓继续发展,性行为放纵,世界人口移动,社会风气变化,而且性模式改变,同性恋或同性性行为(Homosexual)盛行及抗青霉素淋球菌的产生等,使性传播疾病的疾病谱和发病数大量增加。1975年世界卫生组织决定采用性传播疾病(Sexually Transmitted Disease)这个名词来代表包括性病在内的一组疾病,包括:梅毒、淋病、软下疳、腹股沟肉芽肿、花柳性淋巴肉芽肿、衣原体尿道炎(含衣原体宫颈—阴道炎)、支原体尿道炎(及阴道炎)、滴虫病、阴部与阴道念珠菌感染、棒状杆菌阴道炎、非特异性尿道炎、非特异性阴道炎、获得性免疫系统缺陷综合征、尖锐湿疣、传染性软疣、生殖器疱疹、阴虱侵扰、疥疮、乙型肝炎、甲型肝炎、生殖器β群链球菌感染、阿米巴病、志贺氏菌病、瑞特氏菌病等25类。"⑥

　　而这一时期,国内对性病的关注才刚刚开始恢复,主要监测的病种仍为梅

---

① 参见李光中摘编:《并发于尖锐湿疣的原位癌》,《国外医学参考资料·皮肤病学分册》1975年第1期,第43页。

② 参见贝克:《疱疹病毒》,赵玉田译,《沂水医专学报》1984年第2期,第287—292页。

③ 参见何南祥:《第32届性传播疾病国际会议概况》,《国际流行病学传染病学杂志》1985年第4期,第178—179页。

④ 参见Cates Jr.W.:《性传播疾病的控制:来自美国的观点》,叶顺章译,《国际皮肤性病学杂志》1986年第3期。

⑤ 参见田世瑞:《性传播疾病的流行病学》,《地方病译丛》1987年第5期。

⑥ 崔君兆:《性传播疾病的流行病学及预防》,《中国公共卫生》1987年第6期,第34—38页。

毒和淋病,这一点在 1983 年和 1985 年召开的全国性病防治会议的内容中都能得到印证。直到 1986 年 9 月 15 日卫生部颁布《性病监测工作试行方案》时,才规定"实行监测的性病暂以淋病、梅毒、非淋菌性尿道炎为重点。同时应对软下疳、性病性淋巴肉芽肿、生殖器疱疹、尖锐湿疣、获得性免疫缺陷综合征(AIDS)等病的发病情况给予注意"。1989 年 9 月 1 日起施行的《中华人民共和国传染病防治法》第三条,将"艾滋病、淋病、梅毒定义为乙类传染病",其中"乙类传染病中的艾滋病病人应予以隔离治疗,淋病、梅毒病病人根据病情,采取必要的治疗和控制传播措施"。1991 年 8 月卫生部签发的《性病防治管理办法》依《中华人民共和国传染病防治法》之相关规定,同样将性病定义为"艾滋病、淋病和梅毒、软下疳、性病性淋巴肉芽肿、非淋菌性尿道炎、尖锐湿疣、生殖器疱疹"。自此,现代意义上的性传播疾病概念的内涵和外延在中国基本确定下来。

如上所述,与世界卫生组织性传播疾病的长名单不同,在中国获得"性病"地位和被监测资格的性病只有八种。很多被普遍认为是通过性途径传播的疾病,如乙型肝炎、滴虫感染等在中国都不被当作"性病"加以监控。

在此,我们不妨以滴虫感染为例,来分析这一现象。滴虫性阴道炎在中国被认为是一种非常常见的妇科疾病(而非性传播疾病)。这种病的病原体是一种原虫——滴虫,滴虫呈梨形,后端尖,约为多核白细胞的 2—3 倍大小。虫体顶端有鞭毛 4 根,体部有波动膜,后端有轴柱凸出。活的滴虫透明无色,呈水滴状,诸鞭毛随波动膜的波动而摆动,滴虫的生活史简单,只有滋养体而无包囊期,滋养体生命力较强,能在 3℃—5℃ 时生存 2 日;在 46℃ 时生存 20—60 分钟;在半干燥环境中约生存 10 小时;在普通肥皂水中也能生存 45—120 分钟。在 PH5 以下或 PH7.5 以上的环境中则不生长,滴虫性阴道炎患者的阴道 PH 值一般为 5.1—5.4。隐藏在腺体及阴道皱襞中的滴虫于月经前后,常得以繁殖,引起炎症的发作。它能消耗或吞噬阴道上皮细胞内的糖原,阻碍乳酸生成。滴虫不仅寄生于阴道,还常侵入尿道或尿道旁腺,甚至膀胱、肾盂以及男性的包皮褶、尿道或前列腺中。但是男性感染通常没有明显表现,而女性感染则会引发滴虫性阴道炎甚至不孕。因此,滴虫性阴道炎感染和防治的重点一直在女性身上。

　　新中国成立之初滴虫性阴道炎的发病率很高。"据松田氏(1936年)在大连调查为22%;水野氏(1941年)在济南调查为27.4%;荒由氏(1941年)在青岛的调查为20%;范光辉(1951年)在上海妓女中的调查为10.3%;冯曹刚(1955年)在青岛山大医院妇产科就诊者检查707名,阳性者72人(10.2%);江西××厂女工1110人中,滴虫性阴道炎阳性数为201人(18.1%)。"①

　　1954年4月,中国纺织工会与江苏省卫生厅、工会联合会、纺织工会等组成联合工作组,对无锡丽新纺织印染厂进行了妇女病调查。该厂有女职工2169人,接受检查的有1841人,受检率为84.87%,发病最多的是滴虫性阴道炎,患病率为28.19%。与此同时,中共中央书记处所属第四办公室,②对江苏另外一些工厂的女工也作了滴虫性阴道炎实地调查,无锡缫丝一厂女工患病率为25%,庆丰纱厂女工患病率高达37.16%,南通市的纺织女工患病率为34.18%。江苏省于1956年,对全省女工集中的160个大中型工厂进行了妇女病调查,受检女工61259人,患滴虫性阴道炎者14222例,平均患病率为23.3%。1959—1962年,江苏省24个县、市进行了妇女病普查,共查830多万人,滴虫性阴道炎的平均患病率为18.62%,患病率较1956年有所下降,但农村高于城市。最重的如东县,受检妇女31295人,滴虫性阴道炎患者7331例,患病率为23.42%,其次是无锡市,患病率为10.55%。③

　　1956年青岛医学院附属医院妇产科的1220位就诊者中,滴虫感染率为9.7%。④ 何森等人对青岛国棉某厂妇科疾病检查结果进行分析,共检查1354

　　① 寄生虫学教研组:《江西××厂1110名女工阴道滴虫感染的调查(摘要)》,《南昌大学学报(医学版)》1956年第1期,第26页。

　　② 1955年1月,随着大行政区的撤销,为了加强中央办事机构,书记处决定成立4个办公室。中央办公厅第一办公室充实升格为中央书记处第一办公室,分管党的系统,由杨尚昆兼主任;第二办公室,主管农业,主任谭震林,副主任刘建勋、张子意、张邦英等;第三办公室,主管工业,主任李雪峰,副主任李立三、高扬等;第四办公室,分管群团系统,主任刘澜涛,副主任李颉伯等。1956年1月,中央相继设立财政贸易工作部和工业交通工作部,书记处4个办公室即陆续撤销。

　　③ 参见江苏省地方志编纂委员会:《江苏省志·卫生志(上)》,江苏古籍出版社1999年版,第544页。

　　④ 参见冯义生、曹承麒、叶衍知等:《青岛1220名妇女阴道滴虫感染调查报告》,《山东医药》1957年第6期。

名女工,其中滴虫感染率为 11.91%。① 河北医学院第二医院对在石家庄市开院以来,即自 1958 年 9 月 29 日至 1959 年 8 月 31 日间的 3022 例门诊妇科初诊的病人中的可疑病例进行后穹窿分泌物一次悬滴检查,发现感染率为 3.95%,因条件有限未能配合进行培养,且只在可疑病例中检查,因此实际数字应比文中统计为高。②

西藏日喀则地区人民医院、拉萨市人民医院、江孜县人民医院和山东、河南、湖南首批赴藏医疗队在总结了 1973 —1974 年藏区 4024 名妇女的妇科疾病调查资料后发现,患有霉菌性和滴虫性阴道炎的妇女占调查人口的 9.17%。③

对山东省沂蒙山区的 1000 名劳动妇女进行的生育、妇科疾病调查发现,在 1000 例妇女全部采取到的阴道后穹窿分泌物置于温盐水中,就地镜检发现滴虫者 311 例,占 31.1%。滴虫阳性率,在各自然村亦不一致,山区妇女滴虫感染率较高。④

1957 年云南某高等学校检查入学女新生 1124 名,阴道滴虫阳性率 0.32%,江西萍乡县某中学女生 96 人中,阴道滴虫阳性率为 33.3%。1959 年 8 月夏景珠等人采用悬滴汰和培养法同时并用的检查方法,对南昌大学某院新入学女生共 160 名进行检查,查出有阴道滴虫者 15 人,阳性率为 9.31%,同时在第一附属医院门诊部调查就诊妇女 114 人,阳性率为 16.6%,比女学生感染率要高。⑤

从新中国成立初期的各种流行病学调查来看,滴虫感染普遍存在于各个阶层的女性中。无论是工厂女工还是农村妇女,无论是已婚女性还是未

---

① 参见何森、徐振东:《青岛国棉某厂女工妇科疾病的调查分析》,《山东大学学报(理学版)》1956 年第 3 期。

② 参见孙惠兰:《8022 例妇科门诊重要疾病之统计分析》,《河北医科大学学报》1960 年第 1 期,第 77 页。

③ 参见佚名:《藏族已婚妇女生理状况和妇科疾病调查分析》,《西藏医药》1976 年第 1 期,第 50 页。

④ 参见朱梨馨、魏之涛:《1000 名沂蒙山区劳动妇女生育、妇科疾病调查小结》,《山东医药》1974 年第 4 期,第 43 页。

⑤ 夏景珠、熊禾生、萧爱光:《女学生阴道滴虫调查初步报告(摘要)》,《南昌大学学报(医学版)》1960 年第 2 期。

婚女生,都有一定的感染率,汇总新中国成立之初的不同研究,滴虫性阴道炎在女性中的感染率为最低的 0.32%,到最高的 33.3%,通常也在 10%—20%之间。

那么,为什么会有如此多的妇女感染呢? 这又和我们说的性传播疾病有什么关系呢? 首先,滴虫性阴道炎的传播途径大体只有两种,一种是直接传播——不洁性交,即使只有一方有病,也很快可以传染至另一方,所以滴虫性阴道炎首先是经由性途径传染的;另一种是间接传播,应用不洁净的公共用具,如浴盆、便桶及使用没有严格消毒的医疗器械。① 非性途径造成滴虫的传播也非常普遍。就像伯林顿弗蒙特大学不育症及内分泌学主任 Gibson,在第二届传染病与人类不育症世界会议上所说的那样:"如果病人告诉我他是从门把手传染的(滴虫病),我也相信。"②

在新中国成立初期,情况更是如此,通过对沂蒙山区的 1000 名劳动妇女的调查发现,山区妇女滴虫感染率较高,经初步判断,可能因当地用死水池或沟里的水洗衣服、用具而传染。③ 在很多纺织厂的调查中也发现,"很多女工每次来月经时就用些纱头、碎布、脏纸来垫阴部,因而造成月经不调、痛经、流产、早产、白带病等"④,同时,部分地区的流行病学调查也证实,滴虫性阴道炎和婚姻状况以及是否有性行为关系不大,比如通过对哈尔滨市三个工厂的调查就发现,未婚者的感染率与已婚者没有显著差异。⑤ 可见滴虫性阴道炎通过性传播的特征并不突出。

1956 年 12 月卫生部发出《关于女工滴虫性阴道炎防治办法的意见》(以下简称《意见》),指导各省市开展妇女滴虫性阴道炎的防治工作。《意见》中防治措施主要包括:第一,认真开展普查普治;第二,改善卫生设施,取消公共浴池,盆浴改为淋浴等,防止交叉感染;第三,加强个人卫生教育,培养卫生习惯,如勤换内衣内裤,常洗澡,保护外阴部清洁,注意性生活卫生;第四,坚持经

① 参见潘迪:《滴虫性阴道炎》,《中国医刊》1956 年第 1 期,第 19 页。
② 杨哲:《滴虫感染与不育症》,《国外医学情报》1985 年第 17 期,第 293 页。
③ 参见朱梨馨、魏之涛:《1000 名沂蒙山区劳动妇女生育、妇科疾病调查小结》,第 43 页。
④ 史小妹:《我厂女工劳动保护工作的几项做法》,《中国劳动》1956 年第 3 期,第 21 页。
⑤ 参见崔祖让:《哈市女职工阴道滴虫感染的调查研究》,《黑龙江医学》1958 年第 2 期,第 67 页。

常性防治,重视对带虫者的治疗,强调夫妻同治等。① 在所有防治措施中,并没有过分强调不洁性交。

新中国成立后,通过一系列的防控措施,滴虫性阴道炎的感染率有了显著下降。以江苏省为例,1978 年,滴虫性阴道炎的发病率已经降至 0.98%—1.01%之间。② 根据北京地区年度妇女病普查数据,1992—2001 年间,滴虫性阴道炎的发病率在 1.71%—2.16%之间。③ 但是无论是新中国成立之初,还是 20 世纪 80 年代引入性传播疾病概念之后,民间和医学界都没有把滴虫性阴道炎这一由原虫造成的性传播疾病当作"性病"处理。

正如叶干运所言:

> 现在变成这个 STD 以后性病有二十几种。现在性病病种多了,但是我认为不能笼统地认为都是性传播的。二十几种中重点就是艾滋病。说到艾滋病还是有争议,有人说艾滋病不属于性病,主要是因为它是由吸毒啊之类引起的,但是现在看起来还是性传播为主。吴阶平大夫也主张,就叫性病。但是这个性病含义广了,它叫性传播疾病,另外有人叫性传播感染(STI),那就更广泛了。感染嘛,就是感染了有发病,没发病,不能算作病人。④

言外之意,能够获得性病"殊荣"的疾病,其主要传播途径一定是"性",如果其他途径也能造成感染,且占比不低,那么都不宜叫作"性病"。比如滴虫性阴道炎、乙型肝炎在中国就属于这种情况——感染人口众多,且是性以外的传播途径造成的感染,如日常生活中污染物的感染、血液传播或吸毒传播同样是主要的感染途径,这样的疾病则不被当作性病进行监控和管理。即便其性

---

① 参见华嘉增:《妇科病普查普治的回顾与展望(上)》,《中国妇幼保健》2002 年第 4 期,第 239—241 页。

② 参见江苏省地方志编纂委员会:《江苏省志,卫生志(上)》,江苏古籍出版社 1999 年版,第 546 页。

③ 参见王连英、张淞文、丁辉:《妇科疾病普查结果分析及干预措施探讨》,《中国妇幼保健》2004 年第 6 期,第 15—17 页。

④ 摘自笔者对叶干运教授的访谈资料。

传播的特征昭然若揭(如乙肝的传播途径和艾滋病完全一样),也不被当作"性病"来监控。

更进一步而言,即便某种疾病具备了性传播为主要传播途径的特点,这种性传播也要与一般的性接触区分开来,如何区分呢?靠一个不太医学的术语——不洁性交。

什么是不洁性交?是指不清洁的性交,还是不卫生的性交?作者翻遍文献,只有一本《临床医学多用辞典》讲道,"不洁性交即与性病患者发生的性行为"①。这个词的意思大概所有中国人都心知肚明,不必解释。有这样一类故事,常常出现在婚姻家庭类的大众刊物上:

> 有对小夫妻外出旅游,返沪前几天丈夫得了"尿感",妻子患了"阴道炎"。他俩去医院医治,但检查的结果却使他们感到十分意外:他俩都得了淋病。他俩在旅游期间同进共出,都没有不洁性交史,怎么会染上性病呢?后来总算找到了原因。原来,在旅游期间,他们住的旅馆卫生设备不太好,便器上沾染了淋球菌。丈夫在"方便"的时候,生殖器碰到了抽水马桶的边缘,接着出现尿频、尿急、尿痛的泌尿道刺激症状,而且还有尿道口"滴白"现象。他以为得了尿路感染,就吞了几片随身携带的消炎药,没有放在心上。几天后妻子白带增多,双双染上了性病。好在是夫妇俩一起旅游,否则就会发生一件审不清的冤假错案。②

类似的故事不胜枚举,读者们读到"不洁性交"这几个字的时候,往往想到的并不是医学意义上的与性病患者的性交,也不是人们日常生活中的不卫生的性交,而是诸如婚外的、商业性的种种"不道德"的性行为。要不然怎么会成为"一件审不清的冤假错案"呢?在性病再次流行初期,当人们描述性病病例的时候,也常常将性病的感染与非婚性交联系在一起,比如王金玲曾写道:"我们见到过一位家住瑞安湖岭那个既贫困又偏僻山村的患者,他就是在

---

① 参见柯天华、谭长强:《临床医学多用辞典(精)》,江苏科技出版社 2006 年版。
② 冯桃莉:《有性病并非都有不洁性交史》,《家庭医学》2008 年第 3 期,第 45 页。

村中与同村女性非婚性交之后感染上淋病的。"①这是一个看起来合理,实则非常奇怪的论调,如果这个女性没有性病,那么非婚性交又如何会造成感染?所以这样的陈述似乎直接绕过了病原体的存在,而把感染性病和非婚性行为联系在一起了。

序言中所说的,医生发现支原体感染造成的非淋菌性尿道炎往往不上报的情况也是排除"不洁性交"的例证。虽然此病确在性病监测范围内,但是支原体造成的感染太寻常,普通妇女也会得,不一定是"不洁性交"造成的,而衣原体感染造成的非淋菌性阴道炎(宫颈炎)才是"小姐"得的病。

20世纪70年代末,性病这炉曾经被几乎扑灭的死火,复燃了,还添了不少新柴火助燃,摇身一变成了"性传播疾病"。尽管新中国成立之初的消灭性病运动中,性的色彩被极度淡化了,性病已经俨然成为阶级敌人和反动统治带来的毒瘤,但是性的原罪论似乎从来没有走出人们的内心,反而通过这一去性化的过程被加强了。加之整个"文革"过程中,对性的淡化和刻意回避,人们更加将这一原欲当成了洪水猛兽。因此,当20世纪80年代,为了预防和控制卷土重来的性病,人们需要再次把它放上台面的时候,为了淡化"性传播"的敏感和随之而来的污名,卫生主管部门在选择何者成为"性病"的过程中可以说是谨慎有加,留下的都是不折不扣的"性病"。性病也因此成为一种区分人群的标签和一种社会监管的手段而存在。

第二节　应对

一、医学干预

由于新中国成立初期消灭性病运动取得的巨大成就,性病已经成为被征服的敌人,暂时消失在这个新兴国家的议事日程中。因此,1964年以后,大多数皮肤性病防治机构将研究对象转向其他皮肤病如麻风、头癣等的防治,医学

---

① 王金玲:《1989:中国的重要任务——对性病重现的社会学思考》,《浙江学刊》1989年第3期,第89页。

院校也取消了性病教学课程。1970 年 7 月,曾经在技术和学术上指导各地区性病防治工作的中央皮肤性病研究所(1957 年之后划归中国医学科学院建制,易名中国医学科学院皮肤性病研究所)也由北京"战备搬迁"到江苏省泰州市,1971 年后改名为江苏皮肤病防治研究所。至此,新中国成立初期性病防治的专业机构全面取消。因此,时值 1977 年,性病悄悄在湖南、新疆等地悄无声息地传播的时候,中国的性病防治力量实际上已经处于刀枪入库,马放南山的状态。

对于性病疫情的反应,实际上也是比较缓慢的。在 1977 年首次重新报告淋病病例的 5 年后,卫生部才发出了《关于加强性病防治和疫情报告的通知》,7 年后,第一次全国性的防治会议才在南京召开。

这一过程之所以这样缓慢,间接反映出从上到下对性病重新流行的顾虑和回避的事实。从官方的角度讲,性病已经被捆绑在意识形态的战车上,消灭性病是社会主义改造的成绩之一,如今性病在一些地区再度流行,说明我们在社会主义精神文明建设中出现了问题。这一点在 1983 年全国性病、疥疮防治工作座谈会的讨论中可见一斑:会议建议"把预防和消灭性病作为加强社会主义精神文明建设的重要一环来抓。要结合'五讲四美三热爱'活动,有针对性地加强对青少年、青年工人的共产主义教育与法制教育,引导和组织他们开展健康有益的文娱活动,遵纪守法增强抵制资本主义腐蚀的能力,严禁卖淫嫖娼和乱搞男女关系的丑恶现象做斗争,以期较快地达到消灭性病的目标"①。

可见,在性病重新流行的初期阶段,这种疾病仍然是给社会主义精神文明抹黑的存在。卫生部门还期望在小范围内控制疫情,将疾病的复发扑灭在萌芽之中,致使其仍然延续着新中国成立初期消灭疾病的治理路径。因此,官方倾向于对疫情进行保密。对此,作为第六届全国人大代表的叶干运,曾经提案"建议国务院取消性病对外保密的规定",而当时卫生部对此提案的回复是:"关于性病保密与公开的问题,经我部研究认为,性病问题暂不公开为好。以后什么时候公开,对外如何介绍,待我部进行研究确定。"②官方的反应,透露

① 佚名:《全国性病疥疮防治座谈会纪要》,《医学研究杂志》1983 年第 12 期,第 5 页。
② 根据叶干运提供的全国人大回复函复件。

出对这种疾病的回避态度。

从民间来讲,性病仍然是一个充满污名的禁忌话题:

> 当时还不好直接说防治性病,只能讲防病、治病啊这个。你单独讲性
> 病不可以,你看我们有个性病防治学会啊,选在新疆,新疆卫生厅就说这
> 个不好,你说这个性病好像我们这里性病严重,这个不光彩。①

疫情不宜公开,连防治会议都要避免单独挂名,致使全国性的性病防治和
监测无从谈起,直到疫情不断扩大,并没有局限于少数卖淫嫖娼人员和外商、
观光客时,卫生行政部门才不得不承认性病死灰复燃的客观现实,进而开始采
取措施。到 1985 年全国性病防治工作座谈会召开时,官方对于性病疫情的认
识已经有所转变,从不愿承认性病复发转变为接受这种疫情的发生。

据当时的会议纪要记录:"代表们认为,对于像我国这样一个人口众多的
大国,发生一些性病患者并不值得惊慌。但是也要看到,性病是一种传染病,
如果任其蔓延,流行就会迅速扩大,给我国的四化建设和国家声誉带来损失,
这点必须引起足够的重视。因此,有必要紧急行动起来,把性病流行消灭在萌
芽状态之中。"②

因此,性病疫情的保密规定,就成了这一时期的主要矛盾。"性病是一个世
界性问题,近几年国外性病发病人数有增无减。在国内外人员如此频繁流动的
今天,发生少量性病病人是不足为奇的,要保密实际上也是保不住的。相反,保
密反而束缚了我们自己的手脚,影响了国内外的科学交流,所以目前是取消保密限
制的一个机会。当然,开放的步骤要稳妥一些,发病数字等要经过严格核对"③。

为此,在这次会议上,第一次提出要建立"全国性病监测网"。1986 年 7 月,
卫生部成立性病专家咨询委员会,在第一次会议上就起草了《性病监测工作试

---

① 摘自笔者对叶干运教授的访谈资料。
② 《1985 年全国性病防治工作座谈会会议纪要》(内部资料)由全国性病麻风病控制中心
王全佩研究员提供。
③ 《1985 年全国性病防治工作座谈会会议纪要》(内部资料)由全国性病麻风病控制中心
王全佩研究员提供。

行方案》,并提出要有计划地逐步建立性病监测网络和性病登记报告制度,在全国先选择一些有代表性的地区进行试点,经过 1—2 年取得经验后,再向全国推广。与此同时,卫生部在中国医学科学院皮肤病研究所内成立了全国性病防治研究中心(1994 年更名为全国性病麻风病控制中心,2005 年更名为中国疾病预防控制中心性病控制中心),承担起全国性病防治与监测的指导工作。这个研究所的前身就是当年主要执行消灭性病任务的中央皮肤性病研究所。

1986 年 9 月 15 日卫生部下发了《性病监测工作试行方案》,指出:"有些危害性严重的性传播疾病,如艾滋病,也有可能传入我国,因此,必须引起高度重视。为了保护广大人民群众身体健康,促进我国社会主义物质文明与精神文明建设,各有关部门必须加强协作,开展性病监测工作。"方案明确了监测的目的与任务是"及时掌握性病的流行动态,了解性病传染来源,调查各方面的影响因素,为制定防治措施提供依据,有效地控制性病的流行";监测范围主要在已知有性病发生的地区,各开放城市、旅游胜地及经济特区,既往的性病高流行区及部分少数民族地区;监测病种以淋病、梅毒、非淋菌性尿道炎为重点,同时对软性下疳、性病性淋巴肉芽肿、生殖器疱疹、尖锐湿疣、获得性免疫缺陷综合征(AIDS)等病的发病情况给予注意。这个方案明确了建立性病报告制度。

根据《性病监测工作试行方案》,1987 年由卫生部选择了 16 个当时性病流行的城市作为监测点,它们是 10 个城市:广州、深圳、南宁、上海、重庆、北京、武汉、大连、乌鲁木齐、福州;6 个扩展监测的城市:成都、杭州、西安、青岛、天津、哈尔滨。1987 年 2 月,在广州召开了全国性病监测工作座谈会,来自 16 个城市的性病监测试点业务负责人参加了会议,讨论了性病监测计划、诊断标准、治疗方案、性病报告卡和性病患者登记表等。1987 年 9 月,在南京召开了全国性病资料统计工作座谈会,探讨了性病防治工作中资料的收集、整理和分析工作,包括性病报表的项目和规格。

1988 年卫生部发布了《关于抓紧做好性病防治工作的通知》,要求各省开展性病监测工作。1989 年卫生部又下发了《关于加强性病疫情统计报告的通知》,明确了全国加强性病疫情统计报告制度。自 1988 年开始,全国各省(直辖市、自治区)逐步向全国性病防治研究中心报告性病疫情,由全国各省、地市、县区三级性病防治专业机构(包括皮防所、地病所和卫生防疫站)组成的全国性病防治和报告网络开始形成,即全国性病疫情报告系统。

1991 年 8 月,卫生部颁布《性病防治管理办法》,规定艾滋病(HIV 感染)、梅毒、淋病、尖锐湿疣、非淋菌性尿道炎、软下疳、生殖器疱疹和性病性淋巴肉芽肿等 8 种为重点防治与监测的性病,全国开展性病疫情报告时使用卫生部制定的《性病报告卡》和《性病疫情报表》。同时,卫生部于 1991 年下发了《性病诊断标准与处理原则》。从此,全国各省报告的性病病种及诊断得到了统一,但仍有个别省份没有使用卫生部制定的《性病疫情报表》或报表的项目分组不完全一致。

经过 4 年的性病监测实践,《性病报告卡》和《性病疫情年(季)报表》进一步做了修改,并经国家统计局审批。1996 年由国家统计局发文,要求在全国使用统一的《性病报告卡》和《性病疫情年(季)报表》(即卫统 38 表)。1997 年经过 9 个点的试用成功,全国性病控制中心对各省的性病疫情报告质量开展考核。至此,性病疫情报告工作全面走向法制化、规范化。

除了建立全国性病监测网以外,各级性病防治机构主要通过规范化临床服务、健康教育、行为改变交流及安全套推广、社区综合干预等一系列综合措施应对性病的传播。其中最为核心的自然还是对性病的流行病学监测。其主要做法是通过发现病人,追索传染源和分析疫情,掌握性病分布与流行趋势,采取相应的防治措施,逐步做到对性病流行动态的预测。为此,就需要了解传染源的活动规律,研究预防传染、控制蔓延的方法,落实保护人群的技术与组织措施,做到"早期发现、及时预防、积极治疗",把性病控制于形成流行之前。

这一治理方式是当时国际上普遍采取的方法,是一项预防性的方法,全然不同于新中国成立之初所采取的"群防群治,彻底消灭性病"的治理方法。这一治理路径的改变背后,是社会转型带来的治理背景的巨大变革。随着改革开放,中外交往日渐深入,城乡人口流动规模大幅增加,原有社会控制手段逐渐式微,彻底控制和消灭性病的制度土壤已经不复存在。采用这种国际上主流的流行病学监测的办法,既是权宜之计也是大势所趋。

二、民间医疗

在官方紧锣密鼓地建立全国性性病监测网络的同时,民间也在对性病再度流行进行积极的回应。不少经历过 20 世纪八九十年代的人都会有这样的记忆,当时中国很多大中城市的电线杆上、公共厕所墙上都会贴着密密麻麻的小广告,写着"祖传秘方,主治淋病梅毒""专治牛皮癣、白癜风"云云。这些一度被称为"城市牛皮癣"的小广告里版面最多的就要算性病广告了。它们铺天盖地的存在不仅给芸芸众生扫了"盲",也在提示着人们,那种在中国一度销声匿迹的性病,又回来了。

20 世纪 80 年代初,一些江湖游医、巫医开始在闹市区或人口流动大的区域租用旅社、招待所和临街民房,开展性病诊疗活动。诊、治、吃、住在一间房中,基本不具备行医条件。由于当时正规的性病诊疗机构和队伍还尚未建立起来,这些江湖游医正是敏捷地嗅到了社会上对于性病诊疗的巨大需求,捞到了"第一桶金"。这些游医、巫医多数为农民,多为小学或初中毕业,不具有医学知识,使用的药物标以"祖传秘方",多为自己"制造"的"药粉",每次诊治动辄百元的费用,可谓资费不菲。宣传手段堪比民国时期的花柳座子,他们用简易纸张印刷广告单贴在电线杆、旅社、厕所墙上,用语则更有时代特征,诸如"包治""一针见效""专治阴部长疱、流脓""华侨""老军医"等。一些城市针对游医、巫医的特点采取了执法行动,如重庆市 1989 年调查了 33 家私自诊治性病的场所,其中 29 家为游医、巫医(占 87.8%),他们均为来自湖北等地的农民,4 家为本地的个体诊所。

20 世纪 90 年代初至中期,除了依旧占据性病医疗市场主力的游医、巫医及个体诊所外,开始出现一定数量的挂靠门诊或承包门诊、厂矿企事业单位与武警及驻地部队开设的性病门诊,以及其他社会办医开设的性病门诊等。

如 1995 年广州市开展清理社会性病医疗机构工作,查出无证行医医疗点 440 个,清理整顿 430 个(其中游医 139 个,个体医生 291 个),停业 10 个(为团体诊所)。成都市 1996 年调查社会性病医疗机构门诊,发现个体医社会办医 300 余家、武警与驻地部队门诊 100 余家、性病专科医院 10 家。

这些诊所多半开设在城区窗口地段、交通干道、繁华集贸市场、大街小巷、车站码头等。武警及驻地部队诊所、企事业单位诊所,只接受单位内部管理,不接受地方卫生行政部门管理,因此卫生行政部门对此往往无可奈何。据柳州市的调查,一些单位为了增加经济收入,将单位招牌、执照作为商品转让,从中收取管理费。在调查的 78 家挂有企事业单位和武警、驻柳部队牌子的诊所均为个人租(承)包,其中 35 家为福建、广东等地流入柳州市的游医。有的街道卫生院将诊室出租给个人或游医,并挂牌为某某特色诊所,以吸引性病患者。有许多诊所超出服务范围,其工作人员根本不具备诊治性病的专业知识,也不具备诊治性病的条件,如芜湖市调查的 39 家各类医疗机构中,多数不愿主动承认从事了性病诊疗业务,但经深入调查,发现有 29 家超出服务范围诊治性病,其中 9 家企事业单位诊所中有 8 家诊治性病,占 88.9%,6 家武警及驻地部队诊所全部诊治性病,20 家个体诊所中有 15 家诊治性病,占 75%。柳州市抽查的 131 家社会办医形式的诊所中,有 98 家挂牌诊治性病,实际超过此数(见表 17)。①

表 17　社会办医形式的性病诊所基本构成　　　　单位:家,%

地　区	调查数	企事业单位诊所	武警及驻地部队诊所	个体诊所	从事性病诊疗数
芜湖市	35	9(25.7%)	6(17.2%)	20(57.1%)	29(82.9%)
柳州市	131	47(31.8%)	31(23.7%)	53(40.5%)	98(74.8%)
合计	166	56(33.7%)	37(22.3%)	73(44.0%)	127(76.5%)

到 20 世纪 90 年代中期至末期,个体诊所、社会办医和游医、巫医已经通过"诊治性病"达到了相当的资本原始积累,于是他们利用各种手段,开始承包国家指定的性病防治机构,如卫生防疫站和性病防治所的性病门诊,以及其他的可以承包到的公立性病门诊。承包的性病门诊多数挂靠在性病监测中心、防疫站、妇幼保健院、某医院第二门诊部、军分区门诊等处。

据对全国 24 个省份 1516 家公立医疗单位开设的性病门诊调查,有 63.3%的性病门诊被私人承包,其中预防保健、康复中心等被承包的比例为

---

①　此部分及下表综合富国、何中臣、叶成等:《重庆市个体行医诊治性病的调查报告》,载卫生部卫生防疫司编:《性病防治资料汇编》(内部资料),1989 年;俞幼丽:《柳州市医疗市场诊治性病情况调查》,载卫生部疾病控制司编:《性病防治资料汇编》(内部资料),1994 年,两文数据。

77.1%,卫生防疫站与皮防所被承包的比例为 67.5%。① 硕果仅存的是技术力量比较强的综合性医院(如省、市、县人民医院),一般未被承包。

一些省市、自治区甚至出现卫生防疫站开设性病门诊并被承包,也挂牌为"××省性病中心"的情况。"性病中心"绝大多数被承包,有的承包后再转包,或名为合作办医,实为承包的经营方式。如今社会办医领域中独树一帜的莆田系的个别人和家族就是在那一时期开始跨地区、跨省份承包性病门诊,成为名副其实的"性病门诊承包专业户"的。②

这一时期,各种名目的民间诊所在性病诊疗方面存在很多乱象,其中恐吓性诊断、过度诊断、过度治疗、性病实验室检测混乱;虚假广告宣传③甚至非法行医、无照行医等现象非常显著,④⑤⑥让很多性病感染者饱受病痛和医治的

---

① 张国成:《我国性病医疗服务市场的回顾、现状与对策》,中国艾滋病性病防治大会,2001。

② 笔者对福建省莆田市相关性病防治机构负责人进行访谈,根据对方要求对消息来源予以保密。作者也曾多方联系,希望能够对莆田系当年从事性病诊疗起家的个别人和家族进行访谈,但均未得到进入的许可。所获信息主要有两个方面:第一,早年从事性病诊疗的老人往往已经退居二线,大隐于市,不愿谈及当年往事。且当前主事的年轻一代,并不愿意将现有医疗产业与性病诊疗过多联系起来。第二,据一些知情人讲,当年一些莆田人外出行医,无外乎是因为穷则思变。福建当地土地贫瘠,又受多年战备影响,经济发展非常缓慢,因此改革开放初期就开始有人背井离乡,利用各种手段赚钱谋生。涉足领域除医疗以外,还包括木材、钢铁、花卉等。所涉行业往往与乡土地缘或家族血缘有关,与福建本土医疗文化反而没有过多干系。一些专家分析莆田系性病诊疗群体的出现和福建本身沿海,性病流行较内陆地区较早有关。这的确是一个原因,但是无法解释同为沿海开放地区的广东、海南等地为什么没有成为性病民间医疗的土壤,这两个地区在 20 世纪 90 年代的性病发病率都比福建要高。因此,就现有数据和资料,我们只能将福建某地民间医疗,尤其是性病民间医疗的肇始归结为一个历史和地理的偶然了。

③ 如 1999 年 8 月 28 日《兰州晚报》第 2 版:"××省防疫站性病防治所:为了规范我省性病防治秩序,经省卫生行政部门批准的××省防疫站性病防治所,是全省集性病预防、监测、研究、检测、诊断为一体的专业技术机构。长期与全国性防组合作交流,采用高效的治疗方法,为患者提供全方位的诊疗服务。本所拥有高科技检测治疗设备,引进美国多媒体彩显检测诊断系统……可迅速准确地检测出各种泌尿感染性疾病病原体……特色治疗:本所掌握国内外性病防治医疗药品信息动态,……筛选系列新特药……快速治疗。"

④ 王全佩:《我国性病诊疗市场现状及治理对策》,《中国艾滋病性病》1997 年第 2 期。

⑤ 参见胡熙庚:《我国部分地区性病诊疗市场亟待整顿》,《中国艾滋病性病》1996 年第 2 期。

⑥ 参见孙波、高占杏、郭晓俊:《性病医疗市场存在的问题及对策》,《中国公共卫生管理》2000 年第 2 期,第 134—135 页。

双重痛苦。让性病监测部门挠头的是,这些医疗机构多数无记录、无处方,均无性病报告卡片,造成性病疫情漏报严重。

当我们今天在谴责这些无良医生获取不义之财,诟病某些医疗集团当年不光彩的发家史的时候,也应该冷静地思考造成这一局面的原因。

首先,性病流行日益严重,性病病人不断增多,存在着巨大的性病医疗服务需求。需求催生供给,这是市场经济的规律。正规性病诊疗机构和人员极度欠缺。1987年才在武汉举办了第一期全国性病检验培训班,后又陆续在全国举办了多期性病检验培训班。1964—1987年间,正规医院及院校已经不再开设性病方面的课程,很多正规医院的医生也不了解性病的诊疗方法,甚至很多年轻医生都没有见过性病的病例。即使1987年开始各地通过各种培训,恢复并重建性病诊疗机构,但是也需要一段较长的时间才能建立起一支完备的医疗队伍,应对性病的再度流行。这无形中形成了一个正规医学干预的真空时期。由于需求巨大,正规医疗机构供给不足,一时间各级医疗、防疫、妇保、计生、个体及其他部门就纷纷开设了性病门诊,出现了全民、集体、个体、游医一起上,全国性病门诊遍地开花的局面。

其次,之所以能出现全民、集体、个人一起上的性病诊疗市场"繁荣"景象和当时医改的政策背景是分不开的。1979年元旦,时任卫生部部长的钱信忠在接受新华社记者采访时提出,要"运用经济手段管理卫生事业",不久卫生部等三部委联合发出了《关于加强医院经济管理试点工作的通知》。此后,卫生部又开展了对医院的"五定一奖"(定任务、定床位、定编制、定业务技术指标、定经济补助、完成任务奖励)工作,并开始尝试对医院实行"定额补助、经济核算、考核奖惩"。1980年,国务院批准卫生部《关于允许个体医生开业行医问题的请示报告》,打破了国营公立医院在医疗卫生领域一统天下的局面,为个体诊所的存在提供了可能性。

20世纪70年代末,医疗卫生改革的破题,恰恰是从"用管理企业的办法来管理医院"开始的。中共十一届三中全会认为"现在我国经济管理体制的一个严重缺点是权力过于集中,应该有领导地大胆下放",这表明当时我们对经济体制存在的问题有了一定的认识,一言以蔽之,是"集权",对策自然就是

"放权"。① 在卫生领域"放权"的主要措施是:"要按客观经济规律办事,对于医药卫生机构逐步试行用管理企业的办法来管理。要让他们有权决定本单位的经费开支、核算、仪器购置、晋升晋级、考核奖惩。"②1981—1989 年,每隔三四年就有中央文件出台,其中关键性的文件是 1985 年,国务院批转了国家卫生部起草的《关于卫生工作改革若干政策问题的报告》,其中提出:"必须进行改革,放宽政策,简政放权,多方集资,开阔发展卫生事业的路子,把卫生工作搞好。"③这被认为标志着中国全面医疗体制改革正式启动。在这样的以市场化为主要特征的医改背景下,被推向市场浪潮的医院、疾病防治部门不得不寻找生财之道来维持医院的运转,这也为后来各种承包行为提供了可乘之机。

再次,作为一种传染病,性病一直被人们赋予了很强的污名性质,这从它原来的名讳"花柳病"上就可见一斑。新中国成立后,性病成了旧中国羸弱的象征被一举铲除。20 世纪 70 年代末,性病再度进入人们的视野,它更被认为是在给社会主义事业抹黑,会影响祖国的声誉和国际形象。由于这样的认识,在正规的性病诊治机构中存在严重的歧视性病患者的现象。④ 这一点,在笔者与一些参与打击非法性病门诊的医生访谈中也可以得到验证,民间诊所的经营方式灵活、服务态度好,的确是吸引一些患者前去"受骗"的原因。因此,可以想象性病患者在正规医院就医会承受多么大的心理压力和社会压力。这迫使他们讳疾忌医,隐匿病情,万不得已时去求助那些藏匿在城市角落里的江湖医生。

---

① 参见李玲、江宇、陈秋霖:《改革开放背景下的我国医改 30 年》,《中国卫生经济》2008 年第 2 期,第 5—9 页。

② 佚名:《钱信忠副部长向记者发表谈话——卫生工作的重点转向现代化建设》,《人民日报》1979 年 1 月 13 日。

③ 刘薇:《前卫生部副部长朱庆生解读医改历程——中国医改 20 年之演变》,《京华时报》2006 年 3 月 8 日。

④ 张国成:《我国性病医疗服务市场的回顾、现状与对策》,中国艾滋病性病防治大会,2001 年。

第三节　"爱之病"

　　1981 年在美国洛杉矶的同性恋社群中开始出现一种奇怪而致命的疾病，引起了人们的恐慌，由于早期大多数患者都是同性恋者，这种疾病一度被称为"同性恋癌"。国内对此病的认识也是通过翻译、转介美国和中国香港、台湾地区的文献资料而得知的。对其病名的翻译则往往隐喻着它与性之间千丝万缕的联系，比如"爱之病"①②"爱滋病"等③④⑤。国内疾病预防部门较早就开始对这种致命的疾病保持警惕。但奇特的是，这个一度让同性恋社区闻风丧胆的疾病，在中国的流行并没有按照它的固有套路出牌。

　　艾滋病传播途径的地区性差异很大，在有些地区是以性途径为主，如非洲、北美洲；在亚洲早期的传播则主要是从静脉吸毒向一般人群过渡的。综观艾滋病在亚洲的流行，越南、泰国、印度的某些邦，早期都以静脉吸毒为最主要的传播途径。同样在中国，尽管人们最初认识它是因为它"爱之病"的美名，但是直到 20 世纪的末期，静脉吸毒和血液传染仍然是它最主要的传播途径，性并没有成为主角。

　　1982 年艾滋病病毒通过进口血液制品传入中国，1983 年感染中国公民，1985 年发现第一例外来艾滋病病人。⑥ 1994 年以后，报告例数逐年大幅度增加。累计报告数最多的是云南省，其次是新疆、河南、广西。这些艾滋病病毒感染者主要分布在农村地区，其中吸毒者占 2/3，在性病患者及有偿供血者中亦有发现。吸毒人群中艾滋病病毒的传播主要是通过共用注射器静脉吸毒。

---

　　①　参见音跃：《可怕的"爱之病"》，《中国实用护理杂志》1986 年第 1 期。

　　②　参见韩素音：《可怕的"爱之病"》，《世界博览》1985 年第 8 期。

　　③　参见马复兴：《爱滋病》，同济大学出版社 1987 年版。

　　④　参见项一萍：《爱滋病》，浙江大学出版社 1987 年版。

　　⑤　参见刘景曾、于瑞龙、孟庆和等：《影响公众防治性病爱滋病知识、态度、行为的因素分析》，《中华行为医学与脑科学杂志》1998 年第 1 期，第 41—42 页。

　　⑥　参见曾毅：《艾滋病的流行趋势、研究进展及遏制策略》，《微生物学通报》2000 年第 6 期，第 1061 页。

1994 年前,静脉吸毒感染艾滋病病毒仅限于云南省,1998 年已扩散到 16 个省,而且传播势头迅猛。新疆、广西、四川等地在静脉吸毒人群中开展艾滋病病毒感染情况监测显示,自 1996 年后局部地区该人群感染率已达到 70%左右。卫生部于 1993 年要求各地对供血员进行艾滋病病毒感染筛查,发现 1994 年以来,在局部地区个体供血员中发现了感染者,多是在非法采浆站供过血浆。这些感染者以农村卖血人群为主,流动于人口密集、交通便利的中原地区。① 艾滋病病毒感染者已经从吸毒人员等高危行为的人群扩展到社会各个阶层。

到 1999 年 9 月底,中国大陆地区已有 31 个省、市、自治区、直辖市报告艾滋病病毒感染者 15088 例;其中艾滋病病人 477 例,死亡 240 例。据估计,截至 1999 年,全国艾滋病病毒实际感染人数已超过 40 万人。② 20 世纪末发表的关于艾滋病疫情的权威文章,对其传播途径介绍时普遍认为主要是静脉注射毒品。如卫生部艾滋病预防与控制中心常务副主任、中华预防医学会流行病学分会主任委员郑锡文,1999 年发表在《中华流行病学杂志》的专文《我国艾滋病流行形势及预防与控制成就》就表示,截至 1998 年,艾滋病的主要传播途径是静脉吸毒,占 69.4%,经性传播占 6.6%,经血或血液制品传播 35 例,占 0.3%,母婴传播只发现 9 例,占 0.1%。不详比例较大,为 2985 例,占 23.6%,主要是流动人口、有偿供血员或无关联检测。③

而中国卫生部、联合国艾滋病规划署(UNAIDS)和世界卫生组织(WHO)联合发布的《2011 年中国艾滋病疫情评估报告》中,对 1985—2005 年间艾滋病传播途径的估计,注射吸毒占 44.2%,经血液途径的传播达到了 29.4%,不详为 13.5%,性传播占 11.6%,母婴传播占 11%。④ 可见,此时的中国政府已

---

① 参见殷大奎:《中国艾滋病流行与防治对策》,《中国艾滋病性病》1998 年第 4 期,第 145 页。

② 参见尹利军、樊红光、尹晓静:《健康教育是预防艾滋病最有效的疫苗》,《中国健康教育》2000 年第 1 期,第 56—57 页。

③ 参见郑锡文:《我国艾滋病流行形势及预防与控制成就》,《中华流行病学杂志》1999 年第 3 期,第 132 页。

④ 参见中华人民共和国卫生部、联合国艾滋病规划署、世界卫生组织:《2011 年中国艾滋病疫情估计》,《中国艾滋病性病》2012 年第 1 期。

经对艾滋病病毒经血液途径传播十分坦诚了。

　　经血液途径传播是中国比较特殊的情况。之所以会出现这种独特的传播模式,要追溯到20世纪90年代初期。仅以1995年被中央政府取缔和整治的机构计算,当时中国一共有1317家(579家血站和738家医院)存在不安全采供血问题的机构。这些血站和医院不安全采供血问题造成的后果极为严重。例如,中国政府在2003年向全球抗击艾滋病、结核病和疟疾基金会提交的申请书中提到,中国有偿采供血(尤其是单采浆)问题集中在河南、河北、安徽、山东、湖北、山西、陕西7个省的56个县的150万农民中,估计25万人感染了艾滋病病毒。① 根据长期在河南治疗艾滋病患者的张可大夫的计算,仅河南一个省参加单采血的人数在1992—1993年两年之间就达到了至少60万人次,估计艾滋病感染率为10%;在1994—1996年期间,河南省单采浆的人数最少有24万人次,估计艾滋病感染率达到了30%。②

　　血液途径传播最主要的受害者一是参与卖血的农民,贫困生活让他们选择了出卖血液——这一中国人十分珍视的生命资源;另一类就是接受输血的个人,他们由于医疗需求接受输血,而不幸感染疾病。这两类人非常不同于吸毒者和所谓的性乱的人群。他们没有道德上的“缺陷”,反而因其弱势地位而备受社会的同情。学者们敏锐地发现,中国的整个艾滋病问题是滞后于某些社会问题而出现的。③ 中国艾滋病流行的实际风险和风险认知都带有深深的社会阶层烙印,比如一些经济落后的少数民族地区在艾滋病流行过程中首当其冲受到影响,一些被边缘化和被排斥的少数群体,如大龄暗娼和同性恋者感染的风险更高;同时,社会地位越低下的人们在客观上易受伤害的风险就越大,同时风险意识中的错误知识和恐惧成分也越多。④ 这些都给中国政府在

---

　　① 参见中国全球基金项目办:《中国第三轮全球基金项目申请书》,2003年(Round 3 Proposal from China to the Global Fund,2003)。

　　② 参见张可:《河南艾滋病五年调查报告》(未刊稿),2005年,转引自景军:《铁默斯预言:人血买卖与艾滋病的孪生关系》,《开放时代》2006年第6期,第71—88页。

　　③ 参见潘绥铭、黄盈盈、李楯:《中国艾滋病“问题”解析》,《中国社会科学》2006年第1期,第28页。

　　④ 参见景军:《泰坦尼克定律:中国艾滋病风险分析》,《社会学研究》2006年第5期,第123—150页。

治理艾滋病的问题上加上了很高的道德筹码。因此,这项疾病也得到了空前的经费投入和政策倾斜。

1987 年中央财政设立了艾滋病防治专项经费,随着疫情发展和防治工作需要,逐年有所增加。① 1986—1998 年,全国共投入艾滋病防治专款 5480 万元,除此之外还有 1740 万美元是来自国际组织的艾滋病防治经费。②

1998 年 7 月,经国务院批准成立了中国疾病预防控制中心性病艾滋病预防控制中心,成为艾滋病预防控制专业机构。其前身为中国预防医学科学院所属卫生部艾滋病预防控制中心,2002 年 1 月 23 日中国预防医学科学院更名为中国疾病预防控制中心,卫生部艾滋病预防与控制中心更名为性病艾滋病预防控制中心(NCAIDS/STD) ,为中国疾病预防控制中心下属的一个二级单位,简称"性艾中心"。③

2004 年 2 月 10 日,国务院办公厅发出《关于成立国务院防治艾滋病工作委员会的通知》,设立了国务院防治艾滋病工作委员会,旨在加强对艾滋病防治工作的领导,委员会主任均由国务院主管副总理兼任。这在中国传染病防治史上也是罕见的高规格。当然这是后话,并不在本书的讨论范围。但有一点在 20 世纪末已经初见端倪,即艾滋病因其复杂的社会成因、有限的医学治疗手段和严重的社会后果,已经让世界各国人民深受其害,并成功戴上了 20 世纪"世纪杀手"的"桂冠"。这样的"成绩",使它从性传播疾病的序列中"脱颖而出",成为一个相对独立的议题,而区别于一般传染病的治理模式,获得了世界范围内的特别关注。④ 在中国的特别关注议程中,静脉吸毒和血液途径传播在艾滋病防治的初期阶段,受到了更大的重视和道义压力。

---

① 参见殷大奎:《中国艾滋病流行与防治对策》,《中国艾滋病性病》1998 年第 4 期,第 147 页。

② 参见郑锡文:《我国艾滋病流行形势及预防与控制成就》,《中华流行病学杂志》1999 年第 3 期,第 134 页。

③ 参见中国疾病预防控制中心性病艾滋病预防控制中心简介,见 http://www.chinaaids. cn/jgxx/。

④ 这一点我们在世界卫生组织和很多国家的疾病防控体系中可以看出,艾滋病往往独立于性病和其他传染病,而成为单独一项疾病议题。

　　然而,无独有偶,泰国1984年发现第一例艾滋病患者,此后的10年里也主要是在静脉吸毒人群中出现艾滋病病毒感染者,到1989年发现在妓女中传播,随后出现大量性传播的艾滋病病毒感染者(性病患者中艾滋病病毒感染者达到15%—20%)。泰国的防治艾滋病工作忽视了很重要的一点,是其在1989年以前,当时性传播的艾滋病病毒感染者不到30%,当局一直把注意力放在吸毒人群上,而未及早预防性传播途径,按一些专家的说法是"失去了5年的时间"。中国1985年发现第一例外籍艾滋病患者,随后感染者主要是应用进口血制品的血友病病人,1989年开始在云南边境地区的吸毒人群中流行,成为艾滋病病毒感染的主要人群,当时也曾有人争论艾滋病不是性传播疾病。

　　艾滋病的凶险症状和严重后果,引起了从中央到地方各级地方政府、卫生行政部门与疾病控制部门的高度重视,同时其他性病的防治工作被轻视。艾滋病防治中心的成立,以及后来性艾中心与性病中心同时存在的机构设置,使性病防治工作与艾滋病防治工作被人为地分开。① 相比中央和地方以及国际资金对艾滋病的高额投入,各级政府均将性病的防治经费附属于艾滋病的防治经费中,性病的防治经费只是艾滋病防治经费中的一小块,或者没有专门的性病防治经费。全国各地的性病防治经费只有艾滋病防治经费的1/15—1/50。20世纪以后,随着疾病控制机构的改革,中国多数地区将以前的皮肤性病防治机构合并到疾病控制中心,结果使性病防治的职能受到很大冲击,性病防治队伍不仅没有得到巩固与扩大,反而在逐渐缩小,以前的性病防治人员或离开岗位去从事其他工作,或转而从事艾滋病的防治工作,很少有时间顾及性病的防治。原有的性病防治网络也受到较大冲击,防与治分开后缺少

----

　　①　2002年更名后,"性艾中心"的主要工作职责包括:开展艾滋病、丙肝的疫情监测、流行病学调查,疫情形势分析与趋势预测、效果评估,并提出防治策略和对策建议;开展艾滋病和丙肝实验室检测的质量控制;研究制定艾滋病、性病及丙肝防治有关技术方案和指南;开展艾滋病、性病及丙肝防治的技术指导、培训和技术支持;开展艾滋病、性病及丙肝防治有关应用性研究;开展艾滋病、性病及丙肝防治国内外技术交流与合作;协助制订与艾滋病、性病及丙肝预防控制相关的法律法规、规章标准和规划规范等并提供科学依据;协助承担国务院防治艾滋病工作委员会办公室日常工作;承担上级单位交办的人才培养和其他任务。这些工作职责很多都与本来就存在的性病控制中心重合。这造成了新成立的疾控系统和医科院系统在性病防治方面较大的工作分歧。

沟通,直接影响性病的防治工作。疾病控制机构改革后的几年,性病监控网络出现了大量的漏报现象,都和这一系列治理机构变化有直接关系。当然,这还是后话。

在20世纪结束的时候,这些矛盾并没有凸显。1994年中国预防和控制艾滋病专家委员会与卫生部性病艾滋病专家咨询委员会首次联合召开研讨会,强调了性病与艾滋病防治结合的问题。1995年卫生部将分别主管性病与艾滋病的两个部门合并为一个部门统一领导,并每年召开艾滋病中心和性病中心两个中心的协调会议。1998年国务院印发了《中国预防和控制艾滋病中长期规划(1998—2010年)》,将艾滋病与性病防治结合,配合此规划开始制定《中华人民共和国预防和控制艾滋病条例》《全国艾滋病性病防治工作规范》,修改《性病诊断标准和处理原则》等一系列法规和标准。这一系列的结合都体现出艾滋病防治这样一个更为强势的议题。艾滋病俨然成为"世纪杀手",盖过一切性病的锋芒,就连梅毒这样性界的头号恶魔也只能搭上它的便车,强化自己的存在感——性病能促进艾滋病的传播,才能获得更多的关注和干预。①

---

① 《中国预防和控制梅毒规划(2010—2020年)》于2010年6月9日才正式印发。《规划》明确提出,加强梅毒和艾滋病的有效结合,通过5年努力,有效遏制梅毒疫情快速上升;通过10年努力,降低一期和二期梅毒发病率,并实现基本消除先天梅毒的目标。

第五章　新的治理

　　时值 20 世纪的尾声，人们对于性病的治理已经不再像世纪初一样充满争议。那时，医学家们对政客朝令夕改、形同虚设的禁娼令嗤之以鼻，政治家则对医生们不接地气的治疗方案暗自发笑。此时人们对于性病的治疗方案已经有了很明确的答案，正如大量性病、艾滋病的研究文献中都普遍提到的一句话"性病艾滋病既是一个医学问题，也是一个社会问题"。因此对性病的防治既需要医学干预又需要全社会的努力。

　　除了前文提到的医学干预以外，中国对高危人群的性病防治策略主要有两种，一种是法律规制，一种是流行病学治理模式，即主要是健康教育和行为干预。"法律规制"是指：以社会秩序建构为主要目标，国家在治安管理及刑事立法领域规定了一系列针对性工作者等性病、艾滋病高危人群的管控措施，试图从社会治理领域对此类人群作出有效管控，进而从根源上净化社会风气、维护社会秩序，并禁绝性病、艾滋病等高危行为发生及其对公共卫生造成影响的可能。

　　流行病学治理模式，是以流行病学调查和经验为基础的，通过行为的改变降低个人感染风险和公共卫生危害的方式方法，主要包括"健康教育和行为干预"。其含义是指通过预防教育，改变个人不良行为，促进正确的求医行为和减少、改变高危行为，使感染者的性伴侣得到及时诊治，以减少疾病的传播。由于毒品滥用和卖淫嫖娼行为的长期既存，国家基于公共卫生的需要，往往在这些高危人群中开展各种类型的行为干预和服务措施，比如在毒品滥用者人群中开展维持治疗服务，以及在性工作者中开展以降低伤害为目标的干预服务，希望以此减少性病、艾滋病在高危人群中的传播，进而实现政府的公共卫生目标。

第一节　法制规制

　　现有与性病关系最为密切、立法级别最高的法条就是刑法第三百六十条之规定:"明知自己患有梅毒、淋病等严重性病卖淫、嫖娼的,处五年以下有期徒刑、拘役或者管制,并处罚金。"这一法条从 1979 年开始就一直存在,历次刑法修订都没有对它进行哪怕一个字的修改,这一法条确立了一项罪名——故意传播性病罪。然而这实际上是一条威慑力大于执行力,且存在明显漏洞的法条。

　　试问,婚内性关系中,如果一方明知有性病甚至艾滋病,而与配偶性交这算不算故意传播性病呢? 不算! 如果明知感染,采取了保护措施(如使用安全套)发生了商业性行为,且没有造成对方感染,这算不算是故意传播性病呢? 算! 可见这条罪名成立的要件之一是"卖淫、嫖娼"。正如赵军对这一立法思路的分析:"现行刑法设立传播性病罪的起点在于性行为的交易性,而非性行为的安全性;立法者所意欲重点保护的法益在于社会风化,而非公众健康。在此立法下,以无性病传播现实危险的、符合性病防治制度要求的'安全的性方式'实施卖淫嫖娼行为,可以成立传播性病罪;虽然通过'不安全的性行为'实际传播了性病,但只要行为人对其患病状况不明知,或者所涉性行为不具备卖淫嫖娼之法律性质,行为人便不能成立传播性病罪。因此,公共卫生或国民健康并非现行法传播性病罪所必然侵犯的客体,不是立法者设立本罪所意欲重点保护的法益;立法者设立本罪的真正意图,更在于社会风化的维护。"①这样的立法意图在与性病相关的法律法规中比比皆是。因此法律规制的重点,才会落在卖淫嫖娼上,而非传播性病的行为上。

　　20 世纪对卖淫嫖娼的法律规定是从 80 年代初重新开始的,其中最重要的是 1981 年 6 月 10 日颁布的《公安部关于坚决制止卖淫活动的通知》,这

---

① 赵军:《传播性病罪法益研究——实然与应然之间》,《湖北大学学报(哲学社会科学版)》2008 年第 6 期,第 85 页。

份文件对改革开放以后的禁娼运动有非常重要的意义。但是当时性病的流行还没有严重到受到高度重视的地步,所以在这份文件中并没有提及卖淫嫖娼与性病的关系。

1986 年 9 月 1 日发布的《国务院关于坚决取缔卖淫活动和制止性病蔓延的通知》(国发〔1986〕85 号)开篇即提道:"在我国早已绝迹的卖淫活动又重新出现,并逐年增多。与此同时,我国在 1964 年已宣布基本消灭的性病又有发现,并呈蔓延趋势。针对这一情况,许多地方进行了查禁取缔卖淫活动的工作,取得了一定成绩,但仍未得到有效制止。卖淫活动和性病的蔓延,不仅败坏我国声誉,有损社会主义精神文明建设,而且严重影响人民群众的身心健康,危及下一代的健康成长。"①自此性病就与卖淫嫖娼绑在了一起,性病被建构为卖淫嫖娼现象死灰复燃的后果,是卖淫嫖娼这一丑恶现象的又一劣迹。

1991 年,第七届全国人大常委会第二十一次会议通过的《关于严禁卖淫嫖娼的决定》,又一次强调了"教育动员广大人民群众自觉同这种社会丑恶现象作斗争,严厉禁止卖淫嫖娼活动,制止性病蔓延,维护社会治安秩序,净化社会风气,加强社会主义精神文明建设"②。

这进一步把卖淫嫖娼和性病蔓延与社会主义精神文明建设、社会主义制度对立起来。这样一种对立的思路,使得对性产业和性病的管制走进了一条死胡同。为什么不允许性产业的存在? 因为它败坏了社会道德。为什么不能败坏社会道德? 因为如果容忍之,就不是社会主义了。在各种涉及卖淫嫖娼的法律法规里,不断地出现卖淫嫖娼是"败坏社会风气"的表述。可是,所谓"社会风气"是什么? 它实际是一个道德层面上的存在,不是社会秩序,本不应该属于现代法律规制的内容。因为风气败坏也许会对个人造成影响,也许不会;但是秩序崩溃却一定会对特定个人甚至社会上所有个体产生伤害。也就是说,对于危害个人权利而言,前者仅仅具有较小的可能性,后者却具有极大的现实性。因此,社会秩序应该是法律规制的对象,而风气不是。法律法规

① 《国务院关于坚决取缔卖淫活动和制止性病蔓延的通知》(国发〔1986〕85 号),http://www.gov.cn/zhengce/content/2012-08/08/content_6473.htm。

② 《关于严禁卖淫嫖娼的决定》,http://www.npc.gov.cn/wxzl/qongbao/2000-12/05/content_5004558.htm。

之所以非要惩罚性产业、惩罚卖淫嫖娼行为，实质上是对社会风气的维护，是一种道德至上的产物。这种道德实际上是一种政治化的道德，道德化的政治，这两者互为合法性的依据，因此不能容忍其中的任何一个发生质变，否则就会危及另外一个的存在。这才是 1981 年以后的一轮又一轮的"严打""扫黄打非"都将卖淫嫖娼作为严厉打击对象的动因。

然而到今天为止，性产业在中国的存在已经是不争的事实。面对卖淫嫖娼的屡禁不止和性病感染的持续上升，这不能说是法律管制的失败，起码也是法律失灵的一种表现。如何解释这种治理方式的失灵？表现在对性病的态度上，我们可以洞悉官方立场潜移默化的变化。

1986 年《国务院关于坚决取缔卖淫活动和制止性病蔓延的通知》规定，对查获的卖淫妇女和嫖客，卫生部门要指定医院进行性病检查，患性病的要强制治疗；送劳动教养的，由卫生部门指定医院帮助劳教场所的医务部门进行查治，并协助其进行技术培训和指导。

此后全国很多省份都在查获的卖淫嫖娼人员中开展性病的检查和治疗。比如福建省公安部门仅 1987 年和 1988 年就查获暗娼 1093 人，嫖客 1599 人。卫生部门对被收容的劳改、劳教的卖淫妇女和嫖客进行查病，对查出的性病患者及时用青霉素、红霉素、四环素、苄星青霉素和壮观霉素等药物进行治疗，并予以根治。①

湖南省劳教处于 1987 年组织医务人员对全省 16 个劳教所的 5368 名劳教人员进行了性病检查，发现性病患者 671 人。1989—1991 年，各劳教所先后制定、完善卫生管理制度，增添了必需的医疗设备。省劳教局一次就拨出 33 万元，用于劳教人员性病检查治疗，另拨出 10 万元添置了显微镜、冷冻治疗器、细菌培养装置等 7735 件，充实各劳教所的医务室；筹集 30 万元专款制成棉被和床单 3000 多套，供劳教人员租用。组织劳教人员观看防病、治病的电视录像，举办患有性病的劳教人员学习班。②

---

① 参见福建省卫生志编纂委员会：《福建省卫生志》，福建人民出版社 1989 年版，第 448 页。

② 参见湖南省志编纂委员会编：《湖南省志书》第六卷《政法志司法行政志》，湖南出版社 1997 年版，第 1128 页。

广西柳州市公安局于 1986 年成立收容教育所,对被收容的卖淫妇女、嫖客进行政策、法律、理想、前途、道德伦理、精神文明等方面的教育,组织他(她)们参加体育锻炼和生产劳动,并给予性病治疗,挽救了一大批失足人员。1986—1992 年,收容卖淫妇女 2473 人,嫖客 2367 人,治愈性病 795 人。①

海南省公安厅 1990 年 1 月开设海南省第一收容教育所,收容、教育全省被抓的卖淫妇女,由省皮肤病防治研究所负责性病的检查、治疗、监测工作。通过开展性病的强制性检查查出的性病患者,按卫生部制定的治疗方案全部进行强制性治疗,直至治愈。②

陕西省自 1987 年后,对患淋病的劳改罪犯和劳教人员,采取隔离治疗措施。西安收容管教所改变了对嫖娼卖淫以往抓了放,放了抓的做法,发现性病患者全部治疗、治愈。甚至发现在押罪犯的性病治疗效果优于一般门诊,原因有如下几点:第一,收容期间停止性生活避免再感染,减少性激素排泄,提高机体抗病能力,为病灶恢复提供有利条件;第二,基本素食避免烟酒刺激,减少病损局部充血、水肿刺激,促进炎症消退;第三,集体管教,睡眠充足,生活规律,利于体力恢复。两劳(劳改、劳教)系统不只是关押和收容机构,亦是防治性病的有力场所。③

可见,在这一时期,国家是想依照新中国成立之初对性病"发现一个,治愈一个"的办法进行防治的,希望能把性病的疫情扑灭。于是 1991 年全国人大通过的《关于严禁卖淫嫖娼的决定》提出,"对卖淫、嫖娼的,一律强制进行性病检查。对患有性病的,进行强制治疗",但是并未言及性病治疗的费用问题。

为此,1991 年《卫生部、公安部关于对卖淫嫖娼人员强制进行性病检查治疗有关问题的通知》(卫防发〔1991〕第 24 号)考虑到实际操作的问题,提出:"合理解决强制性病检查治疗的经费。对卖淫嫖娼人员强制性病检查治疗的费用,原则上由本人或家属负担,可以从卖淫嫖娼人员被扣押的财物中预留或

---

① 参见宋继东:《柳州市志》第五卷,广西人民出版社 1998 年版,第 1318 页。
② 参见海南省史志工作办公室:《海南省志·卫生志》,方志出版社 2001 年版,第 898 页。
③ 陕西省地方志编纂委员会:《陕西省卫生志》,1996 年,http://www.sxsdq.cn/dqzlk/sxsz/weisz/。

先行扣除必要的性病检查治疗费用;确实无力负担的,由公安、卫生部门提出意见,由当地财政部门负责解决。"①很快,政府就发现性病流行的趋势愈演愈烈,而且在卖淫嫖娼收容的人员中防治性病的办法收效甚微。

到了 1993 年 9 月 4 日,经国务院公布施行的《卖淫嫖娼人员收容教育办法》(国发〔1993〕第 127 号)就开始明确规定:"收容教育所对入所的被收容教育人员,应当进行性病检查和治疗。检查和治疗性病的费用一般由本人或者家属负担。"②

从政府、单位、家属、个人几家买单,到 1993 年发展为性病强制检查、治疗但是费用由个人或家属负担。这里面责任归属的界定越发明显。新中国成立之初,疾病治理的逻辑是,性病危害社会,但那是反动统治遗留下来的,应该全国一心,群防群治,彻底予以铲除,费用由各级政府和有条件的个人承担。正如 1949 年北京解救妓女时,青霉素还是非常昂贵和紧俏的物资,政府不惜成本从香港买进,也要为这些苦难的姐妹治愈性病,因为她们是旧制度的受害者,是受压迫的阶级姐妹。但是 20 世纪 80 年代后,性病再次流行,治理路径逐渐从 1949 年前的社会责任转移到个人和家庭身上——言外之意,在新社会中,性病是由于个人的道德堕落、行为不端而罹患的疾病,这种病还会危害他人和社会,因此个人和家庭应该为此负责。

回想新中国成立初期,消灭性病运动的一项重要经验就是,解放妓女,治愈性病,促其转业。这才使得在中国存在数千年的奴役女性的制度不复存在(是否有其他形式的性交易我们无法下定论,但是可以肯定在一段时间之内这种公开的、制度性的存在消失了),而这样的成就背后是一项彻底的社会改造运动,它将妓女看作是受苦受难的阶级姐妹,而不是自甘堕落的失足妇女,它将妓女的遭遇归因于社会的腐朽和阶级的压迫,因此是通过消灭剥削和压迫,严惩领家、老鸨,同时彻底治愈妇女身体,促其转行的方法来实现的。当时社会主义改造已经基本破除了以往社会存在的,以人身依附为主要特征的剥削形式,使得被解放的妇女不至于重新沦落至被剥削的境地,而真正获得了

① 丁绍云主编:《湖南卫生年鉴》,湖南师范大学出版社 1992 年版,第 435 页。
② 《卖淫嫖娼人员收容教育办法》,http://www.gov.cn/qongbao/content/2011/content_1860773.htm。

解放。

而现有法律法规将卖淫嫖娼定义为违法行为,将一方明知性病而从事卖淫嫖娼行为定义为犯罪行为的做法,无视卖淫嫖娼存在的社会基础,单纯将其归咎为个人责任和过错。因此任凭打击来得再密集,再强烈,也无法消灭性产业的存在,反而可能加重性工作者铤而走险的可能性和更高的性病风险。

同时正如前文所言,这种法律规制的逻辑将卖淫嫖娼和性病蔓延与社会主义精神文明以及社会主义优越性对立起来,制造出必须铲除肃清的政治和法律需要,这也为日后一系列公共卫生干预手段的实施与现行法律之间的矛盾埋下了伏笔。

第二节　流行病学治理模式

性传播疾病主要是通过性行为传播造成的。因而,有人提出健康教育、行为干预及避孕套的推广是预防性病、艾滋病的"疫苗"。实践已证明,控制淋病、梅毒的 3 条经验(广泛有效的医疗服务、性行为改变与中学时代的早期性教育、避孕套的促进)中就有 2 条与此有关。

健康教育是性病重新流行之后,医学界最先提出的社会干预手段。1983年召开的"全国性病、疥疮防治座谈会"就提出:"各部门要密切合作,把预防和消灭性病作为加强社会主义精神文明建设的重要一环来抓。要结合'五讲四美三热爱'活动,有针对性地加强对青少年、青年工人的共产主义教育与法制教育,引导和组织他们开展健康有益的文娱活动,遵纪守法增强抵制资本主义腐蚀的能力,严禁卖淫嫖娼,和乱搞男女关系的丑恶现象作斗争,以期较快地达到消灭性病的目标。"[①]但是这一阶段,由于性病的流行尚处于保密阶段,未向大众进行普遍宣传,因此,这一时期的健康教育实质上是共产主义教育和法制教育。

直到 1986 年 1 月,卫生部发出《关于加强艾滋病疫情管理的通知》(卫生

---

① 佚名:《全国性病疥疮防治座谈会纪要》,《医学研究杂志》1983 年第 12 期,第 4 页。

部〔1986〕卫防字第 1 号），首次谈到了艾滋病宣传问题。随后，各级政府、大众传媒才开始广泛关注艾滋病的宣传与教育问题，尤其在每年 12 月 1 日前后，艾滋病话题成了焦点新闻，各大报刊争相登载。1988 年卫生部下发《关于开展预防艾滋病宣传教育活动的通知》，确定了 1988 年 12 月 1 日为第 1 个"世界艾滋病日"，要求各省开展一次以宣传预防艾滋病和性病知识为主题的教育活动，在重点旅游、开放城市的街头设立咨询点，散发宣传资料，播放录像等，以唤起全社会的重视。从此结合艾滋病的宣传教育工作，性病预防宣传工作才逐步展开。

对性病、艾滋病高危人群进行法律规制契合了社会秩序建构的目标，然而，国家在针对性病、艾滋病高危人群的治理策略选择上还有一个重要目标，那就是公共卫生的目标——通过在性病、艾滋病高危人群中开展行为干预措施，减低性病、艾滋病和其他疾病的伤害，实现控制疾病传播的目标，营造良好的公共卫生环境。与法律规制一样，这一治理方式也有特定的法律和政策依据，同时还有着更为充分的流行病学依据。

1991 年，卫生部、公安部联合发出的《关于对卖淫嫖娼人员强制进行性病检查治疗有关问题的通知》中也指出："卖淫嫖娼人员是性病传播的高危人群，对这些人强制进行性病检查、治疗，是控制性病蔓延、保障人民群众健康、维护社会治安秩序的一项重要措施。"

20 世纪 90 年代后期，艾滋病防治工作已经日益深入到干预"高危人群"的阶段。卫生部等部门于 2001 年发出的《中国预防与控制艾滋病中长期规划（1998—2010 年）实施指导意见的通知》中，对开展行为干预的必要性进行了说明："艾滋病至今尚无有效药物治愈，也无有效疫苗预防。针对与艾滋病传播有关的社会行为因素，用健康教育和行为干预的手段减少危险行为等措施，包括对青少年、妇女等一般人群普及预防艾滋病、性病的知识；提高自我防护意识；向具有高危行为的人群进行有针对性的宣传教育和行为干预等已被世界许多国家的实践证明是有效的。应实事求是地理解防治工作中治本的长期性和防病任务的紧迫性。要严厉打击嫖娼、卖淫、贩毒、吸毒现象，进行深入的法制、道德和健康教育，同时，借鉴国外成功经验，支持在高危人群中宣传共用针管注射毒品可能引起艾滋病的危害以及推广使用避孕套等防护措施。"

在性病防治领域普遍使用的行为干预手段包括:性病和艾滋病防治宣传、免费提供健康教育处方和咨询、推广安全套、性伴通知以及艾滋病自愿咨询检测等。其中影响最大的,与行为改变关系最为密切的当属安全套的推广。在高危人群,特别是在卖淫嫖娼人群中推广安全套预防艾滋病的策略,最早在泰国得到全面落实。泰国政府在 1991 年起与妓院和按摩院等场所业主合作实施了"100%安全套计划",把安全套免费分发到妓院和按摩院等场所,强制规定性工作者及其顾客在一切性交易中必须使用安全套。两年以后,泰国的100% 安全套推广项目看到了实际效果,性工作者中的艾滋病病毒感染率明显下降。之后,虽然这一策略在泰国也不断经历挑战,但由于其被认为是"预防和控制艾滋病经性传播的一项有效措施,也是一种低投入、高收益的干预手段"而被联合国艾滋病规划署采纳并向全球推广。① 2000 年以前,国内大量对于安全套使用态度和行为的研究均证明,无论是在固定性关系还是商业性行为中,安全套的使用率都是比较低的。基于国际经验以及中国逐渐变得严酷的艾滋病蔓延现实,2000 年起,在世界银行贷款卫生九项目(性病防治项目)支持下,在广西、山西、福建和新疆四个项目省(区),尝试依托性病门诊开展针对高危人群的外展服务,进行项目培训和动员医务人员走出诊室,深入高危人群聚集的场所开展预防工作,提供性病和生殖健康服务,开创了中国在外展服务工作中提供性病服务的先例。中国于 2000 年选择武汉黄陂、江苏靖江作为首批试点,启动了娱乐场所"100%使用安全套"项目。②

然而,实际情况并没有如大家所期望的那样——公安、卫生双管齐下,法律管控和流行病学干预完美结合,成功遏制性病艾滋病的蔓延。在一些地方,以公安机关为主导的法律管控和以卫生部门为主导的流行病学干预之间一直没有形成"积极配合"的工作态势,甚至形成了"警—卫矛盾"③;另外,由于对安全套推广等行为干预措施作出规定的政策文件位阶较低,为"行为干预"赋

---

① 参见姚中兆、罗莉:《我国推广实施 100%安全套使用项目的问题对策与展望》,《公共卫生与预防医学》2008 年第 2 期。

② 参见张立:《娱乐场所的"安全套行动"》,《南方周末》2002 年 11 月 28 日。

③ 张剑源:《法律管控、行为干预还是伦理重建?——在高危人群中开展有效艾滋病防治的路径选择》,《云南大学学报(法学版)》2014 年第 5 期,第 130—139 页。

予一定法律地位的法规来自 2006 年才颁布的《艾滋病防治条例》①，2000 年以前并没有相应级别的政策法规为"流行病学干预"正名，且由于上位立法并没有充分肯定这些行为干预措施，使得这些行为干预措施往往遭遇难以克服的合法性危机。

在艾滋病防治领域，"警—卫矛盾"并不是一个中国独有的问题，而是一个在全球都普遍存在的问题。早在 2002 年联合国艾滋病规划署的一份报告中就将"警—卫矛盾"看作是"增加性工作者对艾滋病易感性的主要因素"之一。该报告指出："尽管存在一些保护性的法律，警察和其他一些权威机构、相关单位仍然倾向于选择对性工作采取惩罚性的、限制性的措施。这些惩罚性的、限制性的措施妨碍了性工作者获得自愿、保密的身体检查的权利，阻碍他们获得健康服务和采取安全性行为所需的信息与知识。"②潘绥铭等人曾结合中国的情况，作出过十分精辟的概括："她们（女性性工作者）身处的社会性别不平等的（被嫖客加以物化）、政治经济学意义上被剥削的（高比例收入被各种管理者"提成"）、被污名化的（极其缺乏支持系统与信息来源）、被传统化的（她们最怕的是影响自己生孩子而不是艾滋病）、被犯罪化的（被抓的风险往往大于被感染艾滋病）的具体情境当中，我们预防工作者认为是性命攸关的性病、艾滋病的风险，在她们的生存策略之中却仅仅被作为一种很次要的成本来看待。其使用安全套来预防艾滋病的自觉性与可能性都远远低于我们宣传教育的预期值。"③当其他风险大于感染艾滋病的风险的时候，艾滋病风险

---

① 2006 年颁布的《艾滋病防治条例》中进一步明确了将法律管控和行为干预相结合的具体应对措施，该条例第二十七条规定："县级以上人民政府应当建立艾滋病防治工作与禁毒工作的协调机制，组织有关部门落实针对吸毒人群的艾滋病防治措施。省、自治区、直辖市人民政府卫生、公安和药品监督管理部门应当互相配合，根据本行政区域艾滋病流行和吸毒者的情况，积极稳妥地开展对吸毒成瘾者的药物维持治疗工作，并有计划地实施其他干预措施。同时《条例》第六十三条对"行为干预"进行了界定："行为干预"是指能够有效减少艾滋病传播的各种措施，包括：针对经注射吸毒传播艾滋病的美沙酮维持治疗等措施；针对经性传播艾滋病的安全套推广使用措施，以及规范、方便的性病诊疗措施；针对母婴传播艾滋病的抗病毒药物预防和人工代乳品喂养等措施；早期发现感染者和有助于危险行为改变的自愿咨询检测措施；健康教育措施；提高个人规范意识以及减少危险行为的针对性同伴教育措施。
② 联合国艾滋病规划署：《性工作与艾滋病》，2002 年。
③ 潘绥铭、黄盈盈、李楯：《中国艾滋病"问题"解析》，《中国社会科学》2006 年第 1 期，第 27—39 页。

往往被忽视。这一情况与艾滋病防治相关法律和政策中预设的法律规制和行为干预两者并重、"积极配合"的原则形成了一定程度的偏离。也就是说，不同的部门之间由于各自的工作侧重点不同，往往不能既注重"积极配合"，又可以顺利完成自己更为重要的工作任务。具有限制人身自由权利的公安机关在这类隐性的"工作竞争"中常常处于"上风"，如果公安机关面对可以认定的卖淫嫖娼和吸毒行为不履行查处职责，则会出现执法上的不作为。

鉴于此，甚至有资深性病防控专家提出：为了避免这种尴尬的发生，更好地防治性病、艾滋病，公安部门在打击卖淫嫖娼时，应实行"外紧内松"的政策，"外紧"指对卖淫嫖娼现象要扫除，"内松"指对卖淫妇女和嫖客在一个宽松的环境中，由性病、艾滋病防治机构对其进行检查、治疗（如果能进行免费治疗是最好的方法），并开展健康教育、宣传；公安部门要协助性病、艾滋病防治机构在性病、艾滋病高危人群中开展避孕套的推广及相关工作；性病、艾滋病防治机构要经常协助公安、司法、计划生育、检疫等部门开展宣传和健康教育工作，并给予技术指导。

可惜"外紧内松"也只能是在现有政策的夹缝中，一厢情愿的无奈呼声。这只能说明流行病学治理模式在实践中的尴尬，以及两种治理模式在思路上的矛盾。法律规制针对的是风气，对于破坏风气的个人采取不同程度的法律制裁，以正法典。何止是法典，事实上正的是社会主义在道德上的优越性。这种治理思路与新中国成立之初的消灭性病运动是一脉相承的：认为卖淫和性病都是丑恶的、腐朽的，是落后反动的旧社会的象征，因此社会主义社会不容其存在，必须予以肃清。而流行病学治理模式的前提却是默认卖淫及其后果的存在，其目标只是降低伤害而不对行为本身做过多的评价。即肯定特定行为的存在及其不可避免性，在不可避免的情况下讨论如何降低伤害。这两种治理模式不仅存在现有管理体制不可调和的矛盾，也存在不同层级法律法规的现实错位。其本质矛盾则在于是否允许非道德的性，尤其是卖淫存在的问题！可悲的是，正是因为两种治理模式对此答案鲜明，才会造成今天的"警—卫矛盾"的局面。

那么是不是在二者之间作出选择，就能解决这个问题呢？答案毫无疑问是否定的。事实上，凭借其中任何一方也无法解决20世纪末性病、艾滋病蔓延的问题。因为法律规制面临的困境是高昂的执法成本和低廉的犯罪成本的现实，加之贸易繁荣，人口流动，使得性的社会网络日益复杂。禁娼，禁不绝！传播性病更不可能通过法律规制予以禁绝！流行病学干预面临的困境是人的原始欲望和日益衰微的道德约束，防得住，禁不了，只能通过行为干预等手段，降低危害。没有信誓旦旦的医学专家会轻言消灭性病，那段曾经的成就也只能当作无法复制的经验而束之高阁。

　　我们关于 20 世纪性病重新流行后的治理叙事，讲到这里只能告一段落，不再有 1964 年的辉煌成就，因为即使到了 21 世纪初期，这仍然是一个没有答案的问题。

结　语

在评价 20 世纪这段历史和新中国政权在消灭性病运动中起到的作用的时候,权力总是很难规避的词。众多西方研究者都认可大规模的强制筛查和治疗在消灭性病运动中起到的重大作用,但是忽略了权力的另一种性格——它不仅是自上而下的,强制性的,同时也是弥散的,无处不在的;权力不仅仅是压制性的,同时也是生产性的。这就是本文在勾勒出 20 世纪中国控制性病社会史的基本史实以外,希望揭示的另一个主题——权力不仅仅利用知识、掌握知识,同时也是生长在知识之上的。

新中国成立后的消灭性病运动,是现代中国政治和社会生活变革大篇章中的一幕,不能仅仅理解为意识形态指导下的社会改造运动。控制性病进而消灭性病的议题首先是建立在现代公共卫生、细菌理论、现代传染病理论、优生学等一系列知识之上的。这些知识滋养了现代政治、现代治理艺术,将权力的触角,沿着政治经济学的脉络引向了个体生命,将性病这一个体医疗实践建构为社会问题,开发成为权力的场域。个体的性,性的纪律、性的健康成为道德、教育规训的对象,而这种规训是基于对人口这一治理对象的预期而定制的。两者综合作用形成了对性、性病的全方位的监视与治理。正如福柯所说,性"正好处于肉体和人口的十字路口"①。"性"正是在个人肉体层面上的监控与群体层面上的调节,即这两个主要的现代政治技术的交叉点上,那么性的病态自然要超然于简单的医学救治,而成为全新的社会问题和治理对象。这就是我们第一个研究问题的答案:正是在这种特殊权力—知识关系框架中产

① ［法］米歇尔·福柯:《必须保卫社会》,钱翰译,上海人民出版社 2010 年版,第 9 页。

生的新的治理术,将"性"和"性病"放置在了权力的视野中,将性病从一个存而不论的个体医疗实践,变成了需要被治理的社会问题。

当然,我们必须承认,这种带有"现代"烙印的知识体系和治理术,在中国并不是内生性的,而是外发性的:正是与风头正劲的资本主义国家的不期而遇,打破了天朝上国的梦境,打破了统治者以往超级稳定的家国天下的治理模式。臣民从生产的单元,变成了保种强国的单元,民众的身体健康与否已经与国家的安危存亡联系在一起了。就此而论,身体成了一个非常政治性的过程,宏观意义上的人口也开始成为国力的砝码,对身体的有效统治和对人口的调节治理成了对统治者的内在要求。

这就需要我们考虑,生成这种权力域的知识——以人口的数量和质量,即"民族健康"为单位的现代政治经济学知识体系及其安全设置的策略,能够被嵌入和内化到中国现代政治体系中,所凭借的历史文化条件是:对此,以往学者的解释往往是"身体的政治化、工具化"或者"挽救民族危亡的社会改造运动",但这些解释对于中国政治制度变迁都缺乏深入的探讨。在此,我们借鉴一些对中国现代政治结构的研究,尝试解释中国 20 世纪性病的治理行为和结果的独特之处,及其产生的深层原因。

第一,公领域的产生。

公领域的产生使性病的问题化有了可能,性病控制作为一个公共卫生议题其存在的空间必然是公领域,只有公领域的存在才能蕴含公共价值。"公理"迅速兴起并代替传统道德的"天理"是公领域产生的价值基础。1908 年,章太炎在描绘当时社会思潮时曾讲过一句很形象的话:"昔人以为神圣不可干者,曰名分。今人以为神圣不可干者,一曰公理,二曰进化,三曰惟物,四曰自然"。① 在"公理"的名义下,我们之前讨论的关于性病的问题化、娼妓与性病问题才有了公共讨论的空间。

第二,以道德可欲性为标准的进化观。

伴随着甲午战争的失败,儒家道德的不可欲性已经凸显出来,士大夫和知识分子对儒家思想的彻底反思和对西方思想的接受已经成日渐明显的趋势,

---

① 章太炎:《四惑论》,《民报》1908 年 7 月 10 日。

其中进化论作为"实取数千年旧学之根柢而摧弃之翻新之者也"①的新思想，对中国知识分子的世界观和历史观带来了颠覆性影响，对于中国现代思想的兴起有着至关重要的作用。进化论作为晚清变化与革命思潮的重要观念，得力于严复所翻译的《天演论》。严复并非简单地适译，而是通过对道家思想和《易经》的理解，将社会进化论诠释为一种自然主义的宇宙进化论。严复同时还是社会进化论者斯宾塞著作的主要翻译者，在翻译中，他采用"天道""天运""天演"这样的旧词汇，将中国思想传统中带有强烈超越性格的伦理秩序之"天"替换了西方自然论的"宇宙，"巧妙地化解了赫胥黎和斯宾塞宇宙进化逻辑与人类社会进化逻辑的矛盾。② 发展出了一套糅合了大量中国传统思想的天道观与历史进化意识。这种进化意识着眼于国家的富强，也肯定物竞天择的规律，充分回应了当时知识分子寓于公羊三世说的历史循环论而难以自拔的思想困境，产生了极其深远的影响。

事实上，当时的中国学者并不关注生物进化学理本身，他们关注的主要是"进化主义"对民族国家复兴的强大的实践功能。这不是一种个别现象，而是一种普遍倾向，梁启超也不例外。虽然梁启超与严复的进化主义观点不尽相同，但他同样认为："此种学术，不能但视为博物家一科之学。而所谓天然淘汰、优胜劣败之理，实普行于一切邦国、种族、宗教、学术、人事之中，无大无小，而一皆为此天演大例之所范围。不优则劣，不存则亡，其机间不容发。凡含生负气之伦，皆不可不战兢惕厉，而求所以适存于今日之道云尔。"③以严复、梁启超、章太炎等人为代表的学者通过引介和诠释西方进化论思想，奠定了一种自然社会一体的、具有一元线性发展特征的现代中国的进化观。正如梁启超所言："进化者，向一目的而上进之谓也。日迈月征，进进不已，必达于其极点，凡天地古今之事务，未有能逃进化之公例者也。"④这样单向线性的中国式进化观已经与达尔文、赫胥黎等人的观点相去甚远了。

---

① 梁启超：《饮冰室文集》第十二册，中华书局 1989 年版，第 79 页。

② 参见成庆：《晚清的"进化"魔咒：严复历史意识的再考察》，《学术月刊》2016 年第 10 期。

③ 梁启超：《饮冰室文集第十三册》中华书局 1989 年版，第 18 页。

④ 梁启超：《饮冰室文集第九册》中华书局 1989 年版，第 59 页。

　　这种中国式进化观虽然汲取了斯宾塞等人关于政治、经济机构和总体社会结构由简至繁的社会进化思想，但对他主张"任天为治"，以至认为自由放任是最合乎进化法则的社会模式却不尽认同。在中国式进化观中总是非常强调积极入世地改造社会，用追求新理想的道德热忱推动社会进化。无论是严复寄托于"群治"的群己整合的道德秩序，还是梁启超为了适应"进化"法则，人类必须"节性"亦即抑制"天然性'以养'公德"①的群体进化的道德标准，都反映着这种中国式进化观对道德价值的不竭追求。

　　这种线性的、以道德可欲性为标准的进化观，在文化价值上注定了性病需要被铲除的命运。因为那种可以姑息男人游冶的性道德、容忍性病存而不论的性道德已经伴随着其存在的文化和政治土壤，失去了其可欲性。性病作为这种性道德的结果，势必要被肃清和治理。这既是 1949 年以后全国掀起消灭性病运动的内在动力，也是在性病死灰复燃后，我们对性病和卖淫进行法律规制的思想依据———卖淫和其他非婚的性及其可能的后果———性病，都是丑恶的、腐朽的、不道德的，因此社会主义社会不容其存在，必须予以肃清。取而代之的是新的、具有现代色彩的"应然"———一夫一妻的、婚内忠诚的性实践，开始清洗中国存在千年的性道德，并成了新的传统供人们遵守。

　　第三，强化事功的倾向成为"消灭性病"的内在需求。

　　每当中国文化遭遇主流意识形态不可欲的状况时，强化事功的诉求都会成为选择新的意识形态的标准、内在需求和动力。当西方刹那来临，西方文化冲击愈发猛烈，儒家意识形态失去了可欲性，强化道德理想的事功能力开始发挥作用，成为左右新意识形态形成的内在动力。

　　康有为在《大同书》中给进化一个明确定义："日益思为求乐免苦之计，是为进化。"即进化为快乐增加，痛苦减少。这里我们看到，在中国式进化论中，进化一方面是某一种价值水平的不断提高；另一方面，水平提高的过程是人可以通过努力达到，甚至可以控制的。这种中国式的进化观中，也强调人为干预的可能和必要性，即强化事功的倾向。

---

　　① 汪晖:《现代中国思想的兴起》下卷第一部，生活·读书·新知三联书店 2008 年版，第977 页。

邹谠也认为："中国政治制度没有宗教思想的支持,它的正当性是从解决各种实际问题的能力来的。"①这也是强化事功的取向在中国政治结构形塑中的一个表现。如果说"解决实际问题的能力"和"强化事功的诉求"是对政治制度的评判标准,那么性病一旦被问题化,解决问题的效果就成了必然的考量。邓小平的南方谈话是这种道德可欲性与强化事功倾向的最佳注脚,他提道："开放以后,一些腐朽的东西也跟着进来了,中国的一些地方也出现了丑恶的现象,如吸毒、嫖娼、经济犯罪等。要注意很好地抓,坚决取缔和打击,决不能任其发展。新中国成立以后,只花了三年时间,这些东西就一扫而光。吸鸦片烟、吃白面,世界上谁能消灭得了? 国民党办不到,资本主义办不到。事实证明,共产党能够消灭丑恶的东西。"②

这种对进步的向往,对道德可欲性的追求,对人为干预、改良社会的热衷和对入世救世观的笃信,使得消灭性病的社会运动在中国出现成为可能,甚至成为必然。同时,由于中国现代政治也是一个在对抗中学习,在否定中寻求肯定的过程,所以新中国的执政者怀着强烈的改造欲望和舍我其谁的革命浪漫主义气概,将消灭性病作为实现这一政治目标的隐喻,并在这项社会改造运动成功许久之后,还将其成绩作为制度优越的案例:妓女教养所和之后的"成功消灭性病"经常被当作社会主义制度优越性的表现,向来访的外国访问者展示。这又何尝不是一种民族情绪的宣泄呢? 毕竟,中国是唯一实现这一目标的社会主义国家!

最后,知识权力的互构模式仍然是本研究的基本视角和分析框架。通过借鉴已有的对中国社会深层价值的研究成果,可以帮助我们分析这种新的治理术通过什么样的机制被接受并内化到中国现代政治的议程中——这一系列系谱学没有兴趣回答的问题——毕竟系谱学更擅长解构那些看似先验的概念和观点,而不是洞察其背后的机制和动力。当然本文的主要目标是发现和呈现 20 世纪中国性病控制的社会史,并尝试对一些关键环节进行社会学的分析。因此在分析出社会改造的价值基础之后,还是要对知识—权力关系这个

① 　邹谠:《二十世纪中国政治——从宏观历史与微观行动角度看》,牛津大学出版社 1994年版,第 234 页。

② 　《邓小平文选》第三卷,人民出版社 1993 年版,第 379 页。

分析框架做进一步的剖析。

如果说控制性病权力的合法性，还是源于知识体系的哺育，即现代政治"治理术"赖以存在的，以人口为目标的，以政治经济学为主要知识的体系，那么当权力者将自己与这一目标和手段等同，获得合法性之后，知识与权力的关系便发生了戏剧性的变化。权力开始命名知识，并按照需要通过建制化等手段，引导知识的形态和发展。

消灭性病运动中出现的"去性化"特征就是权力运作的登峰造极之作。性病经过20世纪初期的建构，已经从一种存而不论的个体实践，成为社会问题，成为因为个人行为失常、性欲不节引起的病态问题。但是此时，为了树立意识形态的可欲性，执政者要将这种疾病从"性欲不节"的泥淖中拖出来，将对个人道德的鞭笞，转移到对社会制度的谴责上来。于是就出现了我们上文分析过的，公开出版的报刊上关于性病的报道几乎全数规避其性传播的实质，而强调旧社会的种种弊端，将性病的喻体——性欲不节，进行了巧妙的置换——换成了旧社会的反动统治，实现了将旧的统治者、旧的意识形态病态化的转变。这是权力在命名疾病、建构知识上的技巧。通过巧妙的转变，实现了一箭双雕的效果，一方面通过消灭性病净化了国家肌体，完成了民族主义者的夙愿；另一方面，通过将旧的统治者病态化，进一步剥夺其可欲性，通过消灭疾病，最终消灭意识形态上的异议者，实现新政权所代表的意识形态在道德和事功上的双重可欲性。

然而，这种表面上看似对个体性道德的宽恕，并没有减轻性的污名，而是更加深刻地强化了它，将它放逐在话语之外，成了不可言说之物，在结果上，彻底禁锢了性。权力在潜移默化中，将起初赋予它存在空间的"性"的话语，巧妙地进行了压抑，将它开发成泛政治化、泛意识形态化的新的话语空间。

权力在如何使知识为其所用上颇有建树。利用建制化的手段，将知识生产的机构掌握在股掌之中，建立以政治任务为根据的，自上而下，从中央到地方的层级防治机构，指挥和监控着医学知识为其政治目标所用。这一点不仅体现在高效的、全国性的大规模筛查和普防普治上，还表现在政治对具体疗法的干预上。医生的自主性和能动性在这一充满压力的体制中，受到了空前的限制，某项治疗方法的合法性不再取决于其疗效，而是取决于是否符合政治上的正确。医生在这样的体制中彻底成为政治任务的工具和执行者,虽然垄断着医学专业知识,却丧失了对这种知识的使用权和解释权。

无论是 1949 年前的性病控制,还是与其一脉相承的消灭性病运动,其伦理基础和内在逻辑都是道德的可欲性和强化事功的诉求。唯一不同的是,权力和知识在不同阶段中的关系发生了变化。人口目标的浮现,人口测量等技术的发展,细菌学说、抗生素和流行病学的发展,使性病成为问题,并且成为有解的问题,为权力的介入提供了可能(当然 1943 年开始广泛使用的青霉素是这个问题有解的关键)。在这一阶段的性病控制中,知识毫无疑问引导着权力的运作,赋予其合法性。但是当新中国成立以后,权力者全面接受并内化这种合法性,通过建制和再定义等一系列不同层次的手段俘获了知识,获得了知识的解释权和使用权。尽管我们还是要说这个政权的合法性仍然不排斥原有的知识基础,即原有的对人口的调节治理的政治经济学基础,但是此时的权力已经在一定程度上控制了知识。这就是本文试图呈现的关于 20 世纪前半叶,性病控制社会史的另一种叙事。

这条叙事线索中,还存在着另一个治理的版图,在慢慢地铺展开来,那就是性的治理。在论及现代政治对于性的浓厚兴趣时,福柯也说,性"正好处于肉体和人口的十字路口"①。性正是在个人肉体层面上的监控与群体层面上的调节,这两个主要的现代政治技术的交叉点上。性病正好是处在这样一个交叉路口的红灯,或者说是被编织在这样一个权力枢纽上的原件,一头搭着关乎道德的床第之欢,一头系着保种强国的遗传密码。而这两点都是新时代的政治经济学知识的主题。性病及其治理在不同的历史阶段上演着不同的戏码。新中国成立初期消灭性病是和旧中国腐朽制度进行的清算,而在 20 世纪 70 年代末性病死灰复燃之后,则绝口不提性与政治的关系,而是将其打回原形,成为个体堕落的象征。为了保证道德惩罚和贬斥的有效性,医学精英和卫生行政管理部门似乎保持着惊人的默契,将那些经由性传播且最为典型的性病一网打尽,而把大量感染人数众多且传染途径复杂的疾病从性病的序列中分离出去,不将其放入疾病监测和报病网络,以免伤及"无辜"。以至于今天

---

① 　[法]米歇尔·福柯:《必须保卫社会》,钱翰译,上海人民出版社 2010 年版,第 9 页。

我们谈及性病时并不是所谓的"性传播疾病"的简称,而是经典性病,这个经典用在这里,真是有一点讽刺和滑稽的意味。

性的治理以控制疾病的样貌成为生命政治的具体形式,也是治理转型的一个典型特征。权力从压制性的权力——"使人死"的权力,转变为生产性的权力——"让人活"的权力。这样的权力形式"不再是杀人,而是一步一步投资生命"①。性成为一种生命技术——婚外的、不洁的性因为会带来性病,被拒斥在正常的行为谱系之外,成为一种疾病的恐吓。尤其是在20世纪70年代性病死灰复燃之后,非婚的、不洁的性已然不是腐朽社会制度和落后文化的代名词,它是个人堕落的标志,必然难免感染性病的厄运。要远离疾病就要远离不洁的性,回归社会所期望的一夫一妻式的、专偶的性关系。而此时的性病不需要、也不可能被肃清了,这种不可消灭性一方面来源于人类现有的医疗技术水平(我们还没有好的办法克制病毒性的性病,如尖锐湿疣、生殖器疱疹和艾滋病),另一方面来源于以生命政治为基础的现代治理的内在需求。生命政治是对身体的投资,对风险的经营,需要通过控制和经营风险实现对人的影响和控制。肃清风险则事实上是肃清了现代权力的作用空间,因此新的风险形式——诸如性传播感染必然成为不同于以往可以被治愈的、被清洁的对象,存在于现代治理的谱系中。因此,从一定程度上讲,以生命政治为特征的现代治理制造了现代意义上的"性病"。而这种"性病"只能被防治,不能被消灭。

回首20世纪的百年历程,社会的急剧变迁和转型是最大的时代主题,在这个主题背后,性病的预防和控制只是一个小小的注脚,裹挟在所谓的人性秘密中,而不为人关注。正因其微小与隐蔽,以至于很少人愿意执笔一谈这种疾病在过去一个世纪的传奇经历。本书唯愿史海拾遗,将性病的传播与防治放置在20世纪中国社会转型的背景下去记录和梳理,揭示在这段波澜壮阔的变迁背后,中国人性与身体观的嬗变在疾病谱上留下的痕迹,以及知识和权力的碰撞与缝合在治理版图中形成的格局。性病,注定不应像其他传染病一样被泛泛而谈,其特殊的文化和政治意义值得我们从各个侧面去探索和发掘。本

---

① [法]米歇尔·福柯:《必须保卫社会》,钱翰译,上海人民出版社2010年版,第210页。

书只是选取了其中一个理论路径来对这段鲜为人知的历史进行抢救性的史料发掘和文献整理，呈现出 20 世纪性病流行和防治的不同历史阶段，并以此呼应各个历史时期的政治、文化和社会特色——是为性病社会史的基本旨趣和使命。

附录一：新中国成立前的性病防治机构①

年 份	承办地区/单位	花柳科（院）机构
1865	上海公济医院	兼诊外籍性病病人
1870	上海中国医院	兼诊性病
1877	上海工部局（租界）	性病医院
1900	济南市官办中西医院	花柳病科
1914	昆明市	检梅院（1920 年改称平康医院）
1916	青岛市	新町分院（性病专科医院）
1923	上海工部局卫生处	公济医院花柳病施医诊所
1927	京师警察厅	检验娼妓事务所（1928 年改称北平特别市公安局检验娼妓事务所）
1928	北平特别市卫生局	妓女检治事务所（由北平特别市公安局检验娼妓事务所而来）
1930	山东省警察局	书寓查验所（妓女检查所）
1934	上海九江路租界	乔治·海德姆皮肤花柳病诊所
1934	宁夏省卫生实验处	宁夏省妓女检查所
1935	北平第一卫生事务所	先天梅毒预防中心
1935	中国反对性病联盟（上海）②	中国反对性病联盟（上海）门诊
1935	中华医学会花柳病委员会	时疫医院花柳病诊疗所
1936	北平市卫生局第一卫生区事务所	产前花柳科

① 本表系作者根据马振友等主编：《中国皮肤科学史》，北京科学技术出版社 2015 年版，第 171—172 页表 4-3-3 和各省市地方志卫生志中相关记载汇总整理而成。

② "Anti-Venereal League of China", *Chinese Medical Journal*, 1941, Vol. 60, Aug. : p.197.

续表

年　份	承办地区/单位	花柳科（院）机构
1937	上海公董局公共卫生救济处	防病研究院性病科
1937	南宁	娼妓检查所
1940	南京市卫生局	娼妓检查所
1945	北平市卫生局	北平市妓女检治事务所（香厂）
1945	上海市卫生局	性病防治所
1946	中德、南洋、广慈、齐鲁等 36 所私立医院的花柳科	花柳科
1946	上海市卫生局	上海市立性病防治所
1946	天津市	天津市花柳病防治所
1948	私人诊所	牟鸿彝、尤彭熙、殷木强、孙克锦等 49 人私人诊所

附录二:青霉素治疗方案(1956 年全国性病专家座谈会提出,经卫生部发到各地参考)[①]

病 期		疗程总量	用 法	注 意
一期梅毒 二期梅毒 三期梅毒 潜伏梅毒		油剂 600 万单位,共一疗程。	每日注射一次或隔日一次,每次 2cc(60 万单位)。	三期梅毒可由小剂量开始,以免引起赫氏反应,第一、二日 0.5cc,第三日 1cc,自第四日起足量。
三期复发梅毒,过去曾接受治疗者复查时有复发者		油剂,1200 万单位,一疗程。	同上	
先天梅毒	二周岁以内者	体重每公斤 35 万单位,共一疗程。	分 10 次,每日注射一次。	住院者可用水剂,应从少量开始,二、三日后加至足量。
	二周岁以上至十四岁者	体重每公斤 25 万单位,但总量不超过 600 万单位,共二疗程。	同上,疗程间休息二周。	
神经梅毒		1200 万单位一个疗程。	隔日一次,每次 60 万单位。	可以根据疾病种类、症状进步程度来增加疗程数目。

---

① 全国性病防治研究中心:《新中国性病防治研究概况与成就》(内部资料),全国性病防治研究中心资料 006 号,1988 年,第 71—72 页。

附录二:青霉素治疗方案(1956年全国性病专家座谈会提出,经卫生部发到各地参考)

病　期	疗程总量	用　法	注　意
内脏梅毒	950万单位或以上,总疗程量可以根据具体情况于2—5周内注射完毕。	同上	要根据具体情况给予对症治疗及全身疗法,就先做铋剂或碘剂的预备治疗,如注射柳酸铋4—8次后再开始,治疗时应配合一般治疗与内科治疗。
妊妇梅毒	600万单位,共二疗程。	同上,第一疗程于妊娠前期,第二疗程于妊娠后期七个月间。	再妊娠为血清已阴转者即不再治疗。

附录三:1949—1964年《中华皮肤科杂志》 发表的介绍苏联性病疗法的文章

题　目	作者/作者单位	发表时间	主题和结论
梅毒之青霉素和铋剂治疗	М.А.Розентцп	1953年第1号	青霉素、铋剂、汞剂治疗109名对于砒剂有禁忌证的病人,说明梅毒的无砒治疗
梅毒血清诊断中之心凝脂抗原	Л.С.Резникова 等	1953年第2号	梅毒血清反应
早期梅毒应用青霉素及金属的治疗	Г.Егоров 北京苏联红十字医院皮科主任	1954年第1号	早期梅毒的治疗
现代临床中梅毒的血清试验及脑脊液诊断	叶果洛夫北京苏联红十字医院	1954年第3号	苏联关于梅毒血清试验及脑脊液诊断的经验
青霉素、次柳酸铋对梅毒短期混合疗法的初步报告	李俊	1954年第3号	运用苏联经验治疗梅毒
梅毒血清诊断中之新抗原	Л.С.Резникова	1954年第3号	梅毒血清反应
青霉素治疗显发和复发性梅毒时之血清反应的变化	А.И.Сокопин	1954年第3号	不同疗法后的梅毒血清反应结果
关于皮肤病及性病的分类	П.В.Кжевников	1954年第3号	性病分类
以 青 霉 素 配 合 Новарсенол 及铋剂治疗早期梅毒的材料	陈锡唐	1955年第3号	梅毒治疗

附录三:1949—1964 年《中华皮肤科杂志》发表的介绍苏联性病疗法的文章

续表

题　目	作者/作者单位	发表时间	主题和结论
介绍苏联最新的梅毒治疗方法	陈锡唐、叶干运　中央皮肤性病研究所	1955 年第 4 号	介绍苏联治疗梅毒的方法
苏联梅毒治疗方案的反应频率及疗效	孙鹤龄　北京医学院皮肤性病科	1956 年第 4 号	苏联经验
介绍苏联最新的淋病综合疗法	孙鹤龄　北京医学院皮肤性病科	1956 年第 4 号	苏联治疗梅毒的经验
在进行性梅毒患者的混合疗法中,紫外线全身照射对血清定性及定量反应变化的影响	А.В.Соловьев	1958 年第 4 号	疗法介绍

附录四:1949—1964 年间中医疗法治疗性病文章汇总

题　目	作者/作者单位	发表年份	主题或结论
我国梅毒病的历史	程之范	《中华皮肤科杂志》,1959 年第一号	介绍中国梅毒病的历史
中西医合作治疗脊髓痨的初步报告	中国医学科学院皮肤性病研究所　北京中医学院附属医院联合研究小组	《中华皮肤科杂志》,1959 年第六号	地黄饮子方剂对于晚期梅毒症状脊髓痨的有效作用,地黄饮子不驱梅,但是扶正
治疗梅毒一〇二八例的疗效观察	福建省皮肤性病中医药治疗研究小组	《福建中医药》1960 年第 1 期	1959 年 2—11 月,作者又在龙岩地区开展本病的治疗研究工作。在普查中,全县各公社及青草盂农场共发现梅毒患者二千七百余人。从万安、江山、白沙、东肖、雁石、适中六个公社和青草盂农场的患者中,选择一千多例为研究对象,经治疗后复查一千零二十八例疗效与去年相仿
中医中药治疗 72 例梅毒临床初步观察报告	福建省中医药性病治疗研究小组	《中华皮肤科杂志》1960 年第 2 号	四种中医中药方法治疗梅毒,平均血清转阴率为 78%
治疗晚期梅毒经验介绍		《福建中医药》1960 年第 3 期	介绍土茯苓合剂、七宝丹、蝉蜕、三仙丹疗法疗效

题　目	作者/作者单位	发表年份	主题或结论
中西医合作治疗晚期神经梅毒脊髓痨的体会	秦伯未、印会河、赵绍琴、高瑛	《中医杂志》1960 年5 月	地黄散治疗晚期神经梅毒疗法体会
中西医结合治疗脊髓痨的追踪观察	中国医学科学院皮肤性病研究所　北京中医学院附属医院联合研究小组	《中华皮肤科杂志》1963 年第 1 期	延续两年前在天津进行的地黄饮子治疗脊髓痨的研究,结论相似,肯定地黄饮子治疗的有效作用

附录五:性病相关政策法规(1960—1999 年)

一、法律和全国人大及其常委会有关法律问题的决定

《全国农业发展纲要》(1960 年 4 月 11 日发布,已失效)

《中华人民共和国药品管理法》(1984 年 9 月 20 日发布,已被修订)

《中华人民共和国外国人入境出境管理法》(1985 年 11 月 22 日发布,已失效)

《中华人民共和国治安管理处罚条例》(1986 年 9 月 5 日发布,已失效)

《中华人民共和国国境卫生检疫法》(1986 年 12 月 2 日发布,已被修正)

《中华人民共和国外国人入境出境管理法实施细则》(1986 年 12 月 27 日,已失效)

《中华人民共和国传染病防治法》(1989 年 2 月 21 日发布,已被修订)

《中华人民共和国药品管理法实施办法》(1989 年 2 月 27 日发布,已失效)

《中华人民共和国国境卫生检疫法实施细则》(1989 年 3 月 6 日发布,已被修订)

《中华人民共和国传染病防治法实施办法》(1991 年 12 月 6 日发布,现行有效)

《中华人民共和国妇女权益保障法》(1992 年 4 月 3 日发布,已被修正)

《中华人民共和国母婴保健法》(1994 年 10 月 30 日发布,已被修正)

《中华人民共和国刑法》(1997 年 3 月 14 日发布,已被修订)

《中华人民共和国献血法》(1997 年 12 月 29 日发布,现行有效)

《全国人民代表大会常务委员会关于禁毒的决定》(1990 年 12 月 28 日发

布,已废止)

《全国人大常委会关于惩治走私、制作、贩卖、传播淫秽物品的犯罪分子的决定》(1990 年 12 月 28 日发布,已被修订)

《全国人民代表大会常务委员会关于严禁卖淫嫖娼的决定》(1991 年 9 月 4 日发布,已被修订)

全国人大常委会关于严惩拐卖、绑架妇女、儿童的犯罪分子的决定(1991 年 9 月 4 日发布,已被修订)

二、行政法规

《国务院批准卫生部和国家民委关于全国少数民族卫生工作会议的纪要》(1983 年 7 月 25 日发布,现行有效)

《国务院关于坚决取缔卖淫活动和制止性病蔓延的通知》(1986 年 9 月 1 日发布,现行有效)

《卖淫嫖娼人员收容教育办法》(1993 年 9 月 4 日发布,已被修订)

国务院颁布《医疗机构管理条例》(1994 年 2 月 26 日发布,已被修订)

国务院颁布《血液制品管理条例》(1996 年 12 月 30 日发布,已被修订)

《国务院关于印发中国预防与控制艾滋病中长期规划(1998—2010 年)的通知》(1998 年 11 月 12 日发布,已失效)

三、两高司法解释

最高人民法院、最高人民检察院《关于办理淫秽物品刑事案件具体应用法律的规定》的通知(1990 年 7 月 6 日发布,已失效)

四、部委规章及相关文件

卫生部《关于禁止进口Ⅷ因子制剂等血液制品的通告》(1986 年 1 月 10 日发布,现行有效)

海关总署《关于禁止进口Ⅷ因子制剂等血液制品的通告的通知》(1986 年 1 月 29 日发布,现行有效)

民政部《婚姻登记办法》(1986 年 3 月 15 日发布,已失效)

卫生部《婚姻保健工作常规》(试行)(1986 年 7 月 21 日发布,已失效)

卫生部《异常情况的分类指导标准》(试行)(1986 年 7 月 21 日发布,现行有效)

《卫生部关于加强艾滋病疫情管理的通知》(1986 年 1 月 3 日发布,现行有效)

《关于成立卫生部性病防治研究咨询委员会和召开性病咨询委员会会议的通知》(1986 年 7 月 4 日,现行有效)

《关于中国医学科学院皮肤病研究所作为全国性病防治研究中心的通知》(1986 年 7 月 14 日,现行有效)

《卫生部、民政部关于婚前检查检查问题的通知》(1986 年 9 月 1 日发布,现行有效)

《卫生部性病监测工作试行方案》(1986 年 9 月 15 日发布,现行有效)

《关于在教学活动中注意安排有关性病防治内容的通知》(1987 年 1 月 13 日发布,现行有效)

《卫生部关于推广使用一次性塑料注射器、输液、输血管、针的通知》(1987 年 2 月 23 日发布,现行有效)

《卫生部关于加强进口血液制品管理的通知》(1987 年 8 月 22 日发布,现行有效)

卫生部、外交部、公安部国家教育委员会、国家旅游局、中国民用航空局、国家外国专家局关于发布《艾滋病监测管理的若干规定》的通知(1988 年 1 月 14 日发布,已失效)

《卫生部关于整顿血液制品生产管理的通知》(1988 年 4 月 1 日发布,现行有效)

《卫生部关于抓紧做好性病防治工作的通知》(1988 年 4 月 12 日发布,现行有效)

《卫生部关于加强性病防治宣传工作的通知》(1988 年 4 月 29 日发布,现行有效)

《卫生部关于抓紧做好性病防治工作的通知》(1988 年 4 月 29 日发布,现行有效)

《卫生部、国家医药管理局关于进口人血丙种球蛋白处理意见的通知》（1988 年 6 月 20 日发布，现行有效）

《卫生部关于对当前性病宣传出现的问题加强管理的通知》（1988 年 10 月 8 日发布，现行有效）

卫生部颁布《医师、中医师个体开业暂行管理办法》（1988 年 11 月 21 日发布，已失效）

新闻出版署《关于认定淫秽及色情出版物的暂行规定》（1988 年 12 月 27 日发布，现行有效）

《卫生部关于加强性病宣传品管理的通知》（1989 年 4 月 18 日发布，现行有效）

《卫生部关于加强性病疫情统计报告的通知》（1989 年 11 月 25 日发布，现行有效）

《卫生部关于进一步加强全国艾滋病监测和血清学检查工作的通知》（1990 年 2 月 12 日发布）

《卫生部关于成立国家预防和控制艾滋病专家委员会的通知》（1990 年 9 月 7 日发布，现行有效）

《卫生部、公安部关于对卖淫嫖娼人员强制进行性病检查治疗有关问题的通知》（1991 年 2 月 16 日发布，现行有效）

卫生部颁布《性病防治管理办法》（1991 年 8 月 12 日发布，已失效）

卫生部关于下发《性病诊断标准与治疗方案（暂行）》的通知（1991 年 11 月 6 日）

卫生部颁布《消毒管理办法》（1992 年 8 月 31 日发布，已废止）

卫生部颁布《预防用生物制品生产供应管理办法》（1994 年 9 月 2 日发布，已失效）

《卫生部关于加强预防和控制艾滋病工作的意见》（1995 年 9 月 26 日发布，现行有效）

卫生部颁布《消毒与灭菌效果的评价方法与标准》（1995 年 12 月 15 日发布，现行有效）

卫生部关于颁布《全国艾滋病检测工作规范》的通知（1997 年 8 月 21 日

发布,已失效)

卫生部颁布《全国艾滋病检测工作规范》(1997年9月发布,已废止)

《卫生部、中共中央宣传部、国家教育委员会等关于印发预防艾滋病性病宣传教育原则的通知》(1998年1月8日发布,现行有效)

《卫生部关于暂停临床基因扩增(PCR)检验的通知》(1998年4月15日发布)

卫生部颁布《医疗机构临床用血管理办法》(1999年1月5日发布,已失效)

《卫生部关于印发对艾滋病病毒感染者和艾滋病病人管理意见的通知》(1999年4月20日发布,现行有效)

附录六:禁止卖淫嫖娼的相关法律法规汇总（1979—1999 年）

一、法律和全国人大及其常委会有关法律问题的决定

《中华人民共和国刑法》(1979 年 7 月 6 日发布,已被修订)

《中华人民共和国治安管理处罚条例》(1986 年 9 月 5 日发布,已废止)

《中华人民共和国未成年人保护法》(1991 年 9 月 4 日发布,已被修订)

《中华人民共和国治安管理处罚条例》(1994 年 5 月 12 日发布,已废止)

《中华人民共和国刑法(修正)》(1997 年 3 月 14 日发布,已被修正)

《中华人民共和国未成年人保护法》(1999 年 6 月 28 日发布,已被修订)

《全国人民代表大会常务委员会关于严禁卖淫嫖娼的决定》(1991 年 9 月 4 日发布,已被修订)

《全国人民代表大会常务委员会关于严惩拐卖、绑架妇女、儿童的犯罪分子的决定》(1991 年 9 月 4 日发布,已被修订)

第八届全国人民代表大会常务委员会第七次会议通过《关于修改〈中华人民共和国治安管理处罚条例〉的决定》(1994 年 5 月 12 日发布,现行有效)

《全国人民代表大会常务委员会关于严惩严重危害社会治安的犯罪分子的决定》(1983 年 9 月 2 日发布,已废止)

二、行政法规

《国务院关于转发公安部制定的劳动教养试行办法的通知》(1982 年 1 月 21 日发布,已失效)

《国务院关于坚决取缔卖淫活动和制止性病蔓延的通知》(1986 年 9 月 1

日发布,已废止);

国务院《卖淫嫖娼人员收容教育办法》(1993年9月4日,已被修订)

国务院《营业性演出管理条例》(1997年8月11日发布,已废止)

《国务院关于印发中国预防与控制艾滋病中长期规划(1998—2010年)的通知》(1998年11月12日发布,已失效)

国务院《娱乐场所管理条例》(1999年3月26日发布,已废止)

《国务院办公厅转发公安部等四部门〈关于开展加强娱乐服务场所管理、严厉打击卖淫嫖娼赌博吸毒贩毒等社会丑恶现象专项行动的意见〉》(2000年6月30日发布,现行有效)

《国务院办公厅转发〈社会治安综合治理委员会等部门关于深化学校治安综合治理工作意见的通知〉》(2000年7月13日发布,现行有效)

三、两高司法解释

《最高人民法院最高人民检察院公安部印发〈关于当前办理拐卖人口案件中具体应用法律的若干问题的解答〉的通知》(1984年3月31日发布,已失效)

《最高人民法院、最高人民检察院、公安部关于卖淫、嫖宿暗娼案件应如何处理的意见》(1984年8月7日发布,已废止)

《最高人民法院最高人民检察院关于当前办理流氓案件中具体应用法律的若干问题的解答》(1984年11月2日发布,已废止)

《最高人民法院关于配合公安机关开展除"六害"工作的通知》(1989年11月13日发布,已废止)

《最高人民检察院关于充分发挥检察职能坚决打击拐卖妇女、儿童和强迫、引诱、容留妇女卖淫的犯罪,积极配合查禁取缔卖淫嫖娼活动的通知》(1991年1月11日发布,已失效)

《最高人民检察院关于严格执行全国人大常委会〈关于严禁卖淫嫖娼的决定〉和〈关于严惩拐卖、绑架妇女、儿童的犯罪分子的决定〉的通知》(1991年9月17日发布,已失效)

《最高人民法院关于正确执行〈全国人民代表大会常务委员会关于严惩拐卖、绑架、妇女、儿童的犯罪分子的决定〉和〈全国人民代表大会常务委员会

关于严禁卖淫嫖娼的决定》的通知〉(1991 年 9 月 23 日发布,已失效)

《最高人民法院研究室关于容留不满 14 岁的幼女卖淫的应如何定罪处罚问题的电话答复》(1992 年 3 月 5 日发布,已失效)

《最高人民法院研究室关于适用全国人大常委会〈关于严禁卖淫嫖娼的决定〉问题的电话答复》(1992 年 5 月 9 日发布,已失效)

最高人民法院、最高人民检察院印发《关于执行<全国人民代表大会常务委员会关于严禁卖淫嫖娼的决定>的若干问题的解答》的通知(1992 年 12 月 11 日发布,已失效)

《最高人民检察院办公厅关于进一步严厉打击卖淫嫖娼犯罪活动的通知》,(1995 年 8 月 1 日发布,现行有效)

《最高人民法院关于执行〈中华人民共和国刑法〉确定罪名的规定》(1997 年 12 月 11 日发布,现行有效)

四、部委规章及相关文件

《公安部关于坚决制止卖淫活动的通知》(1981 年 6 月 10 日发布,已废止)

《公安部、司法部关于对卖淫嫖娼人员收容劳动教养问题的通知》(1987 年 8 月 24 日,已废止);

公安部、交通部发布《港口治安管理规定》,(1989 年 3 月 4 日发布,已废止)

《公安部关于严格依法办事,执行政策,深入开展除"六害"斗争的通知》,(1990 年 5 月 7 日发布,已失效)

《公安部关于公安机关贯彻实施〈行政诉讼法〉若干问题的通知》(1990 年 10 月 30 日发布,已废止)

《公安部关于印发〈扰乱社会秩序等六类刑事案件立案标准〉和〈严重暴力案件立案标准〉的通知》,(1991 年 1 月 16 日发布,现行有效)

《国家工商行政管理局关于加强监督管理,严厉查处卖淫嫖娼等违法经营活动的通知》(1991 年 11 月 20 日发布,已失效)

《公安部关于认真贯彻执行全国人大常委会〈关于严禁卖淫嫖娼的决定〉的通知》(1991 年 11 月 23 日发布,现行有效)

《卫生部、公安部关于对卖淫嫖娼人员强制进行性病检查治疗有关问题

的通知》(1991 年 2 月 16 日发布,现行有效)

《公安部关于进一步扫除贩毒、卖淫等社会丑恶现象的通知》(1992 年 3 月 7 日发布,现行有效)

《公安部关于对外国人、华侨、港澳台人员卖淫嫖娼实行收容教育问题的批复》(1992 年 7 月 24 日发布,现行有效)

《公安部关于修改卖淫嫖娼人员不服收容教育的申诉程序规定的通知》(1992 年 8 月 14 日发布,已失效)

《国家旅游局关于进一步做好打击嫖娼卖淫工作的通知》(1993 年 3 月 15 日发布,现行有效)

《公安部〈关于对以营利为目的的手淫、口淫等行为定性处理问题的批复〉》(1995 年 8 月 10 日发布,已废止);

《国家工商行政管理局、公安部关于对私人经营的旅馆、娱乐服务业进行整顿,严厉打击卖淫嫖娼等违法活动的通知》(1995 年 8 月 30 日发布,已失效)

《公安部关于进一步加强社会治安工作的通知》(1995 年 12 月 13 日发布,现行有效)

《劳动部办公厅关于卖淫嫖娼人员被收容教育期间工资福利待遇等有关问题的复函》(1997 年 5 月 30 日发布,已废止)

《公安部、劳动和社会保障部、卫生部、国家工商行政管理局关于清理整顿按摩服务场所严厉打击非法经营活动的通知》(1998 年 11 月 26 日发布,现行有效)

公安部《收容教育所管理办法》(2000 年 4 月 24 日发布,已被修订)

《公安部、监察部、文化部、国家工商行政管理局关于印发〈加强娱乐服务场所管理严厉打击卖淫嫖娼赌博吸毒贩毒等社会丑恶现象专项行动方案〉的通知》(2000 年 7 月 1 日发布,现行有效)

五、党政及组织文件

中共中央办公厅、国务院办公厅《转发〈关于严厉打击、坚决取缔卖淫活动和制止性病蔓延的报告〉的通知》(1987 年 10 月发布,现行有效);

中共中央纪律检查委员会《对参与嫖娼、卖淫活动的共产党员及有关责

任者党纪处分的暂行规定》(1988年5月23日发布,已废止)

中共中央纪律检查委员会《共产党员在涉外活动中违犯纪律党纪处分的暂行规定》(1988年5月23日发布,已废止)

《中共中央办公厅、国务院办公厅、中央军委办公厅关于加强党政军机关所属旅馆管理严禁卖淫嫖娼活动的通知》(1992年6月15日发布,现行有效)

《中共中央政法委员会关于政法部门严肃纪律严格执法的通知》(1993年10月18日发布,现行有效)

《中共中央政法委员会关于政法部门严肃财经纪律严格执法的通知》(1993年10月18日发布,现行有效)

《中共中央纪委办公厅关于共产党员接受异性按摩应如何处理的答复》(1995年5月22日发布,现行有效)

《中国共产党纪律处分条例(试行)》(1997年2月27日发布,已废止)

六、地方性法规、规章

《广东省人民政府关于取缔嫖宿、卖淫活动的暂行规定》(1981年8月15日发布,已失效)

北京市公安局《关于处理卖淫活动的暂行规定》(1985年9月19日发布,已废止)

《河南省严厉禁止卖淫嫖宿暗娼条例》(1986年11月14日发布,已被修订)

《天津市人民政府关于颁布〈天津市取缔卖淫活动的规定〉的通知》(1986年12月29日发布,已废止)

《广东省关于取缔卖淫、嫖宿暗娼的规定》(1987年6月19日发布,已废止)

《浙江省取缔卖淫、嫖宿活动的若干规定》(1987年9月28日发布,已废止)

《黑龙江省查禁卖淫及嫖宿暗娼活动的规定》(1987年10月9日发布,现行有效)

《海南省取缔卖淫嫖宿暗娼的规定》(1988年11月16日发布,已被修订)

《贵州省禁止卖淫嫖娼的规定》(1988年12月10日发布,已废止)

《西宁市严禁卖淫嫖娼的规定》(1989年3月3日发布,已废止)

《大连市惩治卖淫嫖宿活动的规定》(1989年7月22日发布,已被修订)

《广州市人民政府关于查禁打出卖淫嫖娼等""七害""违法犯罪活动的通告》(1989 年 12 月 1 日发布,现行有效)

《安徽省人民政府关于坚决扫除卖淫嫖娼等"六害"的通告》(1989 年 12 月 5 日发布,现行有效)

《陕西省禁止卖淫嫖娼条例》(1989 年 12 月 22 日发布,已废止)

《广东省对卖淫嫖娼等七种违法人员实行收容教育的暂行规定》(1989 年 12 月 27 日发布,已废止)

《湖南省禁止卖淫嫖娼条例》(1990 年 8 月 19 日发布,已废止)

《太原市惩治卖淫嫖宿活动的规定》(1990 年 9 月 16 日发布,已废止)

《福建省人民政府关于颁发〈福建省收容教育卖淫妇女暂行规定〉的通知》(1990 年 10 月 13 日发布,已废止)

《南京市惩治卖淫嫖娼暂行办法》(1991 年 3 月 3 日发布,已废止)

《新疆维吾尔自治区惩治卖淫嫖娼暂行规定》(1991 年 5 月 1 日发布,已废止)

《批转市公安局〈关于组织开展打击、取缔卖淫嫖娼活动,加强宾馆、旅店业和公共娱乐场所治安管理专项斗争的意见〉的通知》(1991 年 6 月 3 日发布,现行有效)

《贵阳市人民政府关于打击、取缔卖淫嫖娼活动的通告》(1991 年 6 月 4 日发布,现行有效)

《大同市收容教育卖淫嫖娼人员暂行规定》(1991 年 6 月 18 日发布,现行有效)

《成都市关于坚决查禁取缔卖淫嫖娼活动的通告》(1991 年 7 月 3 日发布,现行有效)

《长春市人民政府关于打击、取缔卖淫嫖娼活动的通告》(1991 年 7 月 19 日发布,现行有效)

《昆明市人民政府关于严禁卖淫嫖娼活动的通告》(1991 年 12 月 5 日发布,现行有效)

《广东省关于严厉打击卖淫嫖娼等"七害"违法犯罪活动的布告》(1992 年 4 月 18 日发布,已废止)

《大连惩治卖淫嫖娼活动的规定(92 修正)》(1992 年 5 月 27 日发布,现

行有效)

《大连市人大常委会关于修改〈大连市惩治卖淫嫖宿活动的规定〉的决定》(1992 年 5 月 27 日发布,现行有效)

《陕西省收容卖淫嫖娼人员教育所管理办法》(1992 年 7 月 20 日发布,已废止)

《太原市人民代表大会常务委员会关于废止〈太原市惩治卖淫嫖宿活动的规定〉的决定》(1992 年 7 月 21 日发布,现行有效)

《四川省查禁卖淫嫖娼活动的规定》(1992 年 9 月 26 日发布,已被修订)

《成都市关于坚决查禁卖淫嫖娼的通告》(1992 年 10 月 10 日发布,已失效)

《青岛市收容教育卖淫嫖娼人员的规定》(1993 年 5 月 8 日发布,已失效)

《浙江省严禁卖淫嫖娼活动的规定》(1993 年 12 月 2 日发布,已失效)

《河南省严禁卖淫嫖娼条例》(1995 年 6 月 24 日发布,现行有效)

《河南省人民代表大会常务委员会关于修改〈河南省严厉禁止卖淫嫖宿暗娼条例〉的决定》(1995 年 7 月 18 日发布,现行有效)

《青岛市人民政府关于查禁取缔卖淫嫖娼等社会丑恶现象的通告》(1995 年 8 月 11 日发布,已失效)

《黑龙江省严禁卖淫嫖娼的规定》(1996 年 11 月 3 日发布,已被修订)

《广东省人民代表大会常务委员会关于废止〈广东省关于取缔卖淫、嫖宿暗娼的规定〉、〈广东省查禁淫秽物品条例〉的决定》(1997 年 5 月 31 日发布,现行有效)

《浙江省严禁卖淫嫖娼活动的规定》(1997 年 7 月 14 日发布,已失效)

《陕西省人民代表大会常务委员会关于修改〈陕西省禁止卖淫嫖娼条例〉的决定》(1997 年 8 月 2 日发布,已失效)

《陕西省禁止卖淫嫖娼条例》(1997 年 8 月 2 日发布,已失效)

《重庆市查禁卖淫嫖娼条例》(1997 年 9 月 13 日发布,已被修订)

《南京市人民代表大会常务委员会关于废止〈南京市惩治卖淫嫖娼暂行办法〉的决定》(1997 年 9 月 25 日发布,现行有效)

《贵州省禁止卖淫嫖娼的规定》(1997 年 9 月 29 日发布,已被修订)

《四川省查禁卖淫嫖娼活动的规定》(1997 年 10 月 17 日发布,现行有效)

《四川省人民代表大会常务委员会关于修改〈四川省查禁卖淫嫖娼活动的规定〉的决定》(1997 年 10 月 17 日发布,现行有效)

《海南省取缔卖淫嫖娼的规定》(1997 年 10 月 24 日发布,现行有效)

《内蒙古自治区取缔卖淫嫖娼的规定》(1997 年 12 月 12 日发布,现行有效)

《海南省人民代表大会常务委员会关于修改〈海南省取缔卖淫嫖宿暗娼的规定〉的决定》(1997 年 12 月 12 日发布,现行有效)

《海南省取缔卖淫嫖娼的规定》(1997 年 12 月 12 日发布,已失效)

《黑龙江省严禁卖淫嫖娼的规定》(1998 年 6 月 9 日发布,已被修订)

《黑龙江省人大常委会关于修改〈黑龙江省严禁卖淫嫖娼的规定〉的决定》(1998 年 6 月 9 日发布,已被修订)

《中共西藏自治区委员会关于认真抓好禁止赌博和取缔卖淫嫖娼活动的紧急通知》(1998 年 12 月 11 日发布,现行有效)

《湖南省人民代表大会常务委员会关于废止〈湖南省禁止卖淫嫖娼条例〉的决定》(1999 年 1 月 24 日发布,现行有效)

《青海省人民政府办公厅印发省公安厅等部门全省加强娱乐服务场所管理严厉打击卖淫嫖娼赌博吸毒贩毒等社会丑恶现象专项行动方案的通知》(2000 年 7 月 12 日发布,现行有效)

《陕西省人民政府办公厅转发省公安厅等部门关于加强娱乐服务场所管理严厉打击卖淫嫖娼赌博吸毒贩毒等社会丑恶现象专项行动方案的通知》(2000 年 7 月 14 日发布,现行有效)

《福建省人民政府办公厅转发省公安厅等部门关于开展加强娱乐服务场所管理严厉打击卖淫膘猖赌博吸毒贩毒等社会丑恶现象专项行动实施方案的通知》(2000 年 7 月 17 日发布,已失效)

《甘肃省人民政府办公厅转发省公安厅等部门关于加强娱乐服务场所管理严厉打击卖淫嫖娼赌博吸毒贩毒等社会丑恶现象专项行动方案的通知》(2000 年 7 月 21 日发布,现行有效)《江西省人民政府办公厅转发省公安厅等部门关于开展加强娱乐服务场所管理严厉打击卖淫嫖娼赌博吸毒贩毒等社会丑恶现象专项行动方案的通知》(2000 年 7 月 28 日发布,现行有效)

参 考 文 献

1. 安克强:《公共卫生政策与殖民主义放任政策的对立——上海租界的性病与卖淫》,马长林主编:《租界里的上海》,上海社会科学院出版社 2003 年版。

2. Baker D.A.、赵玉田:《疱疹病毒》,《沂水医专学报》1984 年第 2 期。

3. 白云涛:《荡涤旧社会的污泥浊水——新中国成立初北京、上海、天津的禁娼运动》,《党史天地》2001 年第 4 期。

4. 北京市地方志编纂委员会:《北京志·政法卷·公安志》,北京出版社 2003 年版。

5. Cates Jr.W.、叶顺章:《性传播疾病的控制:来自美国的观点》,《国际皮肤性病学杂志》1986 年第 3 期。

6. 常建华:《社会史研究的立场与特征》,《天津社会科学》2001 年第 1 期。

7. 巢元方:《诸病源候论》,人民卫生出版社 1955 年版。

8. 陈司成:《霉疮秘录》。

9. 陈巴尔虎旗史志编组委员会:《陈巴尔虎旗志》,内蒙古文化出版社 1998 年版。

10. 陈邦贤:《中国医学史》,团结出版社 2006 年版。

11. 陈胜昆:《中国疾病史》,自然科学文化实用公司 1981 年版。

12. 崔君兆:《性传播疾病的流行病学及预防》,《中国公共卫生》1987 年第 6 期。

13. 崔祖让:《哈市女职工阴道滴虫感染的调查研究》,《黑龙江医学》1958

年第 2 期。

14. 刘文（总监制）:《荡涤尘埃》（电视纪录片），中国国际电视总公司，2011 年。

15. 邓铁涛、程之范:《中国医学通史·近代卷》，人民卫生出版社 2000 年版。

16. 丁福保:《花柳病之预防与治疗》，《中西医药》1935 年第 1 期。

17. H.C.Cmeπoβ 氏原著:《梅毒治疗的原则》，丁善庆编译:《皮肤性病治疗学》，上海医学出版社 1956 年版。

18. 杜志章:《关于医学社会史的理论思考》，《史学月刊》2006 年第 2 期。

19. 东北人民政府卫生部编:《怎样预防花柳病》，《国民卫生常识丛书》1950 年。

20. 董克伟、佟方伟、景仰山:《"花柳病论"探析》，《吉林中医》1997 年第 3 期。

21. 费振钟:《悬壶外谈》，上海书店出版社 2008 年版。

22. 冯义生、曹承麒、叶衍知等:《青岛 1220 名妇女阴道滴虫感染调查报告》，《山东医药》1957 年第 6 期。

23. 冯玉祥:《我的生活》岳麓书社 1999 年版。

24. 傅连暲:《坚定不移地学习苏联先进医学》，《中华医学杂志》第 43 卷第 11 号，1957 年 11 月。

25. 富士川游:《日本医学史纲要》，平凡社 1974 —1979 年版。

26. ［美］梅·戈尔斯坦:《喇嘛王国的覆灭》，杜永彬译，中国藏学出版社 2005 年版。

27. 高丹枫、刘永寿:《古今性病论治》，学苑出版社 1994 年版。

28. 高华:《红太阳是怎样升起的》，香港中文大学出版社 2000 年版。

29. 高罗佩:《中国古代房内考》，上海人民出版社 1990 年版。

30. 龚向东、叶顺章、张君炎等:《1991—2001 年我国性病流行病学分析》，《中华皮肤科杂志》2002 年第 35 期。

31. 关威:《五四新文化时期两性伦理观念的嬗变》，《中国社会历史评论》2005 年第 4 期。

32. 郭松义:《中国社会史研究五十年》,《中国史研究》1999 年第 4 期。

33. 国立山东大学化学社:《科学的青岛》,国立山东大学化学社民国二十二(1933)年版。

34. 国务院二办工作组:《磁山铁矿工业卫生工作经验》,《人民日报》1959年 9 月 18 日。

35. 杭州市政府编:《浙江省会历年户口统计调查表》,《市政月刊》1932年 2 月,第 5 卷第 2 号。

36. 海登:《天才、狂人的梅毒之谜》,李振昌译,上海人民出版社 2005年版。

37. 河北省卫生厅编:《消灭梅毒的好方法》,河北人民出版社 1958 年版。

38. 河北日报:《打破"八信八不信"思想》,《人民日报》1958 年 7 月19 日。

39. 河南省卫生厅:《河南省性病防治工作情况介绍》,载卫生部医疗预防司编:《全国防治性病、麻风、头癣宁都现场会议资料汇编》,人民卫生出版社1959 年版。

40. 何南祥:《第 32 届性传播疾病国际会议概况》,《国际流行病学传染病学杂志》1985 年第 4 期。

41. 何森、徐振东:《青岛国棉某厂女工妇科疾病的调查分析》,《山东大学学报(理学版)》1956 年第 3 期。

42. [美]贺萧:《危险的愉悦:20 世纪上海的娼妓问题》,韩敏中、盛宁译,江苏人民出版社 2003 年版。

43. 胡传揆、叶干运、陈锡唐:《我国对梅毒的控制和消灭》,《科学通报》1965 年第 6 期。

44. 胡定安:《胡定安医事言论集》,中国医事改进社民国二十四(1935)年版。

45. 华嘉增:《妇科病普查普治的回顾与展望(上)》,《中国妇幼保健》2002年第 4 期。

46. 黄金麟:《历史、身体、国家:近代中国的身体形成(1895—1937)》,新星出版社 2006 年版。

47. 姜文华、邵长庚：《我国性病再度流行后 29 个省市自治区的首例》，《中华皮肤科杂志》1993 年第 11 期。

48. 江苏省地方志编纂委员会：《江苏省志卫生志（上）》，江苏古籍出版社1999 年版。

49. 蒋豫圆：《性病管理之最近发展》，《新医学报》1950 年第 3 期。

50. 军医教育班学员班编印：《花柳病学》，1936 年。

51. 赖斗岩：《娼妓与梅毒》，《中华医学杂志》1932 年第 1—6 期。

52. 李大钊：《废娼问题》，《每周评论》第 19 号。

53. 李德全：《中央卫生部李德全部长关于全国卫生会议的报告》（九月八日在中央人民政府政务院第四十九次政务会议上），《人民日报》1950 年 10 月23 日。

54. 李德全：《中央人民政府卫生部全国防疫工作的报告》（一九五一年十月十九日李德全部长在政务院第一百零七次政务会议上的报告，并经同次会议批准），《人民日报》1952 年 1 月 4 日。

55. 李公彦：《花柳易知》，载盛恩德：《中华秘本》第 7 卷，印刷工业出版社2001 年版。

56. 李光中摘编：《并发于尖锐湿疣的原位癌》，《国外医学参考资料·皮肤病学分册》1975 年第 1 期。

57. 李洪河：《新中国疫病流行与社会应对（1949—1959）》，中共党史出版社 2007 年版。

58. 李洪迥：《性病的故事》，中华书局 1952 年版。

59. 李玲、江宇、陈秋霖：《改革开放背景下的我国医改 30 年》，《中国卫生经济》2008 年第 2 期。

60. 林沫：《感激》，《人民日报》1955 年 7 月 15 日。

61. 林耀华、王辅仁：《波密简述》，载中央民族学院研究部编：《中国民族问题研究集刊》第 2 辑（内部刊物），1955 年。

62. 梁永宣：《中国十六、十七世纪有关梅毒的记载》，"疾病的历史"研讨会，中央研究院历史语言研究所（生命医疗史研究室），2000 年。

63. 刘少奇：《关于新民主主义国家性质和政权性质》，载中共中央文献研究室编:《共和国走过的路(1949—1952)》,中央文献出版社 1991 年版。

64. [美]罗芙芸:《卫生的现代性:中国通商口岸卫生与疾病的含义》,向磊译,江苏人民出版社 2007 年版。

65. 陆费执:《杭州西湖游览指南》,中华书局 1929 年版。

66. 罗伊·波特:《剑桥医学史》,张大庆译,吉林人民出版社 2000 年版。

67. 隆化县地方志编纂委员会:《隆化县志》,河北人民出版社 2001 年版。

68. 麦克尼尔:《瘟疫与人》,中国环境科学出版社 2010 年版。

69. [西]米格尔·卡夫雷卡,《后社会史初探》,[美]玛丽.麦克马洪英译,李康中译,北京大学出版社 2008 年版。

70. 米勒耳:《清毒》,梅晋良译,上海时兆报馆 1937 年版。

71. [法]米歇尔·福柯:《临床医学的诞生》,刘北成译,译林出版社 2001 年版。

72. [法]米歇尔·福柯:《必须保卫社会》,钱翰译,上海人民出版社 2010 年版。

73. 牟鸿彝:《近世花柳病学》,商务印书馆 1935 年版。

74. 南京地方志编纂委员会编:《南京公安志》,海天出版社 1994 年版。

75. 牛亚华:《丁福保与近代中日医学交流》,《中国科技史料》2004 年第 4 期。

76. 潘迪:《滴虫性阴道炎》,《中国医刊》1956 年第 1 期。

77. 潘光旦:《民族特性与民族卫生》,北京大学出版社 2010 年版。

78. 潘绥铭:《呈现与标定:中国小姐深研究》,万有出版社 2005 年版。

79. 彭卫:《脚气病、性病、天花:汉代疑问疾病的考察》,《浙江学刊》2015 年第 2 期。

80. 彭玉书:《花柳病之传播途径》,《大众医刊》1931 年第 4 期。

81. 秦作樑等:《青霉素 600 万单位对于晚期皮肤骨骼及隐性梅毒之比较》,《中华皮肤科杂志》1960 年第 3 号。

82. 全国妇联编:《五四时期妇女问题文选》,生活·读书·新知三联书店 1981 年版。

83. 全国性病防治研究中心:《新中国性病防治研究概况与成就》(内部资

料），全国性病防治研究中心资料 006 号，1988 年。

84. 阮芳赋：《试论 SEXUALITY 概念及其汉译》，《中国性研究的起点与使命》，万有出版社 2005 年版。

85. Roderick E.Mc Grew：《医学史发展两百年史》，李剑译，《医学与哲学》1993 年第 12 期。

86. ［日］三衢柔父：《杭游小志四种·钱江画舫录》，余社 1925 年版。

87. 邵长庚、叶干运：《从淋病在我国历史中的记载浅谈其防治》，《中国性科学》2006 年第 2 期。

88. 师海云：《内蒙草原上的爱国卫生工作》，《人民日报》1952 年 9 月 13 日。

89. 史小妹：《我厂女工劳动保护工作的几项做法》，《中国劳动》1956 年第 3 期。

90. 沈石：《为了人民的幸福》，《人民日报》1952 年 8 月 22 日。

91. 硕唐永：《杭州市娼妓之概况》，1932 年，浙江省档案馆：L046-1-223。

92. 孙思邈：《千金要方》。

93. 孙惠兰：《8022 例妇科门诊重要疾病之统计分析》，《河北医科大学学报》1960 年第 1 期。

94. 栗山茂久：《身体的语言——古希腊医学和中医之比较》，上海书店出版社 2009 年版。

95. ［美］苏珊·桑塔格：《疾病的隐喻》，程巍译，上海译文出版社 2003 年版。

96. 天鸟君：《论社会卫生之促进在尊妇女与节性欲》，《医学杂志》第 1 卷，第 2 号，转引自李文海主编：《民国时期社会调查丛编·底边社会卷（下）》，福建教育出版社 2002 年版。

97. 田世瑞：《性传播疾病的流行病学》，《地方病译丛》1987 年第 5 期。

98. 田森：《马海德》，生活·读书·新知三联书店 1982 年版。

99. 汪民安：《从国家理性到生命政治：福柯论治术》，《文化研究》2014 年第 4 期。

100. 王光超、麻寿国、陈锡唐：《皮肤花柳病学》，人民卫生出版社 1954

年版。

101. 王吉民："Origin of syphilis and Gonorrhea in China"，*National Medical Jounal of China*，1918，4（2）。

102. 王建民：《"现代性"的建构与支配 ——读罗芙芸〈卫生的现代性〉》，《社会》2010 年第 3 期。

103. 王全佩、葛凤琴、张君炎：《我国性病诊疗市场现状及治理对策初探》，中国艾滋病性病防治大会，2001 年。

104. 王全佩、张君炎、姜文华等：《我国性病诊疗市场现状及治理对策》，江苏省第二次性学研讨会论文集，1998 年。

105. 王书奴：《中国娼妓史》，团结出版社 2004 年版。

106. 王书奴：《中国娼妓史》（近代名籍重刊），上海三联书店 1988 年版。

107. 王朴：《美国社会万花筒》，《人民日报》1949 年 5 月 20 日。

108. 王守中、郭大松：《近代山东城市变迁史》，山东教育出版社 2001 年版。

109. 王先明：《社会史的学术关注与问题意识（研究综述）——近年来中国社会史研究评析》，《人民日报》2006 年 2 月 24 日。

110. 王无为：《新人月刊》第 1 卷第 2、3 号，1920 年 5 月、7 月，转引自李文海等：《民国时期社会调查丛编·底边社会卷（下）》，福建教育出版社 2002 年版。

111. 王翔朴、王营通、李珏声主编：《卫生学大辞典》，青岛出版社 2000 年版。

112. 王肖言：《南阳专区消灭梅毒》，《健康报》1958 年 9 月 24 日。

113. 王宗元：《重视性病防治工作》，《上海卫生》1951 年第 1 卷第 8 期。

114. 袁钟等主编：《中医辞海·中册》，中国医药科技出版社 1999 年版。

115. 新华社：《美帝国主义把台湾变成人间地狱，台湾同胞对美国侵略者十分仇恨》，《人民日报》1960 年 6 月 18 日。

116. 新华社：《摆脱强作笑颜的痛苦生涯——张市妓女大部转业》，《人民日报》1946 年 7 月 15 日。

117. 新华社：《内蒙牧区治疗梅毒的工作获显著成绩》，《科学通报》1953

年第 2 期。

118. 熊卫民:《在科学与政治之间:1964 年的北京科学讨论会,薛攀皋先生访谈录》,《科学文化评论》第 5 卷第 2 期。

119. 许倬云:《社会学与史学》,《求古编》,新星出版社 2006 年版。

120. 烟建华、翟双庆、郭霞珍等:《内经疾病命名方法学研究》,《北京中医药大学学报》1995 年第 9 期。

121. 杨重野:《石家庄市是怎样改造妓女的》,《人民日报》1949 年 11 月 24 日。

122. 杨念群:《再造"病人"中西医冲突下的空间政治(1832—1985)》,中国人民大学出版社 2006 年版。

123. 杨洁曾、贺宛男:《上海娼妓改造史话》,上海三联书店 1988 年版。

124. 杨立本、李启平:《欢乐的藏民村》,《人民日报》1960 年 2 月 4 日,第 4 版。

125. 姚学奎:《旧大同的娼妓》,《山西社会大观》,上海书店出版社 2000 年版。

126. 叶干运:《忆往事——记北京封闭妓院,为妓女诊治性病》,《中国麻风皮肤病杂志》2001 年 9 月第 17 卷第 3 期。

127. 叶干运:《50 年前一支防止性病的医疗队》,《中国麻风皮肤病杂志》2002 年第 9 期。

128. 叶干运:《建国初期中苏专家对梅毒治疗方案的争执》,《中国皮肤麻风病杂志》2009 年 7 月。

129. 叶群:《卫生医疗工作在新疆——记新疆省卫生处长雅库甫伯克的谈话》,《人民日报》1951 年 2 月 10 日。

130. 佚名:《开封市妓女患梅毒之统计》,《河南统计月报》1937 年第 12 期。

131. 佚名:《军区政治部发布决定:干部不准与地主妇女结婚》,《人民日报》1947 年 8 月 28 日。

132. 佚名:《解放妓女》,《人民日报》1949 年 11 月 22 日。

133. 佚名:《迅速执行各界代表会决议:京市府封闭全市妓院,千余妓女摆脱摧残剥削》,《人民日报》1949 年 11 月 22 日。

134. 佚名:《北京市二届各界人民代表会议第二日热烈讨论聂市长报告》,《人民日报》1949 年 11 月 22 日。

135. 佚名:《关于封闭妓院的决议》,《人民日报》1949 年 11 月 22 日。

136. 佚名:《北京市妇女生产教养院开始政治文化学习》,《人民日报》1949 年 11 月 29 日。

137. 佚名:《津公安局员警控诉美军暴行,群情激愤坚决要防奸除特保家卫国》,《人民日报》1950 年 11 月 17 日。

138. 佚名:《当前少数民族地区卫生工作任务》,《健康报》1951 年 9 月 13 日。

139. 佚名:《西北卫生部防疫队深入南疆各地为各族人民治疗疾病》,《健康报》1952 年 1 月 31 日。

140. 佚名:《毛主席对少数民族健康的关怀》,《健康报》1953 年 9 月 10 日。

141. 佚名:《中央皮肤性病研究所完成筹备工作》,《人民日报》1954 年 4 月 21 日。

142. 佚名:《青海省民族医防队开展免费治疗性病工作》,《健康报》1954 年 12 月 10 日。

143. 佚名:《甘肃民族医防队为牧民治病》,《人民日报》1955 年 4 月 12 日。

144. 佚名:《无产阶级卫生志气越来越高,中国医学科学院决心在科学研究上创造更大成就》,《人民日报》1955 年 4 月 12 日。

145. 佚名:《丰富的祖国医学限制的医疗效果——土茯苓复方治晚期梅毒》,《健康报》1956 年 8 月 10 日。

146. 佚名:《1958 年单纯青霉素治疗梅毒五年疗效观察的初步报告》,《性病麻风防研工作》(内部通讯)1959 年第 1 期。

147. 佚名:《梧州专区去年十二月至今年四月积极普查普治五种疾病》,《健康报》1959 年 5 月 23 日。

148. 佚名:《全国民族工作会议在京召开》,《人民日报》1960 年 4 月

12 日。

149. 佚名:《藏族已婚妇女生理状况和妇科疾病调查分析》,《西藏医药》1976 年第 1 期。

150. 佚名:《全国性病疥疮防治座谈会纪要》,《医学研究杂志》1983 年第 12 期。

151. 佚名:《建国初期取缔反动会道门、禁娼、禁毒斗争的文献选载(1950 年 1 月—1953 年 2 月)》,《党的文献》1996 年第 4 期。

152. 殷大奎:《中国艾滋病流行与防治对策》,《中国艾滋病性病》1998 年第 4 期。

153. 殷鉴:《花柳梅毒淋浊下疳预防法及治疗法》,医学研究社 1933 年版。

154. 郁维:《禁娼与性病防治》,《市政评论》1947 年第 9—10 期。

155. 郁维摘译:《联合国世界卫生组织一九五零年计划书》,《卫生资料》1950 年第 36 卷第 9 期。

156. 于凤、王振平:《百年隆化》,吉林大学出版社 2010 年版。

157. 余贻倜:《医学的政治性》,《人民日报》1949 年 10 月 20 日。

158. 余云岫:《古代疾病名候疏议》,人民卫生出版社 1953 年版。

159. 曾毅:《艾滋病的流行趋势、研究进展及遏制策略》,《微生物学通报》2000 年 6 月。

160. 张洁珣:《1949:北京向妓院开刀》,《纵横》1998 年第 10 期。

161. 张大庆:《中国近代疾病社会史(1912—1937)》,山东教育出版社 2006 年版。

162. 张国成:《我国性病医疗服务市场的回顾、现状与对策》,中国艾滋病性病防治大会,2001 年。

163. 郑和义:《性传播疾病诊断和治疗》,《中国计划生育学杂志》2002 年第 8 期。

164. 郑泽民等:《内蒙古自治区志·卫生志》,内蒙古科学技术出版社 2007 年版。

165. 中国第二历史档案馆编:《中华民国史档案资料汇编(第二辑)》,江苏人民出版社 1981 年版。

166. 中国医学科学院皮肤性病研究所编:《性病防治工作手册(原稿)》,中国医学科学院皮肤性病研究所档案,1960 年 4 月,案卷号 KX-2-4-5-1。

167. 贺彪:《介绍苏联皮花病防治工作》,《健康报》1953 年 3 月 19 日。

168.《中华人民共和国国务院公报》1956 年第 6 期。

169.《中华人民共和国婚姻法》,1950 年。

170. 中央人民政府卫生部防疫处编印:《性病防治工作初步经验点滴》,1950 年 12 月。

171. 周慧之:《新生的姊妹在前进》,《人民日报》1956 年 7 月 27 日。

172. 邹谠:《二十世纪中国政治——从宏观历史与微观行动角度看》,牛津大学出版社 1994 年版。

173. "Anti-Venereal League of China", *Chinese Medical Journal*, 1941, Vol. 60, Aug, 197.

174. Charles E.Campbell and R.Jeffrey Herten, "VD to STD: Redefining Venereal Disease", *The American Journal of Nursing*, Vol. 81, No. 9 (Sep. 1981).

175. Chartier Roger, *On the Edge of the Cliff: History, Language and Practice*, Bltinore: Johns Hopkins University Press, 1997.

176. "China Imperial Maritime Customs", *Decennial Reports 1892–1901*, *Vol.* 1. Shanghai: the Statistical Department of the Inspectorate General of Customs, 1904.

177. Christen Henriot, "Medicine, VD and Prostitution in Pre-Revolutionary China", *Social History of Medicine*, Volume5, Issue1 1992.

178. Conway, Daniel, *Nietzsche's On the Genealogy of Morals: A Reader's Guide*, London: Continuum, 2008.

179. Davidson Roger, *Sex, Sin and Suffering : Venereal Disease and European Society since 1870*. Florence, KY, USA: Routledge, 2001.

180. Brandt, Allan, *No Magic Bullet*, New York: Oxford University Press Inc. , 1985.

181. During, Simo, "Genealogy, Authorship, Power", *Foucault and Literature:*

Toward a Genealogy of Writing, 1992.

182. Frank Dikötter, "Sexually Transmitted disease in Morden China: a Historical Survey", *Genitourinary Medicine*, 1993, 69(5).

183. Frank Dikötter, *Sex, Culture and Modernity in China: Medical Science and the Construction of Sexual Identities in the Early Republican Period*, London: Hurst; Honolulu: Hawaii University Press, 1995.

184. Frank Dikötter, "A History of Sexually Transmitted Diseases in China", Milton Lewis etc, *Sex, Disease and Society: A Comparative History of Sexually Transmitted Dseases and HIV/AIDS in Asia and Pacific*, London: GreenWood PRESS, 1997.

185. Frazier CN, "The Prevention and Control of Syphilis", *China Medical Journal*, 1937: 51.

186. Foucault Michael, "Nietzsche, Genealogy, History", Donald F. Bouchard ed., Donald F. Bouchard and Sherry Simon trans., *Language, Counter-Memory, Practice: Selected Essays and Interviews*. Ithaca, New York: Cornell University Press, 1977.

187. Foucault Michel, *The History of Sexuality*, Volume1, New Yourk: Vintage, 1978.

188. Mark Harrison, *Disease and the Modern World: 1500 to the Present Day*, Cambridge: Polity Press, 2004.

189. H. S. Gear, "Statistics and Survey: the Incidence of Venereal Disease in Hospital Patients in China", *Chinese Medical Journal*, 1935, Vol. 49, n10.

190. T. H. Wang etc., "An Inquiry Into the Prevalence of Syphilis in Nanking", *Chinese Medical Journal*, 1935, Vol. 49, n10.

191. Horn J., *Away with all pests: an English surgeon in the People's Republic of China*, New York: Monthly Review Press, 1974.

192. "Jerry's Deadliest V Weapon—VD", Stars and Stripes, Paris ed. 18 October 1944.

193. John E. Gordon to Chief Surgeon, ETO, Re: Educational Posters—

Venereal Disease Control(31 August 1943), File:726. 1, Box 61, G1 Decimal File 1943 – 1946, European Theater of Operations, U.S. Army, RG 498, NACPfrom, Reginald Mount, British Ministry of Information, Science Museum London http://www.scienceandsociety.co.uk/.

194. K.Y.YU, "Treatment of Papilloma and Verruca With Oil of Brucea Javanica", *Chinese Medical Journal*, 68:99–102, March-April, 1950.

195. Lennox WG, "Neurosyphilis among Chinese", *China Medical Journal*, 1923, 37.

196. L.W.Chu and C.H.Huang, "Gonorrhea Among Prostitutes: A Survey of the Incidence and An Attempt at Oral Sulfadiazine Prophylaxis", *Chinese Medical Journal*, 1948, v66, June.

197. Michael Anthony Waugh, "History of Clinical Developments in Sexually Transmitted Disease", *Sexually Transmitted Disease*, Second Edition, New York: McGraw-Hill, 1996, 3.

198. Myron S.Cohen, Gail E.Henderson, Pat Aiello, Heyi Zheng, "Successful Eradication of Sexually Transmitted Diseases in the People's Republic of China", *The Journal of Infectious Diseases*, Vol. 174, Supplement 2. Individual and Population Approaches to the Epidemiology and Prevention of Sexually Transmitted Diseases and Human Immunodeficiency Virus Infection(Oct., 1996).

199. Paul J.Laube, "Lymphogranuloma Venereum Rcent Experiences in China", *Chinese Medical Journal*, Shanghai, China, March, 1949.

200. Porter, Edgar A, *The People's Doctor : George Hatem and China's Revolution*, Honolulu: University of Hawai'i Press, 1997.

201. Roderick E. McGrew, *Encyclopedia of Medical History*, Mac Millan Press, 1985.

202. Robert E.Park, "News as a Form of Knowledge: A Chapter in the Sociology of Knowledge", *The American Journal of Sociology*, Vol. 45, No. 5 (Mar., 1940).

203. Rofel Lisa, *Other Modernities: Gendered Yearnings in China after*

Socialism, University of California Press, 1999.

204. R. H. van Gulik, *Sexual Life in Ancient China*, *A preliminary Survey of Chinese Sex and Society ca 1500 B.C. till 1644 A.D*, Leiden, The Netherland: Koninklijke Brill NV, 1974.

205. S. R. Hodges, "Syphilis as Seen in China", *Chinese Medicol Journal*, Vol. 21, 1907.

206. J-L. Maxwell, "Some Notes on Syphilis Among the Chinese" *Chinese Medicol Journal*, Vol. 27, 1913.

207. Scherer Helmut., Arnold, Anne-Katrin. and Schlütz, Daniela. " ' Media's Creating Reality: Construction as a Social Process", *Paper Presented at the Annual Meeting of the International Communication Association*, Sheraton New York, New York City, NY.

208. William T Rowe, "The Public Sphere in Modern China", *Modern China*, Vol. 16, No3, 1990.

后　记

感谢我的导师潘绥铭教授对我的悉心指导。他是引领我走入社会学研究，开启人生智慧之窗的一位良师益友。我从高中时代开始崇拜的这位老师为中国社会学，尤其是性社会学学科建设和发展作出了巨大的贡献。对我个人而言，他的思维方法、治学精神和学术追求，是引导和鼓励我在学术之路上一路前行的榜样和动力。

感谢我国著名的皮肤性病学家、中国医学科学院皮肤性病研究所前所长叶干运教授、邵长庚教授、徐文严教授多次接受我的采访，并为本书的完成提供了大量的历史资料和参考文献。几位教授年逾八十，都曾经为我国成功消灭性病作出了卓越贡献。尤其是叶干运教授曾经多次带队，驰骋于我国的边疆和山区，参与消灭性病、麻风和其他疾病的防治工作，为解除少数民族地区人民的痛苦而奉献了宝贵的青春。本书付梓之时叶教授、邵教授已然仙逝，没有让他们最后审定书稿，是为一大憾事！

感谢中国医学科学院皮肤病研究所、全国性病控制中心的陈祥生教授、尹跃平教授、王全佩老师、葛凤琴老师、蒋宁、张洁尘、李婧等诸多朋友。他们都直接或间接地帮助过我搜集资料、联系专家，热情地协助我完成论文。

还要感谢 Gail E.Henderson 教授，感谢她给我的无私帮助，尤其是在北卡大学教堂山分校（University of North Carolina, Chapel Hill）访学期间无微不至的关照。我在 Gail Henderson 教授的帮助下获得了 NIH John E.Fogarty International Center：UNC AIDS International Training and Research Program 的支持。这里的诸多教授像 Jean Brown、Clare Barriton 都给我在北卡大学教堂山分校期间的学习、生活和研究提供了很大帮助。

最后感谢我的家人,尤其是我最亲爱的爸爸妈妈。感谢他们无私的疼爱、关心和支持,让我有机会按照自己期望的方式生活。他们的养育之恩让我永生难忘,他们用坚韧和美德承受了社会变迁带来的种种不公和变故,教会我体会人间最质朴、最温暖的亲情。感谢他们近乎娇惯又适度严格的养育方式,让我的前半生都生活在幸福之中,又不至于误入歧途,并得以按照我期望的方式生活、求学、写作。

责任编辑:段海宝

图书在版编目(CIP)数据

拿起针筒的国家:20 世纪中国性病控制社会史/杜鹃 著. —北京:
  人民出版社,2019.11
ISBN 978-7-01-021603-4

Ⅰ.①拿… Ⅱ.①杜… Ⅲ.①性病-防治-社会史-中国-1949-1964
  Ⅳ.①R759

中国版本图书馆 CIP 数据核字(2019)第 263901 号

拿起针筒的国家

NAQI ZHENTONG DE GUOJIA

——20 世纪中国性病控制社会史

杜鹃 著

人民出版社 出版发行

(100706 北京市东城区隆福寺街 99 号)

天津文林印务有限公司印刷 新华书店经销

2019 年 11 月第 1 版 2019 年 11 月北京第 1 次印刷
开本:710 毫米×1000 毫米 1/16 印张:16
字数:240 千字

ISBN 978-7-01-021603-4 定价:60.00 元

邮购地址 100706 北京市东城区隆福寺街 99 号
人民东方图书销售中心 电话 (010)65250042 65289539